博客：http://blog.sina.com.cn/bjwpcpsy
微博：http://weibo.com/wpcpsy

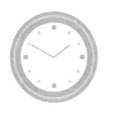

心理治疗师的问答艺术

［美］苏珊·班德
(Susan Bender)

［美］爱德华·麦斯纳
(Edward Messner)
著

钟慧 等译
李鸣 审校

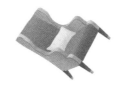

世界图书出版公司
北京·广州·上海·西安

图书在版编目（CIP）数据

心理治疗师的问答艺术 /（美）苏珊·班德（Susan Bender），（美）爱德华·麦斯纳（Edward Messner）著；钟慧等译. —2版. —北京：世界图书出版有限公司北京分公司，2022.3（2023.10重印）
ISBN 978-7-5192-9436-6

Ⅰ.①心… Ⅱ.①苏… ②爱… ③钟… Ⅲ.①精神疗法 Ⅳ.①R749.055

中国版本图书馆CIP数据核字（2022）第026247号

Becoming a Therapist: What Do I Say, and Why?
1-57230-943-1
Copyright © 2003 The Guilford Press
Simplified Chinese edition copyright © 2022 BEIJING WORLD PUBLISHING CORPORATION. All rights reserved.
For sale and distribution in the People's Republic of China exclusively (except Taiwan, Hong Kong SAR and Macau SAR).

书　　名	心理治疗师的问答艺术 XINLI ZHILIAOSHI DE WENDA YISHU
著　　者	［美］苏珊·班德（Susan Bender）　　［美］爱德华·麦斯纳（Edward Messner）
译　　者	钟　慧　等
审　校　者	李　鸣
策划编辑	李晓庆
责任编辑	李晓庆
装帧设计	黑白熊
出版发行	世界图书出版有限公司北京分公司
地　　址	北京市东城区朝内大街137号
邮　　编	100010
电　　话	010-64038355（发行）　64037380（客服）　64033507（总编室）
网　　址	http://www.wpcbj.com.cn
邮　　箱	wpcbjst@vip.163.com
销　　售	新华书店
印　　刷	三河市国英印务有限公司
开　　本	787mm×1092mm　1/16
印　　张	23.5
字　　数	320千字
版　　次	2022年3月第2版
印　　次	2023年10月第14次印刷
版权登记	01-2006-3043
国际书号	ISBN 978-7-5192-9436-6
定　　价	69.80元

版权所有　翻印必究
（如发现印装质量问题，请与本公司联系调换）

推荐序

目前,心理咨询和治疗理论正日益普及,获得心理咨询师和治疗师专业资格证书的人数也日益增多,如何能将学到的专业知识融会贯通并应用于自己的日常咨询和治疗工作中,已越来越引起人们的关注。译著《心理治疗师的问答艺术》的出版,无疑为满足这一需求提供了一条有用的途径。

操练武功者十分推崇习练武艺要从"有形"到"无形",即初习武功者,应模仿师傅的招式,亦步亦趋,或出拳,或起脚,须丝丝入扣;而武艺渐成者,常须"忘却"武术套路的形式,熟习各种招式的要领后,在现实搏击中闪展腾挪,浑然天成……学习心理治疗亦然。将心理治疗的理论、技巧、典型案例的经验自然地融入自己的治疗实践,形成与自己个性特征、世界观相符的治疗风格,是每个初涉心理治疗实践者所向往的境界。《心理治疗师的问答艺术》旨在引导心理治疗的初学者们了解自己在治疗过程中的言行所蕴涵的意义,以及此时此刻的治疗场景中应如何表达具有治疗意义的言谈举止。全书共17章,从初次接触来访者、建立治疗联盟、采集生长发育史、形成治疗方案、解决治疗困境、移情—反移情,一直到治疗结束的全过程,以及治疗设置、电话访谈、迟到与爽约、保密原则、药物治疗等注意事项都做了详尽的描述,作者还根据心理治疗的常见问题，在书中模拟出一个个案例。尽管这些模拟的案例似有人工雕凿的痕迹，但这对学习和掌握访谈中的动力学却是再好不过的。

　　本书的第一作者是一位资历不深的心理治疗师，她与自己的老师合著了这本书。书中所描写的常见失误主要来自第一作者在学习过程中的亲身体验，而第二作者与之呼应，提供了许多良好的治疗例证并再现了督导过程。在我们翻译此书时，我的学生钟慧也刚完成心理咨询与治疗的研究生学业，正经历着理论与实践相结合的过程，她负责全书的翻译。在此基础上，我统筹安排书中的理论取向和各章的节奏，并负责全书译文的审校。这种与原作者相似的经历，使我们在整个翻译工作过程中，能感到一种与原作者的默契，对内容也有一些特殊的领会，相信具有类似经历的细心读者将不难体会到这种默契。

李鸣
2007年春于苏州

译者序

这是我第二次主译心理治疗方面的著作。如果说第一次主译时我真的是诚惶诚恐,那么,这一次多少在心理上放松了一点儿。但必须声明的是:在行动上,我未敢有丝毫懈怠。语言大师林语堂曾对翻译提出了三条标准:忠实、通顺和美。我不敢说本书的翻译完全符合大师的标准。之所以在此举出林语堂先生,盖因先生说过:"翻译的问题,可以说是语言文字及心理问题。"之所以想起这句话,皆因本书的特点:它是一本心理治疗方面的指导书,讲的都是"心理问题",同时通篇都在指导心理治疗师在访谈中说什么、为什么说、如何说,似乎又在讲"语言文字"。读者也许觉得我这种联想未免牵强。也许读者是对的,不过,心理治疗亦被称为"谈话治疗",它确实融"心理问题"与"语言艺术"于一体。语言在心理治疗中的重要性,诚如本书作者所言:"语句结构的细微变化很可能使语意幡然转变,或使言语相伴随的情感张冠李戴。"

记得每次案例讨论时,我的导师李鸣教授总是提醒我们:"在你们每一次提问、每一次回答的背后,都必须有一定的心理治疗理论支撑。"事实上,这也正是对心理治疗的要求。治疗师应力求言之有据,即依据理论指导自己的言行，切不可率性而为。也正因如此，本书才从开始接触患者起，一直到治疗终止，都郑重告诉我们此时"说什么'和"为什么说"。

本书是新老两代治疗师的"天作之合"，分四部分，共17章，通过逐步展示一个虚构患者的治疗过程来论述心理治疗的基本原则：如何开始与患者接触，如何突破治疗过程固有的、不可避免的困境，如何理解治疗师之所为及其理由，如何终止治疗。在翻译本书的过程中，我们常常犹如亲临督导之境。许多细节问题一经作者点拨，宛如醍醐灌顶，此言与彼言，相差不过寥寥数语，效果却大相径庭。希望读者阅后亦有同感。此外，本书在编排上也独具匠心，即列出了文中每段对话的目录，从而方便读者迅速查阅。

本书的翻译工作由下列人员完成：钟慧（自序、绪论、1到6章、12到13章）、梁彦蕊（7到9章）、邹文华（10到11章）、叶红萍（14到15章）、吴小宇（16到17章）。各章初稿均由我本人统一审核，而全书的校译工作则由李鸣教授完成。囿于译者的学识和水平，译文如果有不恰当之处，希望读者谅解，并不吝赐教。

另外，李老师对我在本书翻译过程中的悉心指导与无私帮助将令我受益终生，在此，谨向老师致以衷心的感谢与崇高的敬意！

钟慧
2007年3月于苏州

自序

演出即将开场。15分钟之后，我的首位心理治疗患者将坐在对面的椅子上。为使心理治疗生涯中的首次亮相出彩，我在脑海中不断进行最后的彩排，望着那张空椅子，踌躇满志，试图使自己的表情能够传达共情与智慧。

默诵着开场白脚本，我反复揣摩个中细节，希望举手投足间都体现共情。纸巾盒移至空椅旁，伸手示意落座，以温文尔雅的口吻说："你好，我是班德医生。"糟糕！寒暄过后，大脑突然一片空白，我顿时瞠目结舌。

接受心理治疗培训前，与患者交谈对我而言可谓信手拈来。在一年医疗实习期间，与重症患者交流似乎也是得心应手。而作为心理治疗受训者，遽然语塞，也许与期望太高不无关系。我希望自己能驾轻就熟。嗯，坦率地说，是出类拔萃。我企盼治愈性话语奇迹般地脱口而出，患者霍然痊愈，愁肠百结的患者经我治疗均手到病除。然而，事与愿违，起步之年成了我的汗颜之年，我一边专注地倾听患者的心声，一边为无言以对而忧心忡忡。

大学时，我主修心理学。亲戚中，亦不乏专业治疗人士。因此，我自认为在心理治疗方面具有得天独厚的优势。但结果令我大失所望。我不得不承认，对于任何人而言，心理治疗艺术的修炼均非一蹴而就，我的学习何等艰辛，进展何等缓慢。

　　培训的头几年，我即开始暗暗搜寻语句：令人平静的、坚决面质的、安慰性的。当我将督导的建议逐字记下作为参照时，他们总是善意地取笑我。可我仍认定措辞在治疗中至关重要。因为，作为干预工具，语句结构的细微变化就可能使语意翻然转变，或使言语相伴随的情感张冠李戴。譬如，治疗师一般不会说"你肯定不会处理与丈夫的关系"，而是说"你与丈夫的关系似乎很复杂"，以避毁谤之嫌。

　　尽管做了充分的准备，开始面对患者时，我仍感艰难。有的患者从未露面，有的患者数次访谈后一去不返。我担心是因为我不经意地引起了这一状况。

　　我曾幻想拥有尖端的微型对讲机，可隐藏在耳孔中，直通督导办公室。在访谈触礁时，借助这一装置，我可即获锦囊。譬如，趁患者擤鼻涕的间隙，我可以悄声求救："麦斯纳博士，你在吗？她现在什么也不说，我该怎么办？"

　　"苏珊，你怎么不问一下她与弟弟的关系呢？"

　　"啊，对呀。谢谢！保持联系。"

　　在做精神科医生的前几年里，这样的问题总是萦绕在我心头："在那种情况下，你究竟该做什么？"关于心理治疗，无论在医学院，还是在实习期间，我均知之甚少，观看心理治疗师的治疗录像带亦没有帮助。朱迪·黑尔茨曾在电影《普通人》（*Ordinary People*）中饰演了一位敏锐的治疗师（然而，即使是那些精心编排的场景，您从中又能领会多少富有意义的只言片语？），除此之外，敏感睿智、德艺双馨的治疗师风范难得以电影形象公之于众。相反，将治疗师刻画成滑稽、诡秘、古怪者的倒不乏其人。通常，好来坞的编导们呈现给观众的常是治疗师违规之举。

　　尽管心理治疗理论／技术的入门课程及督导能为我提供一些有用的指导，

然而，问题总是层出不穷，令人难以招架。以一个初学者的眼光，我认为多数入门书籍并不十分有用。有的书本建议，对于处在危机中、焦躁不安的患者，应为其提供"一个支持性的治疗环境"。另一本书强调，对于缄口不言的患者，"探究阻抗"大有裨益。然而对于初涉心理治疗领域的我而言，根本不知如何遵循这些建议。

更糟糕的是，书中所举患者堪称完美。他们从不迟到，悟性极高，坦言隐情。这种虚构的理想治疗过程很难适用于现实的治疗场景，我每天面对如此之多、如此之复杂的临床情境，常常感到毫无头绪。我迫切需要具体的指导，明确告诉我该做什么、该说什么，以及为什么这样做、这样说。

《心理治疗师的问答艺术》（Becoming a Therapist: What Do I Say, and Why?）一书的撰写可谓机缘巧合。那是在马萨诸塞州立医院（MGH），与爱德华·麦斯纳博士闲聊时，我一时兴起，对他说，希望有一天能为充满热情却感到困惑的初学者写一本书，解释如何开展心理治疗。同时，我还说，等我的临床经验丰富到足以著书立说，估计要到50岁吧。麦斯纳博士是马萨诸塞州立医院的首席督导与指导教师，常常能清晰、准确地解释晦涩难懂的心理治疗概念，多次赢得"年度最佳教师"称号。听完我那番话，麦斯纳博士当即提议，我们合作——现在就写。闻听此言，我如醍醐灌顶。我俩为初学者合写一本书，岂非天作之合？困扰初学者的所有难题，我仍历历在目。凭着40年的临床经验，麦斯纳博士的督导点评自有独到之处。

尽管我们的初衷是为临床医生奉上一本指导书籍，但令我快慰的是，许多普通读者，从作家到律师，都被该书所吸引。这表明，在探究心理奥秘的漫漫征途中，治疗师并不孤独。人们对治疗过程中的"言"与"意"均充满好奇，包括治疗师所想、所感、所言及理由。因此，修订本书时，为了兼顾这些普通读者，我们尽量避免使用心理学术语，不得已时，则在"术语集"中加以解释。尽管本书仍直接面向初学者，但其中内容亦能为普通读者所理解。

  本书是合作的结晶。初为治疗师者遇到的常见问题以我的口吻呈现出来，解释与指导则由我们共同完成。同事、师长平时对我的督导，对于我完成此书亦助益匪浅，这些督导有助于我将问题归类，并找到解决之策，在此我对他们表示衷心的感谢。

  此书并非解决初学者所有难题的灵丹妙药，因为心理治疗中医患双方的互动实在是错综复杂。我们只是希望，本书概述的理念与方法能助您破茧化蝶，最终形成自己的风格。本书将引领您通识心理治疗的基本原则：如何开始与患者接触，如何突破治疗过程固有的、不可避免的困境，如何理解您之所为及其理由，如何终止治疗。总之，将我数年前尚苦苦寻觅的要领悉数奉献给您，这就是我们最大的心愿。

目 录
CONTENTS

绪论 ······ 001

第一部分　咨询 ······ 001
　第1章　初次联系 ······ 003
　第2章　初次见面 ······ 014
　第3章　创建治疗联盟　评估自杀风险 ······ 023
　第4章　巩固治疗联盟　询问心身病史 ······ 039
　第5章　采集心理社会发展史　筛查常见心理障碍 ······ 074
　第6章　制定治疗方案 ······ 100

第二部分　设置及相关要素 ······ 115
　第7章　设置 ······ 117
　第8章　定价与收费 ······ 122
　第9章　电话呼叫　从退行性依赖到紧急求助 ······ 149
　第10章　爽约、迟到与延时 ······ 171
　第11章　保密原则与保密界限 ······ 194

第三部分　化学物质 ·················· 215
第 12 章　物质滥用 ·················· 217
第 13 章　心理与药物联合治疗 ·················· 239

第四部分　治疗困境 ·················· 259
第 14 章　僵局的处理 ·················· 261
第 15 章　共情缺失 ·················· 289
第 16 章　移情与反移情 ·················· 310
第 17 章　治疗终止 ·················· 326

跋 ·················· 347
专业词汇表 ·················· 349

绪论

心理治疗师须经历一种特殊的成长过程。有人曾将心理治疗喻为即兴表演之双人舞。您尽可以精心设计邀请词与致谢语，而舞蹈表演的优劣却无从预料。然而，如果您对常用的基本舞步了然于心，就能得心应手地与新舞伴翩然起舞。心理治疗情同此理，高级治疗师如果掌握各种"舞步"的技巧，就能娴熟地处理心理治疗中的各种问题，因人施治、水到渠成。

本书的目的在于教授那些心理治疗所必须熟知的基本"舞步"。当然，此书并非烹调手册，告诉您"说什么"以及"何时说"就能凑成一席嘉宴；本书只是一本入门指南，帮助初学者理解并处理临床常遇的难题。书中列举了治疗中常常会出现的一些情况，并对各种处理方式加以评判。

作为医生，我们将求治者称为"患者"，有些治疗师也许更愿意称之为"来访者"。本书 律称"患者"。而且为了使本书能为各种层次的读者（包括临床医生、患者、潜在患者及好奇的门外汉）所理解，我们力求避免使用生涩的专业术语。

基本原则

　　心理治疗有何功用？简言之，心理治疗可以帮助患者应对创伤、危机、丧失以及成长问题。它可以帮助人们认识从而摒弃无效的应对方式，还可以帮助人们发掘潜在的天赋、才能以及优势，从而有可能展露他们的亮点。而在整个治疗过程中，治疗关系本身也是一个重要因素。它可为患者提供一个成熟而共情的人际互动模式，亦可促成面对困境时的解决技巧。总之，心理治疗可以为个人成长清除阻碍，从而帮助患者发现内心的错综与深邃，以及人性的光辉与价值。

　　患者必须在诊室接受心理治疗。这种独自与治疗师交谈的方式，使许多人并不了解心理治疗过程。加之对心理治疗原理知之甚少，以及以往对心理问题的片面认识，使人们对心理治疗讳莫如深。只有在各种方法尝试失败后，他们才不得不寻求心理治疗的帮助。故治疗师常常是患者求助的最后一站。而请求预约，即说明患者承认自己具有情感冲突或障碍，且非一己之力所能解决。

　　有趣的是，治疗重点常常随着治疗的深入而发生改变，甚至也许会与患者求治的初衷大相径庭。譬如，治疗一开始，患者也许抱怨男友以自我为中心，对她的细心体贴无动于衷。这样，治疗之初也许会将重点放在患者的交友问题上。然而，治疗最终却可能转为探究患者为何偏偏被这样一个不负责任的男友所吸引。通过讨论，也许会清晰地发现患者具有不良的行为模式，把她拉向自私的同伴。

　　这正是心理治疗的棘手之处。在貌似不合理的情感冲突之下（譬如，此人为何总是为不支持的伴侣所吸引？），也许潜藏着大量的心理力量，这些强大的心理力量促成了患者的不良行为并持续干扰患者，使之无法快乐和积极地生活。

　　识别并重视这些力量，因势利导地追溯情感冲突背后的含义，正是治疗师的义务与职责所在。对于患者而言，展示自己的情感冲突并非易事，因此，治疗师在探究问题时必须满怀同情，不带半点儿轻慢之意。既要帮助患者理解这些信念与情感模式的强大支配力，又要认识到这些模式之所以存在，必定曾对患者有所裨益。只是时过境迁，这些模式现已有弊无利。

当患者能理解潜意识动机所蕴涵的思想与情感，并理解二者间的关系时，其情感的成长与改变才可能接踵而至。倘若只理解思想而缺乏对相伴情感的理解，或体验到悲伤、愤怒却不知晓始作俑者，均不具有治疗性。只有同时了解冲突所蕴涵的情感与思想，情绪障碍才能出现实质性好转，患者才有可能改变行为模式。否则，其适应不良性行为似乎理所当然，无须改变。随着治疗进行，患者可以选择更适合的方式，但在个人发展方面却始终需要额外的帮助。

任何治疗策略均源于对患者问题的认识。我们认为，患者的许多内心冲突、恐惧及动机均为无意识的。而且，患者早年经历对目前问题具有重大影响。事实上，借助心理动力学理论来理解患者的问题，这种方式可为任何疗法所借鉴，尤其对叛逆或自虐行为。

此外，还有专门性治疗。譬如，认知—行为治疗，重点改变患者的信念、态度与行动。精神药物治疗，利用药物改变患者的神经化学环境。

关于上述所有疗法的要素，本书均有所述及。我们认为，一位有准备的治疗师必须拥有应用各种可能、可行的干预技巧的能力。正因如此，我们的方法被称为整合性治疗。

我们希望读者从中学会如何培植并保护良好的治疗性环境，以保证心理治疗能结出累累硕果。同时也应因人施治，以使所选用的治疗能对每个独特的个体有所裨益。

为了逐一阐释心理治疗中的常见问题，我和麦斯纳博士虚构了一位患者萨莉·甘恩，21岁，大学三年级学生。我们模拟真实的治疗情境，逐步展示她的治疗信息，并对萨莉的声调语气、面部表情、动作姿势加以注释，描绘非言语交流方面的某些信息。对治疗师，亦有类似的注释，因为治疗师的肢体语言对口头语言有辅助作用，亦是有效治疗的关键部分。

与萨莉治疗互动中出现的典型治疗困境，我均亲身经历过。因此，本书将展示治疗师的各种可能反应。对话的标题注明了这是一个临床有效的策略或需要避免的例子。

萨莉的治疗示例系统阐释了心理治疗的基本原则，只是，个中展示的心理冲突比真实患者简单得多。患者经济尚属宽裕，无吸毒史，健康状况良好，无体罚、性侵犯或情感虐待史。为了便于讲授，本书将治疗重点放在其与母亲和弟弟的冲突上。但须指出：像本书那样仅仅关注一种关系，在现实情况中并不多见。因为多数患者受到家庭、社会多方面的影响，包括父母双方的影响。尽管如此，我们仍希望，对萨莉的治疗方法与言语对您有借鉴作用。

本书中的患者萨莉·甘恩是一位女性，因此第三人称代词均为"她"。但是，几乎毫无例外地，读者应将"她"解读为"她或他"，将"她的"解读为"她的或他的"。

本书第一部分题为"咨询"（consultation），概述了如何与新患者开展初始访谈。这部分从确定见面日期的第一个电话开始，一直讲到向患者解释心理治疗过程。

本书第二部分题为"设置及相关要素"（frame and variations），解释了治疗性谈话与朋友间交谈的区别。本节阐释了基本治疗规则（如何时开始和结束）的重要性。此外，还阐释了一旦治疗界限被打破，应如何处理。

第三部分题为"药物治疗"（chemistry），重点讲述与心理治疗相关的各种药物。第12章提供了识别与治疗物质滥用的方法。第13章为药物与心理联合治疗的相关问题提出建议。

本书最后一部分题为治疗困境（therapeutic dilemmas），讨论如何处理更为复杂的治疗问题，诸如梦、解释与移情。总之，本节重点论述治疗过程的错综复杂性，而非建立治疗理论的基本规则。

为了论述在萨莉治疗中未曾涉及的问题，全书还虚构了另外几个患者。如：在许多章节（第5，11，16，17章）出现的康迪斯·琼斯，她在应激状态下难以分辨现实与幻想（即丧失现实感），此例用以阐明对此类患者的特殊治疗方法；第12章出现的安东尼·李是一位酒精滥用者，此例用以论述对于病情持续加重的物质滥用者，治疗师应该如何改变治疗策略；第13章介绍了患者伊莱恩·巴伯，我们借之强调药物与心理联合治疗中出现的问题。我们还参考了与真实患者的访谈以充实对话。当然，为了保护患者的隐私，我们修改了大量细节。

萨莉案例中只涉及一种文化。而在美国，文化与种族千差万别（譬如，就文化而论，旧金山的非裔、亚裔、拉丁裔或犹太裔社区与纽约的同类社区即迥然不同），掌握每位患者的亚文化细节，那绝无可能。因此，我们提请治疗师特别关注患者的文化、宗教信仰、种族、社会经济状况、性别及性取向等问题，因为这些问题反映了每一位患者独特的成长经历。

我们在每章最后列出了关键词与术语，以便指导您上网查询更多的信息。本书所用过的心理学术语均在"专业词汇表"中予以解释。

这就是本书的概貌。现在，萨莉的治疗马上就要开始了。您首先会看到她在我录音电话上的第一个留言。我该如何回电？也许您也和我一样，曾为此苦恼不已。衷心希望本书能在此类基本问题上给您一个满意的答复，因此，我们不仅解释了心理治疗"该做什么，说什么""为何这么做，这么说"，还突出了对初学者最为关键的一个问题——"如何做，如何说"。

第一部分
咨询

第1章
初次联系

对于缺乏经验的治疗师而言，如何对待患者的初次来电，也许是一个挑战。但同时，这亦是为将来治疗奠定基础的宝贵时机。因此，治疗师应答留言时必须谨记保护患者的隐私，不为他们带来困扰。

来电

"你好！我叫萨莉·甘恩，初级保健医生让我给你打电话。我打算接受心理治疗。你能给我回电吗？我的电话号码是555-2121。"

在给萨莉回电之前，我不得不承认，接诊第一个病例，我是多么焦虑不安。当时，是我刚独立工作的第二天，一时还难以适应治疗师这一角色。结果，我出现了躯体反应——急性胃部不适。

类似的躯体化反应还有血压突然升高导致的面部潮红。有些同事为克制这些反应就在治疗与研讨间隙浮光掠影地浏览大量心理治疗书籍。而有位同学则表现得异常平静且自负，说："心理治疗不就是凭直觉嘛！我相信自己的直觉，我想我为任何人治疗都不在话下。"诸如此类。

一般而言，大多数初学者都会出现不同程度的紧张与焦虑。为了平复内心的焦虑与不安，如上所述，不同的人会有不同的表现。督导们初涉治疗行业时，或许也有类似的焦虑体验，然而，随着治疗技能日臻娴熟，他们也许会逐渐淡忘以往那些经历。另一方面，适度的焦虑可激发人的潜能。当感到焦虑时，我们建议您首先承认焦虑，然后向颇有同感的同事倾诉，从中获得支持。若一开始就极力否认，则往往适得其反。

承认自己的无知，这种谦逊的态度本身就对患者帮助极大。心理治疗本来就是一个从"不知"到"知"的过程，而治疗师的职责就是令患者将其内心体验和盘托出。假如您能认真倾听患者的回答，您问得越多，双方对问题的理解就越深入。这与案例讨论一样，您问督导的问题越多，您对案例的了解就越多。自以为是或不屑一顾，这种浮夸的作风对于治疗有百害而无一利，当您确需指导却仍踌躇不前时，则危害尤甚。

开始学习心理治疗时，想到患者耐着性子接受我的治疗，而不另寻更有经验的治疗师，我就感到愧疚。我的许多朋友均有同感。而这恰恰使我们对待患者更加认真负责，正如麦斯纳博士告诫我们实习生时所言，初为治疗师者常会有出人意料的表现，叫人不可小觑。人云："作为实习医师的首批患者，是幸运的。"是的，的确如此。

做一名实习医师的患者，既可从热情而富有同情心的治疗师处得到热心与细心的服务，同时通过督导，也可获益于资深治疗师。实习生若能将之有机地结合，并排除理想主义与乐观主义的不良影响，就可为患者提供周到、有益的治疗。我甚至听到患者为有幸成为治疗师的首位病人而高兴和自豪。

在此，我们向您推荐一种能有效缓解初次访谈紧张感的常用应对机制。面对新患者，您只须记住：对方肯定比您更紧张。他长期遭受情感困扰，需要很大的勇气才决定将自己托付给一个陌生人。寻求治疗也许是数周或数月辗转反侧后的孤注一掷。对于治疗师而言，无论治疗多么错综复杂，多么令人焦虑，但只要理解患者内心的感受，就一定会唤醒同情，恢复镇定。

也许读者暗想：应答电话有什么复杂的，有必要用一章的篇幅来讨论这个问题吗？对此，我们略作说明。给一个潜在患者回电，常被视为第一次临床互动，这也是治疗师向患者展示治疗关系特点的首次机会。治疗师既要重视患者的需要，同时必须遵守明确而严格的职业界限。基于这种考虑，甚至回电的用词都应仔细推敲，因为这将设立治疗关系和将来访谈的基调。

那么，该如何回复呢？

首先，我对萨莉的居住细节一无所知。她也许独居，也许与他人或父母共用一部电话机。她是否将其求治决定告诉了同住者？我亦无从得知。在这种情况下，回电留言就有必要慎重斟酌。

为了替萨莉保密，留言不宜给人留下"心理治疗"的口实。访谈可代之以"约会"或"见面"。考虑到与萨莉未曾谋面，在称谓上应相对正式些——"萨莉·甘恩"或者"萨莉·甘恩女士"。

第一次电话留言，我更愿只报姓名（"苏珊·班德"），而不带职业称谓（"苏珊·班德医生"），我感觉这样比较随和。有些医生对此有不同看法，他们强调使用职业头衔。以上两种观点均有优缺点。一方面，如果在电话里以较正式的称谓称呼对方，那么，报上自己的职业头衔，似乎更能前后呼应。但另一方面，我无法预知谁将听此留言，"医生"这个字眼有可能引起他人的好奇与猜疑。而不说明身份（"苏珊·班德"而非"苏珊·班德医生"）、不具实质性内容的留言则可避免不必要的猜想。因此，除非对患者的居住情况比较清楚，否则，为保护患者隐私，我宁愿有过之而无不及。

尽管留言看似简单，然而，它会直接影响将来医患双方的互动。不同的做法，其结果可能大相径庭。留言示例如下：

例1.1
初次回电，治疗师留言含糊其辞

萨莉·甘恩女士，你好，我是苏珊·班德。我收到了你的留言。你可以打我的呼机555-0001，或者我今晚再打过来，以便确定见面时间。

这则回电尽管看似简单明了，可是含糊其辞，有可能为将来的"电话拉锯"埋下隐患。首先，我并未讲清楚什么时候有空回电（或者，我什么时候会在办公室，并且能接电话）。患者呼叫时，也许我正乘车回家，因此不便立即回电。而等我再回电时，也许患者又不在家，那我只得继续留言。如此一来，似乎我在追着患者确定见面时间，好不尴尬！

为了避免这种局面，可以采取以下策略：

首先，回电尽量选在傍晚时分，此时患者本人接听的机会较大。若仍无法联系到患者，则可选择如下留言方式。

例1.2
初次回电，治疗师留言清晰明了

萨莉·甘恩女士，你好，我是苏珊·班德。我收到了你的留言。若欲和我联系，请于明天上午9：00至下午10：00之间呼我回电，呼机号码：555-0001。在此期间，我可以立即回电。如果今明两天无法联系，请告诉我什么时间给你打电话比较方便。

讲明我可以立即回电的时间，就可以避免她在下班时打来。此外，我请萨莉定一个方便联系的时间，这样，她就会主动和我联系。

好，接下来，该是我们的初次交谈了。

例1.3
初次电话交谈：治疗师激动不已，竟然同意在不适当的时间见面

治疗师：喂，你好，是萨莉·甘恩女士吗？

萨莉：是的。

治疗师：你好，我是苏珊·班德医生，我收到了你的留言。

萨莉：哦，你好。我从校医纽曼医生那里得知了你的号码。

治疗师：在留言中，你提到有意接受心理治疗。你能具体谈谈你的想法吗？

萨莉：嗯，我也不知道……你做治疗吗？

治疗师：是的。你愿意定个时间见面吗？

萨莉：好的。

治疗师：你哪天有空？

萨莉：嗯，我现在半工半读，所以我的日程安排很紧。不过，周二晚7：00或周五晚6：00我有空，可以吗？

治疗师（想到要那么晚见面，我的心"咯噔"了一下，可又不知如何是好，只好同意）：好吧，那就周二晚7：00。

确定访谈日程

那时，对于首批患者，无论见面的时间多不方便，只要他们提出，我几乎均点头应允，因为我不希望由于客观原因而失去治疗可能。然而，随着经验的

积累，我有所改变。如今，在回电确定初次见面之前，我会先厘清自己什么时间方便接诊，然后只提供这些时段，从而避免安排上的不恰当。

尽管初次接诊的时间并非就是将来治疗的时间，然而，患者往往会想当然地认为时间相同。如果初次接诊时间只是偶然的例外，那么，在约定今后的治疗时间时，治疗师必须向患者说明情况。

在治疗头一年，有时预约的时间近乎荒谬，如每周三早上6：30，我就早早乘车去见患者了。说实话，刚开始，我真的不介意。有人愿意找我治疗，我已经心满意足了。夏天，当我乘车30分钟赶到诊所时，太阳已冉冉升起，伴随着第一缕朝霞，我们开始访谈，我也把访谈看作我一天最重要的事情。

到冬天，我的兴致也像冬日里西下的落日，逐渐失去热量。为了赴约，在太阳升起前，我必须花15分钟艰难地越过雪坡前往地铁站。当我气喘吁吁到达诊所时，患者却未出现。我打电话询问原因，他竟说太冷了，实在没法那么早赴约。

这仅仅是他冬日里多次爽约的开始。我试图改变访谈时间，可他坚持说，整个星期就只有那时有空。我陷入了初学者常见的窘境：对于治疗，我比他投入了更多的热情，并且我不愿意提出重新约定访谈时间。（我本来可以说："真遗憾，我不可能在早上6：30继续与你访谈了。让我们一起看看彼此的日程安排，能不能另外找个合适的时间。"）患者隔三岔五地来一次，而我则继续带着满腔怒火度过每个周三的凛冽清晨。我丧失了应有的敏感或投入，最终，治疗成了一种折磨。当我怒气冲冲地坐在诊室时，我还能做什么呢？

我希望能阻止您犯同类错误。要想成为一名有效的治疗师，那就必须照顾自己的时间。如果只是一味迁就患者的需要，那么，治疗师的怨恨将与日俱增，这将对治疗贻害无穷，最终产生适得其反的恶果。

全职患者通常早晚有空。为了兼顾给这类患者治疗，同时符合自己的安排,您可以为这些患者安排稍早或稍晚的治疗时间,这取决于您自己的工作风格。第一个孩子出生前,我比较喜欢清晨工作;不过现在,作为一名全职妈妈,我每周只为工作繁忙的患者安排一个晚上。

在结束那场不堪忍受的噩梦之后,我牢牢吸取了教训。通过督导,我仔细审视了自己无视时间限制的原因。经过讨论,我的愤怒情绪消失了,我能够谨慎地与患者协商调整访谈时间。

让我们回到初次电话交谈,借此阐明如何向患者提供恰当的约会时间。

例1.4
初次电话交谈:治疗师确定了一个可以接受的访谈时间

治疗师:喂,你好,是萨莉·甘恩女士吗?

萨莉:是的。

治疗师:你好,我是苏珊·班德医生,我收到了你的留言。

萨莉:哦,你好,我从校医纽曼医生那里得知了你的号码。

治疗师:你在留言中提到有意接受心理治疗。能具体谈谈你的想法吗?

萨莉:嗯,我也不是很清楚……你做治疗吗?

治疗师:是的。我很乐意先与你见一面。你愿意定个时间吗?

萨莉:好的。

治疗师:你哪天有空?

萨莉:嗯,我现在半工半读,所以我的日程安排很紧。不过,周二晚7:00或周五晚6:00,我都有空,行吗?

治疗师:这两个时间我都没空。一周里,我工作最晚的一天是周二晚6:00。不过,目前,有几天上午和中午我也有空。周四上午8:00,怎么样?

萨莉：噢，不行。我只有周一下午有空。

治疗师：本周一，也就是7月6日，下午2∶00，怎么样？

萨莉：哦，我没问题。

治疗师：那好。很高兴我们找到了合适的时间，你愿意现在就和我讨论费用问题呢，还是见面再谈？

萨莉：噢，我们见面再谈，好吗？

治疗师：当然可以。现在，让我告诉你，怎么才能找到我的诊所。

例1.4还演示了我如何在初次通话时提出费用问题。应该说，我提出费用问题的方式还是比较平等、坦诚的（"你愿意现在就和我讨论费用问题呢，还是见面再谈？"）。还有一种方法就是问她"你有医疗保险吗？"，然后再与之讨论其医疗保险是否涵盖了心理治疗服务。

本章我并未深入讨论经济与保险问题，因为多数初为治疗师者都曾在门诊实习，那里有专人处理费用问题。而一旦开始私人开业，则必须了解如何与患者讨论价格与付费问题。关于这个问题，我们将在第8章详细论述。

通话结束之前，还有必要了解一些基本信息。

治疗师：为了便于登记，可以告诉我你姓名与住址的正确拼写吗？

萨莉：哦，可以。我的名字拼写有个"ie"——所以是"S-a-l-l-i-e"。我姓甘恩，G-a-n-e。我的住址是波士顿中心大街1111号。

治疗师：邮政编码？

萨莉：噢，02114。

正确拼写患者的姓名，体现了治疗师对患者的尊重与重视。之所以在咨询阶段询问这一信息，是因为如果开始治疗后出现拼写错误，会令人尴尬。以前，我曾犯过这样的错误。再简单的姓名都可能会有不同的拼法，譬如此例，萨莉的名字拼写有个"ie"而非常见的"y"。

治疗期间，没准需要用到患者的住址。以防万一，在初次通话或初次见面时，我会收集该方面信息。在紧急情况下，一个住址就能挽救一个生命。如果萨莉突然中断治疗，我也许需要给她寄信或账单。知道确切的住址，还可以防止发生泄密问题。我说"便于登记"，则强调了协议的职业属性，并再次重申治疗的保密性。

通话结束之前，萨莉也许还想问点什么。

萨莉：噢，在见面之前，我只想知道，你的心理学取向是什么？

治疗师：你想知道什么？

萨莉：嗯，我正在上心理学课，正好讲到治疗流派，有自体心理学、认知—行为学、精神分析学。你是哪个流派呢？

治疗师：嗯，我运用综合治疗，即将学校教的那些方法整合起来，但偏重心理动力学治疗。

萨莉：认知—行为技术怎么样？

治疗师：能告诉我，你想知道哪方面的信息吗？

萨莉：我真的不清楚。我只是想多了解一点儿有关治疗的情况。

治疗师：我会将某些认知—行为治疗技术整合到治疗中。我很愿意回答这些问题，不过，现在还不是时候。希望见面时可以具体谈一谈，到时，你可以告诉我你的看法和偏好。

萨莉：好的，那到时见。

治疗师：周一，也就是6号下午2∶00见。

确定初次访谈时，应尽量简洁明了，避免冗长的讨论，这样，既可以确认患者的问题，又不至于引起误解。

初次通话，患者就表达对治疗过程的担心，这种情况并不鲜见。有时，这些问题也许折射出患者对心理治疗趋避相克的矛盾心理。如果她明显不愿接受心理动力学治疗，或明确表示偏好另一治疗流派，我也许会选择将之转诊。

（若须详细了解某些常见的心理治疗方法，请参阅第6章。）

将初次见面设定为咨询

最初的数次访谈被视为咨询，而非治疗的开端。咨询阶段包括数次见面，期间包括收集病史，做出诊断，推荐治疗计划。这并不表明我一定就是患者的治疗师。事实上，常常直至咨询结束才能断定，该患者是否适合个体治疗。

将初次见面设定为咨询的开端有很多好处。在进入治疗前，患者可体验一下与我交谈是否舒服，而我也可以确定能否为她提供治疗。将初次见面视为咨询，而并不强制继续治疗，如此一来，就为医患双方都留下了自由选择的空间。

咨询阶段为各自观察双方是否"匹配"创造了机会。所谓"匹配"（good match），是圈内人常用的一个术语，意即患者感到自己为治疗师所理解，愿意与之一起努力；同时，治疗师对自己的能力充满信心，愿意帮助患者。

从踏进诊室的那一刻起，患者有时会觉得治疗师不能真正理解自己。此时，治疗师应努力探询患者为何如此不安，这样，将有可能扭转局势，转弊为利（见第16章）。然而，不匹配的情况也确实存在。有时，治疗师与患者就是不协调。医患双方的合作能否顺畅，常取决于患者的选择取向，希望与治疗师的风格相似或相异？譬如羞怯、退缩的女患者也许想找一位具备领袖魅力、能说会道的男性治疗师。外向、健谈的患者也许偏爱同样健谈的治疗师，当然，也可能正好相反，希望治疗师少言寡语、言语温和。

我发现，要想减少将来访谈产生误解的可能性，应尽早向患者解释咨询过程。某些治疗师选择在初次通话时就与患者讨论这一问题，以便患者在来诊之前就已做好日程安排。在萨莉一例中，我明确告知初次见面只是做个咨询，而细节问题则留待正式见面时一一加以解释，如第2，3章所述。在实践中，您将面对形形色色的患者，若能尝试不同治疗方法，权衡利弊，趋利避害，那将对治疗大有裨益。

关键词：
咨询、求助、个人信息、隐私、心理治疗

第2章
初次见面

治疗性咨询初次见面时的第一印象至关重要。即便是与患者打招呼都须考虑保护患者的隐私。此外,应采用开放式提问切入访谈,以促进医患双方的交流。

自我介绍

萨莉登记后进入诊所,在候诊室落座。她提前了20分钟,有些局促不安,随手翻阅杂志来消磨时间。我默默地倒计时:还有10分钟、5分钟……

初次面对患者,我总是不够自信,底气不足。我突然觉得并未对初次访谈做好准备。就算我已准备好最华丽的问候语,可一遇到各种具体问题,我仍感手足无措。因为缺乏经验,我请麦斯纳博士帮我一起审查初次访谈计划。

坦率地说,我真没想到初次访谈应该考虑那么多的问题。"麦斯纳博士,我在候诊室喊一声患者的姓名,和她一起走进诊室,然后该怎么办呢?"他沉思了片刻,并未立即回答我的问题,而是问我,我的行为是否足以保护患者的隐私。我真没想到,在患者进入诊室之前,就该考虑"隐私"这一治疗性问题。

正如麦斯纳博士所说,无论何时何地,均须优先考虑保护患者的隐私。在公共候诊室喊患者的姓名,显然不利于保护她的身份。为了确保治疗成功,治疗伊始,治疗师就必须尊重并保护患者的隐私,以赢得信任。

麦斯纳博士告诉我,曾有一位牧师前来就诊,他一直在禁欲誓言与凡心萌动之间痛苦徘徊,求治的目的是想了解自己将来是否适合担任神职人员。候诊时,牧师身着便装,与一位女士手牵着手。此时,治疗师走进公共候诊室,向他致意:"你好,牧师。"话音刚落,候诊室内顿时鸦雀无声,人们面面相觑。治疗师的问候貌似无心,却令人尴尬不已,以这种形式来开始治疗关系绝非明智之举。

为了避免犯类似错误,麦斯纳博士建议,我只向患者亮明自己的身份,而不喊她的姓名。这样,万一她与在场的某人有间接关系,我也可以保护她的身份,并保守其寻求心理咨询的决定。(对保密问题的论述,详见第11章。)

例2.1
保护患者隐私的一种自我介绍法

萨莉·甘恩现在正满怀期待地在候诊室等待。另有四人在等候其他治疗师。

我让登记处的秘书指给我她的位置后,小心谨慎地走近她,因为我不能确定她就是我的新患者。

治疗师:对不起,请问你在等谁?

萨莉:班德医生?

治疗师:你好,我是班德医生。我带你去诊室。

萨莉：谢谢，我叫萨莉。

如果在我介绍完自己之后，萨莉并未自报家门，到了诊室，我会再次确认其身份："你叫……"或者"对不起，我还不知道你叫什么……"

起初我认为，例2.1给人的感觉过于呆板。对于麦斯纳博士清晰而谨慎的建议，我当时并不以为然，反而觉得他把事情看得过于复杂了。于是，我又向其他几位督导请教，看看他们是否同意这种做法。有趣的是，他们的意见惊人地一致。"保密第一……总是如此。"他们说。

尽管如此，我仍然心绪不宁。我觉得，这样谨小慎微将会使人缩手缩脚。我确信，对于如此机械刻板的自我介绍方式，患者一定感觉非常奇特。我甚至想象，自己傻站在候诊室内，询问是否有人在等我，如果没有任何回应，这该有多尴尬。如此仪式化的举动，感觉真不自然。此外，我还担心：如果不经过督导我连打招呼都不会，那在整个访谈中我不知会做出什么蠢事呢！所以每每尝试这一陌生的方法之前，我必须深吸几口气平定情绪，或者咕哝着抱怨几句。

如果将学习心理治疗比作学习一种新的体育运动，那将对您理解某些规则有所帮助。当您开始学一种新运动（如篮球）时，刚开始肯定会对运球、投球等一系列动作感觉非常陌生。动作很不自然，因为它们确实不自然，可是为了打好篮球，这些训练又是必需的。心理治疗中的举动，就包括以独特的方式使用日常语言，如自我介绍。这些规则开始令人感觉很别扭，甚至有点儿古怪。但是，在心理治疗领域，却再合适不过了。

我遵照麦斯纳博士的建议，结果惊奇地发现，现实中，患者并未对这种迎候方式报以惊诧。事实上，我已经深切地体会到，如果不是从一开始就小心保护患者的隐私，治疗也许已经陷入僵局。随着时间的推移，我渐渐对这种奇特的迎接仪式得心应手。与此类似，心理治疗中许多干预方法，开始都令我感觉别扭、生硬，久而久之，却逐渐融会贯通。

    萨莉·甘恩站起来。我笑了笑，她回报我一笑。她向我伸出手。我应该握住她的手吗？

  某些保守的心理治疗师拒绝与患者发生任何的身体接触（如握手）。在美国文化中，握手是一种普遍认可的问候方式，因此，我们认为，拒绝握手也许令患者感到被治疗师排斥。此外，握手还可传递非言语信息。患者是很自然地伸手呢，还是小心谨慎地？她握得紧，还是松？有一点非常有趣：由于治疗师应尽量减少与患者的身体接触，因此，也许这就是您唯一一次接触患者，除非治疗终止时，您会与患者握手告别。

  我该先伸手吗？尽管没有标准答案，但我个人决定不主动握手。初次见面时，我对新患者一无所知。她也许会因为潜在的妄想或思维障碍而回避握手。为将来治疗考虑，即使是基本的问候方式，我亦选择主随客便。

    我将萨莉领进诊室。她朝我常坐的椅子走去，我的皮包很显眼地靠在那张椅子腿上。我该怎么办？

  一想到如何向患者介绍自己已经有如此细致而出乎意料的建议，我就更加忧心忡忡，不知还将遇到哪些意想不到的临床情境。也许，患者本来就可以随心所欲地选择座椅。而事实上，与保密原则无关的临床情境，只要凭直觉去处理就可以了。此处，作为治疗师，您应该选择自己觉得合适的椅子，以便于您使用桌子、电话、便笺或其他物品。因此，我会指着本应患者坐的那张椅子，迅速引导萨莉：“请你坐这张椅子，好吗？"或"请坐这儿。"

布置诊室

　　心理治疗师的行头极少，四面墙、两把椅子和一个电话足矣。

　　两把椅子间的距离因人而异，主要取决于治疗师的文化背景与个人风格。当然，如果两人稍不留神就会踢到彼此的脚，那距离也未免太近了。如果面对具有潜在危险性的患者，我的椅子也许得离门较近，这样，万一发生危险情形，我也可以迅速撤退。我希望永远别发生"逃离诊室"这样的事件，但万一不幸遇上，那么，如此布置则利于抽身而退。

　　隔桌交谈显得过于正式，不利于深谈，患者也许会感觉如同雇员向上司做报告。如果让患者坐在桌子一侧，那么，我们之间就是一种邻角的方位，也不妨碍我伏案记录。这样安排令人比较放松，不似面对面那么咄咄逼人。

　　许多其他领域的医务人员喜欢在办公桌上摆放家人的照片，而心理治疗师则不然，他们会尽量避免展露个人信息。家人的照片会勾起患者的好奇，而如果治疗师对患者的好奇或询问不予满足，则易使患者想入非非。而且私人物件也会转移患者对内在问题的关注，令患者难以集中体验内心情感，更难以谈论令其羞愧或痛苦的问题。

　　因此，许多在家开业的心理治疗师在工作室内从不装饰任何私人物件。尽管如此，好奇的患者还是会仔细打量治疗师的家庭环境，注意停车道上的汽车品牌、房屋的品质、厨房的气味。在家开业，确实为治疗师提供了诸多便利，而且节省租金，但是，初学者应注意上述问题。

　　至于如何装饰诊所，治疗师尽可随心所欲。有一点不言自明，即最好避免选用暴力、性或痛苦题材的图片。画面应具中性色彩。督导们的诊室都很特别。譬如，有位督导挂了一幅极具英国浪漫主义气息的图画，画面有细密的针点，室内布置了厚实的椅子和娇嫩的鲜花。有位督导的墙上是一幅抽象派现代主义画作，中性色调的背景缀饰着几张放大的欧洲界标的照片。还有一位督导为了尽量避免患者分心，干脆让对面墙上空无一物。显然，如何布置诊室，并不要求千篇一律，重要的是，您觉得舒适。

初次访谈之最初时刻

落座后，萨莉·甘恩满怀期待地望着我，等我发话。

尽管治疗中患者将分享她的心事，但初次访谈时如果患者不知如何开始，我就有责任去引导她。此时，最好采用开放式提问，这有利于初次访谈的顺利进行。以下示例中的开场白无所谓好坏，因具体情况而异。

例2.2
以下开场白为医患双方设定了家长式关系的基调，而非合作关系

治疗师：你怎么啦？
萨莉：我真的不知道。只是朋友说我应该接受治疗，但我自认为并没有什么问题。
治疗师：哦，那你为什么来这儿呢？

"你怎么啦？"，乍看似乎是个无关痛痒的问题，但却隐隐透着一种承诺，好象患者长期忍受的症状应该迅速缓解，而这显然不是治疗师所能办到的。这一问话还暗示双方是一种依赖或家长—子女关系，若患者预期的过程与之不同，则容易引起患者的退行。

心理治疗的效果并非有赖于治疗师的手到病除。事实上，疗效取决于医患双方的合作，在此基础上，患者依靠自己的力量认清并解决自己的问题。

与许多其他治疗方法不同，心理治疗是个缓慢的过程，绝非一蹴而就。世上也没有什么灵丹妙药可以迅速减轻情感痛苦、维持恋爱关系，或提高职场能力。即便服用药物，也常常不能立竿见影，而大多数患者都希望药到病除。这种想法可以理解，却往往并不现实。此时，不带任何承诺的开场白也许更恰当些。

以下是另一种可能招致麻烦的开场白。

例2.3
引起患者防御的开场白

治疗师：能告诉我，你有什么烦心事吗？

萨莉：嗯，我不知道。我感觉还好。其实，我并没那么糟。最近，我在学校有点儿不顺心，不过也没什么不正常啊！

当询问"你有什么烦心事？"或诸如此类的问题（如"你有什么问题吗？"）时，患者可能会竭力文过饰非。对于对心理治疗感到羞耻的患者而言，这个漫不经心的问题可能会刺激患者。因此，开场白最好不带任何情感倾向性。

例2.4
利于促成讨论的开场白

治疗师：能告诉我，你为什么来这儿吗？

萨莉：还不是我妈妈！她总是唠唠叨叨地催我去看医生，烦死了。

治疗师：那肯定让你心里不舒服。她都对你唠叨些什么呢？

当被问及"你为什么来这儿？"时，许多患者都会做出满意的回答。不过，也有一些患者会像例2.4中的萨莉那样，会借此强调外因，譬如说，"我没什么问题，我之所以来这儿，是因为我妈妈要我接受治疗"。另有一些患者也许不太习惯这种开场白，感觉治疗师似乎急于直奔主题。例2.4，我对萨莉的话报以共情，并按着她的话茬往下问。如果萨莉觉得讨论她妈妈的问题要比谈论自己的问题容易些，那我就不妨以此作为开始。

以下是一种可以避免防御的开场白。

例2.5
可避免防御的开场白

治疗师：你希望怎样开始呢？

萨莉：呃，你的意思是，我为什么来这儿？

治疗师：对，就是这个意思。你想和我聊点什么呢？

萨莉：嗯，我也不太清楚……我想，最近我的生活有点儿糟。

治疗师：（关切的神情）怎么回事？

萨莉：嗯，6个月前，那个家伙和我分手了。本以为一切会随时间渐渐淡化，可是正好相反，我感觉越来越糟。我根本没法不去想他。当他提出分手时，我还以为我俩的关系好着呢。我至今也不明白究竟是怎么回事。

治疗师：分手出乎你的意料？

萨莉：完全出乎意料！事先一点儿迹象也没有。

在以上所有示例中，例2.5的开场白指向性最小。不过，对于初学新手，很少会想到用这样的方式开始。如同心理治疗所独有的其他"步骤"一样，需要稍事练习才可能感到比较得心应手。此外，这一问式的另一妙处还在于：如果"你为什么来这儿？"引起患者的防御，那么，可以用它来圆场。

恭喜您！一切就绪，您可以接见首位患者了。在继之而来的三次访谈中，应权衡处理以下四个目标：（1）表达共情；（2）评估患者的安全性；（3）采集基本的背景资料；（4）与患者建立治疗联盟。这也正是以下三个章节的讲述要点。

关键词：
保密原则、诊室布置、心理治疗、隐私、安全性、治疗联盟

第3章
创建治疗联盟
评估自杀风险

初次访谈的目的在于：1.对患者的痛苦表达共情；2.创建治疗联盟；3.评估患者安全性；4.解释咨询的基本过程。在进行上述四项的同时，亦可穿插对重要信息的采集。

咨询的目的与程序

访谈一开始，萨莉即诉说，她最近与男友查利分手了。停顿片刻后。她又接着说："有生以来，我从未感到如此难受。请你告诉我，我该怎么办？该怎么处理这件事？"

我讨厌患者向我征询建议。每当此时，我会忍不住说："嗯，萨莉，你该少去想这件事，多想些对自己有益的事。"当然，这样回答也完全出于好意，只是对患者毫无帮助。

求诊之前，患者所接受的劝慰肯定不计其数。今天，她之所以会坐在您的面前，就是因为这些劝慰毫无用处。心理动力学治疗与普通劝慰的最大区别在于：它努力帮助患者发掘未意识到的内心世界，从而促进患者的理性认知；而劝慰则往往只是劝人设法忘记痛苦。可以理解治疗的过程会很缓慢。此时，如果患者以求速决，我通常会与之讨论接下来3到4次访谈的进程。

对于新患者，初始访谈的目的在于详细了解主要问题，收集重要的个人史、构建初步的治疗方案。在初始访谈阶段，我尚不确定哪种治疗方法适用于患者，故只进行咨询，而非直接开始治疗。我之所以采用"咨询"一词而非"评估"，是因为咨询并无裁决之意，而且还暗示这一互动过程是有时间限制的。

例3.1
构建前三次访谈计划

萨莉：有生以来，我还从未感到如此难受。我该怎么办？

治疗师：我能理解你的痛苦。可是，只有详细了解更多情况之后，我才可能提出有益的建议。例如，我想知道，在这段痛苦的日子里，为了让自己好受点，你都试过什么办法？

萨莉：我也说不清。我试过很多办法，可是都不管用，否则我也不会来这儿。我以为，你知道怎么可以让我好受点。

治疗师：恐怕要令你失望了，因为我也没有办法让你马上好起来，我必须详细了解你的问题后，才可能找到解决良策。

萨莉：真叫人失望。我讨厌自己现在这个样子，心情糟透了。嗯，算了。你想了解什么呢？

治疗师：长时间的情绪不好确实特别烦人。现在，如果你能详细谈谈与查利的交往，并告诉我一些你的个人情况，我想可能会有好处。

第一部分　咨询

萨莉：那你想了解什么呢？

治疗师：我常将前几次访谈用作咨询，来增进我对你的了解，而且我也可以评估我的治疗对你是否合适。对你来说，则可以看看与我交谈是否感觉舒服。这一阶段结束时，我们可以共同制定一个初步治疗方案。你觉得如何？

萨莉：可以。

治疗师：交谈时，我偶尔会做记录，可以吗？

萨莉：没问题。最近几个月是我有生以来最痛苦的日子。

治疗师：恕我冒昧，我想知道，为什么说那是你有生以来最痛苦的日子？（引用萨莉的原话以利于联想。）

萨莉：嗯，这段时间我一直寝食难安，闷闷不乐。我在大学念商科，现在已经二年级了。通常，我学习时注意力很集中的，可是最近几周，我总是心不在焉。

一旦将初始访谈的基调定为咨询，那么，访谈结构与目的也就随之而定。当患者了解到治疗是一个长期的过程时，他们急于求成的心情也随之有所缓解。

治疗过程中我不做笔记。然而，咨询阶段例外，我会有选择地记录一些基本事实、姓名、日期（而非逐字记录患者所言）。根据这些零星的片断，我可以写一份有关患者情况的书面小结，并存档。若须转诊，在征得萨莉同意后，我还会向转诊医生提交副本。

咨询阶段能为医患双方的选择留有余地，避免彼此可能勉为其难的"拉郎配"。（关于医患搭配的详细论述，请见第1章。）若患者感觉与咨询师交谈极为不适，治疗师会鼓励他另寻他人，并尊重患者的选择。尽管治疗师有义务在咨询结束后提供继续治疗，但咨询师并非一定就是患者的治疗师。

前已述及，尽管多数患者理解并配合咨询安排，然而，许多患者会像萨莉·甘恩那样，要求速战速决。为了安抚患者的急躁情绪，我会想方设法让她了解："长期忍受痛苦，确实不堪重负；问题悬而不决，也确实很难忍受。但是，只有了解事实，我们才能提出合理的解决方案。"（第4章亦有同样的示例。）

我发现，如果不曾亲身体验过心理治疗给人带来的奇妙变化，初为治疗师者就很难对自己的工作满怀信心，也很难相信自己有能力带来这种变化。有时，甚至有经验的治疗师也难免对自己这方面的能力产生怀疑。

随着时间的推移，不断目睹患者逐渐好转，我才开始对自己的工作充满信心。当我将怀疑的态度用于指导学习时，反而对我有所帮助。我们希望，那些对心理治疗持怀疑态度的读者，在见证心理治疗的作用之后，能消除疑虑。无数临床研究与事实已经证明：心理治疗的疗效与作用是确切的。正如治疗时患者需要耐心一样，在学习心理治疗技能时，实习治疗师也必须循序渐进。

引导初次访谈

交代咨询过程后，治疗师理应引导患者进入初次访谈。经过近些年的实践，我认为，若将初次访谈的目标锁定于建立治疗联盟，并在必要时对患者进行自杀评估，那么，初次访谈将取得最理想的效果。资深督导也常说，初次访谈的首要目标就是为以后的访谈奠定基础。如果初次访谈时患者感到不能为治疗师所倾听、所理解，那她也许就会脱离治疗。

说明在治疗开端建立治疗联盟的重要性虽然容易，但作为新手，我热衷于探索这样的陈述，因为它看上去很模糊和抽象。为了避免犯同样的错误，我们将在本章末概述一些具体策略，供您创建治疗联盟时参考。首先，我们会列举一些失败的案例。

要建立治疗联盟，治疗师必须有理有节，这总是说易行难。初次访谈时，"过于主动"或"过于被动"均为初学者易犯的毛病。我们将各举一例说明。

例3.2
初次访谈时，治疗师采取过于被动的姿态

萨莉：嗯，我最近一直寝食难安……注意力也不集中。

治疗师：也就是说，你的胃口一直不太好，是吗？

萨莉：是的，我一点儿都不饿。我不得不强迫自己吃点东西。但所有食物到我嘴里都如同嚼蜡。有时我只觉得恶心。唯一觉得好吃的就是冰激凌。

治疗师：哦……

萨莉：昨晚，我看了一晚上电视，整整3个小时，晚餐吃了一品脱巧克力蛋筒冰激凌。太腻了，是不是？我只是觉得整天无所事事。

治疗师：是呀……

萨莉：上个星期，我坐在家里哭了整整一天。最近我常常这样。我知道这样不行，所以我才来寻求帮助。

例3.2展示了一种极为传统的初次访谈时的精神分析法。倾听萨莉的联想时，我尽量避免在访谈中起引导作用。多年以前，这种方法在初次访谈中较为盛行。治疗师只提很少的问题，通常都尽可能不打断患者的思路。患者可以自由联想，想到什么就说什么。这一做法的根据是：治疗师越少阻碍患者的思路，患者就越可能触及被潜抑的重要信息。

根据这一传统观点，精神分析师的提问就显得画蛇添足，只会对治疗过程产生不利影响。因此，治疗师应尽可能保持中立，即如所喻之"白板"。但是，这样会带来一些不良后果，最糟糕的莫过于：尽管治疗多年，可若非患者自己讲述，治疗师竟然连患者是否有过自伤冲动，是否有严重的脑外伤史，是否小时候患过白血病等等均一无所知。

自由联想仍是治疗师用以获取信息的重要来源，尤其在咨询结束与治疗开始之际（见第6、14章），然而，在诊断性访谈时，我们不主张采用完全被动的方法。此外，自由联想法也不再一味只求中立。事实上，真正的"白板"状态是不存在的。治疗师若对患者的诉说毫无所动，那么，患者常常不会认为他在不加评判地倾听，而只会认为他古怪，甚至以为他故作矜持。

为了避免这种"白板"法，初学者可能又会走向另一个极端，即围绕一系列预先设计的问题过度引导初次访谈。显然，这会使治疗师过度指导患者。

例3.3
过度结构化的初次访谈法

萨莉：嗯，我最近一直寝食难安……注意力也不集中。

治疗师：也就是说，你的饮食、睡眠和注意力都受到了影响，是吗？是不是对事情失去了兴趣？

萨莉：是的。

治疗师：听起来好像很痛苦。你曾经感到失去希望吗？

萨莉：有时候。治疗师：哦（充满同情）。当感到没有一点儿希望时，有些人经常会想到死，或者希望自己死了。你也有过这种想法吗？

萨莉：噢，没有。我是天主教徒，我不可能做任何伤害自己的事。

第一部分　咨询

治疗师：就是说，你从来没有想过伤害自己，是吗？

萨莉：是的。

治疗师：你以前也这么难受过吗？

例3.3的初次访谈法仿照了内科医生或家庭医生的初次访视。即：识别症状，澄清严重程度，收集有助于诊断的信息。许多问题只需要简短的回答，甚至只需要回答"是"或"不是"。不出5分钟，治疗师就能识别出5个植物神经症状，然后据此做出"疑似抑郁症"的初步诊断。

对于心智较稳定的患者来说，此法有许多不利之处。然而，对于某些患者来说，这种访谈风格倒是最佳选择。譬如，当患者因精神病、躁狂、物质滥用或类似问题而思维混乱时，结构式访谈就可弥补这一缺陷。此法还可抚慰情绪失控者。在诊断方面，这种方法还使治疗师能有效地澄清问题，并制定应急预案。因此，在某种意义上，这种访谈仿照了精神科急诊访谈或精神药理学咨询的模式。（关于如何应对精神科急诊，详见第9章。）

如果患者在初次访谈时缄口不言，结构式访谈也许可起一定的作用。此时，您可以向患者表达共情，诸如："也许这是一个令人相当痛苦又很复杂的问题，所以，你不知从何谈起。那好，我们先说点别的吧。"如此一来，在初次访谈时，您就能尽可能多地收集病史资料。

在第4章末，我们附了一张问卷样表，其中概括了咨询结束时需采集的所有信息。对于该问卷，我有两种使用方法：其一，当患者不知所措、词不达意时，我就根据问卷提问；其二，初次访谈结束后，让患者带回去填写，下次访谈时带回。

对于思维混乱或不习惯自由交谈的患者，治疗师必须知道如何采用结构式访谈。除此之外，大多数患者并不适用此方法，因为，在初次访谈时就深入采集病史，会阻碍治疗联盟的发展。对于多数首诊患者，治疗师应同时做到仔细倾听，紧跟患者思路，并评估患者的自杀风险；唯有如此，才可能既有利于培育治疗联盟，又有利于保证患者安全。

例3.4
初次访谈时，治疗师兼顾采集病史信息与创建治疗联盟双重需求

萨莉：嗯，我最近一直寝食难安……注意力也无法集中。

治疗师：可以说得具体一点儿吗？

萨莉：嗯，我本来总是精力旺盛的。现在却一点儿也提不起劲。拿上周六来说吧，我就一直待在屋里听音乐。最近太倒霉了！我的意思是说，阳光如此明媚，我却躲在屋里，一边听着爱情歌曲，一边泪流满面。太不协调了！

治疗师：听起来，你很忧伤，很痛苦。你觉得这是为什么呀？

萨莉：首先，我仍无法相信查利和我分手了。对我来说，真是晴天霹雳！我真是始料未及，而且他根本不予解释。嗯，不过，他确实提过一件令他讨厌的事……

治疗师：什么事？

萨莉：我也说不清楚——也许跟我说话的语气有关。有时，当我向他表明我的观点时，他会抱怨我在干涉他。事实上，我根本不是那个意思。我是个很敏感的人。和查利在一起时，我总是很注意自己的言行举止。这是我第一次真正深爱一个人。通常，我才是提出分手的那个人。（伸手取纸巾。）

治疗师：这是什么时候的事？

萨莉：大约6个月前。

治疗师：你持续忧伤了6个月。由此可见，查利对你来说真的很重要。可

以详细谈谈你们之间的交往与分手吗?

萨莉:我认为他很有魅力。我对他一见钟情,觉得他看起来完美无缺。我们交往的头两周真是美妙极了。那时,他真是无可挑剔——风流倜傥、聪明伶俐、幽默文雅。可是,两周以后,一切全变了。他主修音乐,我觉得这门专业前途实在渺茫。所以,我苦口婆心地劝他转经济学,和我一样。开始,他似乎还有点儿兴趣。可后来他就开始回避我,不接我的电话。我真搞不懂,我只想帮帮他,这他也知道。我不清楚这是不是我们关系结束的先兆。我不明白为什么他对我的建议如此敏感。我们在一起又相处了两个月,然后他说,他不想再和我交往了。这太残酷了!几个星期前,他还信誓旦旦地说爱我。我不知道自己做错了什么,但显然,我是个彻底的失败者。

治疗师:听起来很残酷。当这段关系突然中断时,你一定感到很痛苦。听上去失恋让你感到自己是个失败者?可以解释一下吗?

萨莉:如果我真行,那我就能留住这份感情。现在,我被人抛弃了,这让我感到怪怪的。你看,就像我说过的,一般是我甩别人。在查利之前,我曾认真地交过两个男友。他们都很好,也许太好了。我说不清楚,他们似乎太年轻了。他们对我几乎百依百顺,后来,我感到厌倦了,就提出了分手。查利和他们不一样,他很独立,很有主见。但不知怎么回事,我把事情弄糟了。我向他提点职业方面的建议,不过是想帮帮他。我感觉自己什么事都做不好。我怎么会蠢到去破坏这样一份美好的感情呢?

治疗师:你觉得,这都是你的错?

萨莉:是的,完全是我的错。为了躲避痛苦,有时,我只想整天缩在被窝里睡觉。

治疗师:听起来,你似乎非常痛苦。有时,当一个人感到极度无望时,也许会想到死,甚至希望自己已经死了。你有过这种想法吗?

萨莉：哦，没有，我是个天主教徒，我绝不可能做出伤害自己的事情。

治疗师：有没有闪过这样的念头？

萨莉：有过两三次。嗯，也不确定。这么说吧，我根本不关心放假回家时是否会发生坠机，或者一觉睡过去是否醒不了。但是，我绝不会有意伤害自己。

例3.4中，我采用了平衡法：顺着萨莉的讲述思路；对其处境深表共情；针对萨莉的无望感适时插问，以评估其自杀风险。与例3.3不同的是，例3.4由患者而非治疗师主导访谈。有关自杀的问题，也并非预先设计，而是在交谈中自然而然地提出。采用例3.4中的方法，也许在初次访谈时不能完成系统的精神评估，却能帮助萨莉表达自己的情绪体验，从而可以理解她迫切想解决的是什么问题。

友情提示：如何倾听以及如何培育治疗联盟

通过多年的积累，我学到不少有助于建立治疗联盟的具体技巧。首先，应详细询问患者主要关心的问题。如果患者说得太笼统（如"与男友分手，我很难受"），我会问"可以说得具体点吗？"或者说"请继续"，以获得更详尽的信息。

其次，对每一位患者，我会问同一个问题：为何决定于此时求治。在萨莉一例中，她一直熬了6个月。是什么促使她于今天踏进诊所呢？您只要提出这个问题，就能更详细地了解患者当前的冲突与忧虑——关于这一点，我几乎屡试不爽。

第三，当感到患者对情感的诉说不合情理时，我会不失时机地立即求证。

例如，当萨莉说"我不知道自己做错了什么……我是个彻底的失败者！"时，我紧接着就问："听起来很残酷……当美好关系突然中断时，你一定感到很痛苦。可失恋就让你感到自己是个失败者？我不太明白，可以解释一下吗？"

共情倾听的能力，是优秀治疗师最基本的能力之一。遗憾的是，在实习期间，我内心总是涌动着为患者出谋划策的冲动，忠告或动听的劝言常常脱口而出："关系破裂并不是你的错。听起来，查利并没那么好。我相信，你可以与不少小伙子约会呢！"而学习共情倾听的良好时机就这样白白浪费了。

我苦口婆心的单纯劝说对患者于事无补。事实上，漠视患者的情感痛苦，强人所难地让其忘记自己的不快，结果反而会加重患者的情感负担。作为治疗师，最有效的做法就是：正视患者独特的内心体验，摒弃自己的内心冲动。如今，我已经充分认识到，只有共情倾听才能避免对患者情感痛苦的漠视，才是真正的"解决之道"；只有共情倾听，才会使患者感到治疗师理解自己，情感痛苦才能慢慢减轻。

培育治疗联盟的另一方法是：表明双方的治疗目标都是为了患者的健康、康复和问题的解决。为此，在介绍治疗过程或目标时，应尽量使用第一人称的复数形式，如"我们"或"我们的"。（例如，我们的共同目标是：为你找到最佳的治疗方案。）

向患者解释自己提问的原因对巩固治疗联盟具有显著作用。例如："我之所以询问家族史，是因为这有助于了解你目前的情绪与家族背景有无联系，因为抑郁的易感性可能会代代相传。"

凭借灵活运用上述五大工具——询问患者最关心的问题；探求"为何此时求治？"；查实不合理的情绪情感；明确咨询为"我们双方的任务"；咨询过程中不时对提问做出解释，将有助于在初始访谈中培育治疗联盟。

评估自杀风险

无论您的咨询理论属于何种流派，一旦在咨询过程中发现患者有自伤的倾向，您就必须评估患者的自杀风险。以萨莉为例，她具有多种抑郁症状，所以，我在访谈早期评估其自杀、自伤的风险及其他危险因素：物质滥用、精神疾患、丧亲、HIV阳性及其他疾病、失业、边缘性人格障碍、躁狂症、广场恐怖症、被遗弃感和离婚。

如果患者并不具有任何自伤危险，并清晰地表露出对未来的憧憬，那么，询问自杀风险也许并非必要。然而，如果无法确定患者是否具有自残冲动，询问就十分必要了。许多有自杀倾向的患者在直接询问下都会坦诚地与治疗师讨论其自残冲动。然而，若未被问及，很少有人会主动提供这一信息。（若要详细了解如何为危险患者做自杀风险评估，请参阅第9章。）

如果患者存在自杀危险因素，那么，自杀评估就刻不容缓。大部分患者自杀之前都会以各种方式求助于医疗机构。然而，我们常常会对这种无声的求救置若罔闻。此外，许多非心理卫生领域的医疗工作者常常忽视自杀的重要先兆——抑郁。治疗师往往会因为谈论这一话题令人不安而"忘记"评估这部分内容。然而，无论如何，一旦确认抑郁存在，初次访谈就应包含自杀风险的评估。治疗师必须谨记：忽视的结果也许是致命的。

在初次访谈结束前采集基本信息

在初次访谈结束前20分钟，我采集了一些萨莉的个人基本信息。10分钟后，又将话题转回萨莉的主要问题上。

例3.5
在初次访谈结束前采集一些基本信息

治疗师：与查利分手，对你来说，显然是个很大的打击。对此，以后我们会详细讨论。现在，我必须采集一些基本信息，以供记录之用。

萨莉：好的。你想知道什么呢？

治疗师：嗯，首先，你住在哪里？（如果在前面电话联系时未采集该信息，那就必须在初次访谈时补充。）

萨莉：我住在波士顿中心大街1111号。

治疗师：邮政编码？

萨莉：噢，02114。

治疗师：如果日程安排临时有变，怎么通知你？可以拨打上周你留在我录音电话上的那个号码吗？

萨莉：可以，这样比较容易找到我。我还在图书馆半工半读。如果需要，我也可以把那里的电话号码告诉你。

治疗师：如果拨打家里电话，我是否最好不表明自己的医生身份？

萨莉：这确实是个好主意。那是我的私人电话，但有时周围的人也会听到电话留言。如果不介意，最好不表明你的医生身份。可以吗？

治疗师：许多人都有这样的想法，这也是我征求你意见的原因。此外，如果出现紧急状况，我应该和谁联系？我希望得到他的电话号码。

萨莉：你这是什么意思？

治疗师：嗯，一般来说，我会严格为患者保密。也就是说，当有人问起你是否在我这儿治疗时，如果没有得到你的书面许可，我将不会透露你的信息。可是，万一你有自残或伤人的高度危险，我希望与某人取得联系。

萨莉：哦，我认为你永远不需要打这个电话。不过，我想，我还是应该将我父母的电话号码告诉你。他们的姓名分别是安东尼·甘恩和简·甘恩。他们住在弗莱明翰。

治疗师：我也不希望发生什么紧急事件，只不过想让你知道有这样一个处理程序。另外，我也想将我的培训与督导背景告诉你。

你也知道，这是一家教学医院，今后两年我将在这儿实习。你在这儿治疗有一个好处，那就是，像我这样的实习生可以定期得到经验丰富的资深治疗师的指导。不过，为了获得指导，我不得不向督导报告你的有关信息。

治疗过程中出现一些问题是常见的情况。你对此有什么想法吗？

萨莉：我不知道。我真的不希望别人了解我们的谈话内容。

治疗师：可以告诉我，你担心什么呢？

萨莉：他们会怎么看我？我不希望别人知道我的事。

治疗师：我能理解你希望保密的心情。不过，你也应该知道，根据法律规定，督导有义务对我的汇报内容守口如瓶。

他们的参与对你我均有利。通过他们的帮助，我可以为你提供最全面的治疗。

萨莉：他们不会再告诉别人？

治疗师：绝对不会。我和督导的讨论也是保密的。

萨莉：我不知道。我真的从未听说过类似的事情，但我想，我的担心也合情合理。虽然我不喜欢这样，但是可以接受。

治疗师：如果你对此还有什么问题，请别犹豫，尽管问。

现在，让我告诉你怎么与我联系。我有一个留言电话和一个寻呼机。在工作日，我每天都会多次查看留言。即使在周末，每天也会查看一次。无论是星期几，我总会在24小时内回电。如果有紧急情况需要与我联系，可以呼我，

第一部分　咨询

我的寻呼机一天24小时都开着。虽然我会尽快回电,但有时也无法立即回电,可能会耽搁一两个小时。如果这样,请别等我,你必须立即向最近的急救室求助。

萨莉:哦,好的。不过,我已经说过,我不可能出现什么紧急情况。

治疗师:让我们看看,今后几周有没有合适的访谈时间。周三下午4:00,你有空吗?

萨莉:我看看我的日程安排。好,我想没问题。

治疗师:你可能也知道,心理治疗与别的治疗不同。它会准时开始,准时结束。每次访谈持续50分钟。

萨莉(点头):好的。

治疗师:好。我想,我所需要的个人信息都问完了。现在,离访谈结束还有几分钟,我想知道你对此次访谈有何感受?与我谈论这些问题,感觉怎么样?

萨莉:我真的说不清楚。感觉很怪。平时,我总是听得多而说得少,50分钟似乎有点儿太久了。

治疗师:你感到不安吗?

萨莉:有一点儿。

治疗师:既然感到不安,那不会从此不来了吧?

萨莉:那倒不会。我真的需要这种帮助,因为我自己一直没办法好起来。

治疗师:很高兴你能和我交谈。咨询访谈不同于普通的聊天,因为我们的目标完全针对你的问题。从一开始,你就会感到这种差异。如果你对此次访谈有什么感想,希望下次访谈时可以告诉我,我对此很感兴趣。

萨莉:好的。

治疗师:在你离开之前,我想交给你一份问卷,它有助于迅速采集信息。你填好后可以寄给我,也可以下次访谈时带过来。可以吗?

萨莉：很好。

治疗师：我知道，你不太关心这些背景资料，因为你更关心和查利之间发生的事情。还有一点儿时间，我们再谈谈他吧。

本章，我们以萨莉为例，演示如何与患者谈论督导问题。在此，作为一名门诊患者，萨莉的费用问题已由门诊统一处理，所以，我无须与之讨论访谈费用与付费方式。第8章中，萨莉是一名私人诊所患者。我们以此为例，演示如何在初次访谈时与患者协商访谈费用与医疗保险问题。

如例3.5所示，初次访谈时，我即告诉萨莉，每次访谈的时间为50分钟。有些治疗师将每次访谈的时间定为45分钟，那也是可以接受的。我发现，治疗初即向患者讲明访谈时长，最为有利。否则，萨莉也许会不理解我为什么不到一个小时就停止访谈了。

访谈结束前，我还会了解一下萨莉对此次访谈有何感受。有时，患者会借机讲述自己对治疗所持的矛盾心理，就像萨莉那样。有趣的是，一旦患者将其对治疗的犹疑不定通过语言表达出来，她继续治疗的可能性会大大增加。我对萨莉的坦诚大加赞赏，以此鼓励其将来继续坦言感受。尽管她对访谈的情感体验可能远不止上述所表达的，但通过与我分享，她会感觉很好。

总之，成功的初次访谈需要完成四个主要目标，对此，我竭尽所能。如果能共情倾听患者的痛苦，向其解释咨询过程，必要时评估其自杀风险，并注意与患者建立治疗联盟，那么，咨询就能初战告捷。

关键词：

抛弃、信息采集、诊断、共情、访谈、风险评估、安全性、自杀、治疗联盟

第4章
巩固治疗联盟
询问心身病史

第二次访谈时，治疗师通过询问患者对咨询过程有何体会，并向其解释精神疾病与躯体疾病之间的联系来巩固治疗联盟。此外，此次访谈还是治疗师采集基本心身病史的有利时机。访谈结束前，治疗师应留出一定的时间讨论患者面临的主要问题。

第二次访谈的开始

当萨莉进行第二次访谈时，我更加有信心。认识到治疗联盟已经有一个好的开端，在第二次访谈中我更主动地引导访谈。在这次访谈中，我将全面了解萨莉的精神疾病与躯体疾病史。然而，在采集这些信息之前，我得先问问萨莉一周以来的情况，以及她对上次访谈的体验。

例4.1
开始第二次访谈

萨莉轻快地走进诊室，坐下，然后满怀期待地望着我。

萨莉：医生，你好吗？

治疗师：我很好，谢谢。你怎么样？

萨莉：我想，我还不错。

治疗师：你对上次访谈有什么想法？感觉如何？

萨莉：我想，还不错。嗯，坦白地说，我并不喜欢对一个陌生人谈论自己的隐私，但我实在受不了了，因此，我想试试。这个星期我又接到了查利的电话——那真是精彩（带着嘲讽的口吻）。他想拿回落在我宿舍的一本书。我们只谈了半分钟。他没说想我，也没怀疑分手的决定是否正确。他看上去很好，可我却心乱如麻，以至于需要找人谈谈才行。

治疗师：与查利分手，显然令你非常痛苦。可以具体说说，你怎么'心乱如麻'吗？

萨莉：我也不清楚。上个星期刚开始，我确实感觉好点了。也许和你交谈还真有点儿帮助。可是，接完他的电话后，我又恢复了原样。那晚，我彻夜难眠，而且胃难受了一个星期。我曾经瞧不起那种因失恋而失魂落魄的女人，可现在瞧瞧我自己。我真是个可怜虫。

治疗师：你这样不是太苛责自己了吗？

萨莉：我不这样认为，我就是个可怜虫。

治疗师：当你为查利而感到难过时，你如何减轻自己的痛苦？

萨莉：经常给我朋友格温打电话。她对我很有帮助，主要是因为她不会让我闲下来。我想，那样有些帮助。可是，医生（口气有点儿恼火），这几个星期，为了让自己好起来，我试过很多办法，结果一点儿也不管用。什么气功、跑步、骑车、爬山……所有你叫得出名的活动，我都试遍了。可是，就像我说的，都不管用，最后我还是不得不来这儿。

治疗师：你感到泄气（为萨莉的情感命名）吗——为了让自己好起来而那么努力，却一点儿也不管用，仍感到那么难过？

萨莉（坐姿突然放松）：确实泄气！

治疗师：我想，你此时选择治疗是个明智的决定，这样，可以更好地了解你与查利之间的状况，并弄清你为什么难以好转。下几次访谈时，我需要更多地了解你的情况，以便制定一个我们都能接受的治疗方案。本次访谈，我想花点时间了解你的精神疾病与躯体疾病史。

萨莉（有点儿恼火）：拜托你了，医生，我只想尽快好起来。我们非要浪费时间去谈那些现在对我毫无用处的事吗？

治疗师：你想尽快好起来，这种心情可以理解。我之所以要了解你的医疗史，是因为某些医疗状况会加重情感痛苦，并影响康复。

萨莉（打断我的话）：嗯，我来这儿不是听你上课的。我只想结束与这个愚蠢的家伙的一切。我想，讨论我的早年经历、我最早的记忆，以及所有我在一年级心理学课上学过的弗洛伊德的那套东西，一点儿用也没有。

治疗师：很抱歉，我又让你失望了。但为了制定一个行之有效的治疗方案，我必须多了解一点儿你的情况。为了理解你在查利问题上的痛苦，我必须对你个人有更多的了解。

萨莉：好吧，就这样吧（叹了口气），你估计要花多长时间？

治疗师：那要看进展如何，不过，咨询过程往往要花费3到4次访谈。

萨莉：嗯，那你想知道什么？

治疗师：嗯，首先，我想知道，失恋对你的学习有何影响。尽管情绪那么糟糕，你还是能跟上课程的，是吗？

第二次访谈时，在着重采集病史资料前，我询问萨莉对上次访谈有何体验，从而向她示范如何与人正面而坦诚地交流，同时鼓励她坦言相告。我的提问真可谓字斟句酌，既考虑认知，又包含情感（"你对上次访谈有什么想法？你感觉如何？"）。通常，人们更容易将自己的想法告诉别人，但要说出自己内心的情感却是顾虑重重。当治疗进一步深入时，讨论的重点将更集中于患者的情感。然而，在咨询早期，我的提问应该略微谨慎，给萨莉留有一点儿选择的余地。

当萨莉讲述其一周来的经历时，对于其情绪体验，我巧妙地询问了具体的细节。有时，提问可引用萨莉的原话。例如，当萨莉提到自己感到"心乱如麻"时，我马上就问："可以具体说说，你怎么'心乱如麻'吗？"

当我将重点放在其应对机制而非痛苦时，哪怕只是一小会儿，萨莉就开始发火了。她的反应提示我应该改变策略。于是，我表示非常理解她的无助，此时，她明显放松下来，并变得更加配合。

所幸，大多数患者并不像萨莉那样乖张，因此，像例4.1那样气氛紧张的第二次访谈在现实中并不多见。作为新手，我最担心患者会质疑我的判断，并问得我哑口无言。然而，当我与麦斯纳博士写作本书，与萨莉这种乖张个性对峙，拥有这样的治疗体验后，我感到更有信心去应对现实中形形色色的患者。一般而言，如果你能处理萨莉式的患者，那么，在实际治疗中就常能举一反三。

更主动的引导访谈法

在咨询过程中，为了获得必要的精神与躯体疾病史，第二次访谈时，我会更主动地引导访谈。如今，我已能自如地转换访谈方式（即第一次访谈由患者主导，而第二次访谈则主导患者），然而，达到这一境界，于我而言却也颇费

第一部分　咨询

了一番功夫。起初，我担心，引导患者偏离当前主诉而谈论相关的既往史会阻碍患者的自由联想，而我又一直希望自己是一名绝对共情的治疗师。结果，为了这个理想，我常常在咨询结束时仍对重要的既往史一无所知。

由于我的失察，对已诊治数月的患者，我有时竟然尚不知晓其基本情况，这使我在面对督导时尴尬不已。督导会鼓励我尽快获取这些信息。然而，如果初始访谈时我就怯于打断患者，那么，要我在治疗阶段去打断她，就更无从下手了。我花了很长时间才真正体会到咨询阶段的治疗意义。唯有这样，我才真正感到有能力去引导初始访谈。

为了制定最完善的治疗方案，无论治疗师是否具有医学背景，他或她都必须向每一位患者采集精神与躯体疾病史。躯体疾病也许最初会表现为心理方面的不适，而且会对患者的生活产生重大影响，从而波及其情绪情感。

若怀疑患者目前的症状与躯体疾病有关，我会将之转介给内科医生。麦斯纳博士曾经治疗过一位律师，哈勃先生，45岁，意外获得晋升后出现广泛性焦虑伴间歇性惊恐发作而求治。一个40多岁的男人，面对成功竟手足无措，作为心理治疗师，很容易做出各种各样的心理学假设。然而，在咨询访谈时，麦斯纳博士还了解到患者具有心脏病家族史，其父即在46岁时殁于心脏病发作。而患者恰恰是一个45岁的男性，这其中很可能具有重要的心理动力学意义。而症状的医学意义更为紧迫。在过去一年中，哈勃先生是否看过内科医生？没有。惊恐发作时是否伴有胸痛、呼吸急促等症状？是的。治疗一开始就将其转介给内科医生做进一步体检及心脏功能测定，这才是及时的干预措施。所幸，哈勃先生的心脏功能状况被证实并无性命之忧。然而，考虑到其心脏病家族史，必要时仍应继续接受心内科医生的随访。假设麦斯纳博士在咨询阶段奉行"随心所欲"的访谈方式，那就不可能采取必要的医学干预。与患者谈论其健康问题，医生无疑会比非医学背景的治疗师更游刃有余，因此，后者最好将具有不明原因的躯体症状的患者转介给医生。

本章结尾附有咨询问卷，用于筛查那些需要随访的躯体症状。若患者具有"简要症状评估"问卷上的症状，那么，治疗师就应该将其转介给初级保健医生做进一步体检。

第二次访谈的技巧

第二次访谈时，我将重点放在详细询问精神与躯体疾病史上。如果时间允许，还会再问一些其他个人史信息。我会使用本章结尾所列的咨询问卷来获取上述信息，有时是在访谈时以其引导问询，有时也会让患者回去填好后下次带来。（这些表格允许复制）

患者常常会急于解决自己目前的问题，从而无法在第二次访谈时全身心地投入讲述个人史。一旦发生这种情况，我会迅速、扼要地问一遍问卷上的问题，详细的评估则留待第三、第四次访谈时进行。或者，如果我已经决定在咨询结束后继续治疗该患者，我也会在治疗性访谈时再花15到20分钟收集必要的个人史信息。

例4.2
澄清患者目前的精神病症状——第二次咨询时更主动的引导访谈法

治疗师：嗯，首先，我想澄清失恋对你的学习有何影响。尽管情绪那么糟糕，你还是能跟上课程的，是吗？

萨莉：嗯，尽管我常常感到自己一无是处，我的学习从来没有落于人后。现在我唯一还算成功的就只有学业了。

治疗师：在这种情况下还能继续学习，真是不简单呀。你还能与朋友们交往吗？你提到过一个朋友，格温……

萨莉：是的，格温真是太好了。她每天都给我打电话，看看我怎么样了。我们还一起去看了好几场电影。这让我暂时忘了烦恼。

治疗师：她对你有所帮助？

萨莉：是的。

治疗师：在这段艰难的日子里，还有谁对你有所帮助？

萨莉：我想是家人吧。他们都支持我，不过，你也知道，我通常并不向他们细述恋爱方面的事。

治疗师：我想详细了解一下失恋对你生活的方方面面有何影响。上周我们简要谈了谈你的睡眠与食欲，现在我想再详细了解一下这方面的情况。在过去几周内，你的睡眠怎么样？

萨莉：很不规律。多数情况下能睡约8小时，但有时却根本无法入睡。

治疗师：食欲呢？

萨莉：很糟糕。我常常不想吃东西。

治疗师：你的体重减轻了吗？

萨莉：应该没有。太糟了……照理应该有点儿意外收获嘛。你也知道，情绪不好会瘦掉一点儿的。（咧嘴一笑。）

治疗师（注明萨莉的体重显然与其身高相称，以下问题用以筛查饮食障碍）：你对自己的饮食有过什么忧虑吗？

萨莉：也许有一点儿。我希望自己至少瘦一点儿。

治疗师：你是否拼命节食，想要减肥，尽管别人都认为你看上去并不胖？

萨莉：哦，我从来没有严格控制饮食。高中时有个朋友总是为体重发愁，想方设法减肥，可我从来没做过这种事。那还不得把自己饿死。

治疗师：像你这个年纪的学生，有的人心情不好时会暴饮暴食，事后又后悔不迭，就想方设法将它们吐出来。有时甚至服用一种叫吐根的催吐药。你曾经这么拼命吃进，又拼命吐出吗？

萨莉：没有，从来没有。我真的不喜欢谈论这种事情。

治疗师（由于萨莉不愿谈论这个话题，我反倒怀疑另有隐情）：你恐怕还不知道有多少人患有饮食障碍，否则你一定会大吃一惊。

萨莉：嗯，高中时，我确实吃过约一周的泻药，因为我觉得自己太胖了。

治疗师：然后呢？

萨莉：没什么大不了的呀。我当时正申请上大学，有点儿紧张，不过，主要是觉得自己有点儿胖，可又想穿那条曲线优美的裙子参加毕业舞会。

治疗师：有时，人们发现，这泻药一旦吃上了，就很难停止。那你呢？

萨莉：我想这不是什么大问题。我只吃了很短的时间——也许几个星期吧——然后我就停用了。

治疗师：你怎么设法停药的？

萨莉：我也不清楚。身体虚弱，我就停用了，可以吗？（防御。）

治疗师：我想，如果你都用上泻药了，那一定是段艰难的日子了。所有减肥药都有成瘾性，所以，只有具备强大的内在动机才能真正停药。

萨莉（稍稍平静下来）：是的，确实如此。

治疗师：由于这些药物会影响人的健康，所以我必须了解这方面的情况。你曾用过减肥药或利尿药吗？

萨莉：什么是利尿药？

治疗师：问得好。这是一种促排尿的药物，用于治疗高血压，但有时人们会偷偷用于减肥。

萨莉：我从没用过这种药。我曾想过用减肥药，不过从来没用过。

第一部分　咨询

治疗师：为什么？

萨莉：我也不知道。我对咖啡因很敏感。我知道这些药都是兴奋剂，我可不想感到全身兴奋。因此，我从来不去碰它们。

治疗师：我之所以这么问，是因为像你这个年纪的女孩子常常有饮食障碍问题。听起来，你过去也经历过，现在呢？

萨莉：我想，我现在好了。尽管近来因为心里难过而感到有些恶心，但我从来没有什么不健康的减肥举动。

治疗师：你的精力是否受到影响？

萨莉：哦，我精力不够，特别是吃得不多时。

治疗师：最近几个月似乎很难受。你以前有过这种感觉吗？

萨莉：没有，这是我有生以来最痛苦的时候。

治疗师：总的来说，有些症状影响了你的日常生活，但无论如何，你仍能坚持学业，维持与朋友的交往，是吗？

萨莉：是的，我想是这样。

治疗师：你能指出我说的哪部分不对吗？

萨莉：嗯，尽管我仍可坚持参加社交活动，学业也还行，但我根本做不好。

治疗师：是不是这样，尽管你能坚持学业，坚持与人交往，但你仍感觉完全不像你平时的作为？

萨莉：是的，就是这个意思。

当患者报告有明显的心理不适时，我会尽早明确其目前症状是否符合DSM-Ⅳ［《心理障碍诊断与统计手册》（第四版）］中抑郁症的诊断。以下是一种非常有用的抑郁症状记忆法：SIGECAPS（由Cary Gross医师首创，即可将其记为Sigmund E Caps的缩写，亦可记为处方药E Capsules的缩写）。每个字母代表一个抑郁症的植物神经症状：S——睡眠（sleep）变化；I——兴趣与愉悦感（interest and pleasure）降低；G——内疚与失望感（guilt and hopelessness）增强；E——精力（energy）减退；C——注意力（concentration）下降；A——食欲（appetite）变化；P——精神运动性迟滞或高涨（psychomotor retardation or agitation）；S——自杀想法、意图、计划或举动（suicidal thoughts, intentions, plans or actions）。如果一个人心情难过或易激惹，同时具有以上症状中的5个并持续两周以上，则可诊断为抑郁症。萨莉具有某些抑郁症状，但兴趣、注意力与睡眠都基本完好。

对于萨莉，仅予心理治疗还是可行的。但是，如果治疗时发现症状加重，则有必要考虑药物治疗。通常，若患者具有严重影响其日常功能的精神症状，那么，我就会同时做精神药理学评估。如何进行精神药理学评估不在本书讨论之列，不过，我们在"参考文献"中列出了大量可供查阅的资料。

例4.2中，我还将许多有关饮食障碍的问题掺杂在SIGECAPS评估中。在年轻女性中，饮食障碍是特别常见的问题，但患者很少会主动汇报节食或贪食方面的信息。饮食障碍之所以值得特别注意，还因为它会给患者带来性命之忧。譬如，神经性厌食会导致骨质疏松症与骨折，神经性贪食会导致心律不齐。如果不加治疗，上述情况均有可能致命。如果患者节食，体重显著低于正常，或者反复暴食、呕吐等，那么最好给她安排一个治疗团队，其中包括：心理治疗师，内科医生与营养师。对于复杂的饮食障碍患者，我也会定期咨询这方面的专家。

总之，临床状况不可能千篇一律。随着时间的推移，我日益体会到，即使成了著名的治疗师，我仍不可能无所不知。事实上，任何一个治疗师都不可能无所不知。然而，如果我认识到自己的盲点，并知道何时需要督导的帮助，那我就能为患者提供理想的服务。

在继续询问萨莉的精神病史时，萨莉的冷淡反应与防御性态度也许会影响我的情绪，并使我对其既往史做出一些错误而非共情的假设。

例4.3
治疗师对患者的情况做出不正确的假设

治疗师：现在，我想了解一下你的精神病史。你以前也许从未看过精神科医生，对吗？

萨莉：不，事实上我看过。

治疗师：小时候？

萨莉：不，事实上是几年前，但我当时并不想去。

面对"你以前也许从未看过精神科医生，对吗？"等具有暗示性的问题时，为了给治疗师留下一个好印象，敏感的患者也许会隐瞒或杜撰其既往史。为了让患者放心地讲述其隐私与令其感到羞耻之事，治疗师必须创造一个非评判性的氛围，避免"诱导证人"。

治疗各种患者所积累的临床经验有助于我避免错误的临床假设。刚做住院医师时，我往往会忽视萨莉·甘恩这样的大学生的精神病理状况。若干年后，我的假设逐渐准确，但我仍屡犯同样的错误。特别在患者比较容易受暗示的情况下（如律师、其他医疗行业人员、富有或有魅力的患者），我就很可能会如例4.3那样"诱导证人"。随着临床经验逐渐丰富，我的焦虑感逐渐减轻，临床敏锐性则增强。

以下是帮助萨莉讲述病史的第二种方法。

例4.4
收集个人与家族精神病史

治疗师：那么，你以前看过治疗师吗？

萨莉：嗯，读高中时看过一个，大概持续了一年。

治疗师：你对那次治疗有何体验？

萨莉：实际上，开始我并不想去，不过，后来我却喜欢上安德斯医生了。他挺和气的，每次和他交谈后，我都感觉好多了。这段经历很好。

治疗师：可以告诉我，你为什么去看安德斯医生呢？

萨莉：嗯，实际上正是在我服用泻药的那段时间。

治疗师：出了什么事？

萨莉：嗯，我真的压力很大。那时我正考虑上哪个大学，而我父母则一门心思要我上州立大学。我不知所措，我被整个事件压得喘不过气来，所以我开始将注意力全部放在毕业舞会上，好让自己不去想毕业以后的事。你知道，那完全是成长的烦恼。安德斯医生帮我认识到这一点。

我有一条特漂亮的黑裙子，可以穿着去参加舞会，但买的时候有点儿瘦。于是，我朋友玛拉给了我一点儿泻药，这样我可以迅速减去几磅体重。尽管我内心不想承认，可我真的服药了。

我知道我不该这样说，可是，泻药的效果真是惊人，至少刚开始是这样。我不再觉得自己胖了，裙子非常合身，让我在舞会上光彩照人。只是，很快我就对那东西上瘾了。每次睡觉前，我都会服药。只是每天早上起来时，会有一小会儿觉得不舒服。除此之外，我一整天都感觉棒极了。真的很苗条。

几个星期后，父母在我的房间里发现了五盒泻药，他们大惊失色。刚开始，我被迫去看儿科医生，母亲向我推荐了安德斯医生。

治疗师：治疗有帮助吗？

萨莉：我想，总的来说，还可以。关于大学和高中毕业我们谈了许多。有个人可以倾诉，我确实感觉好多了。

治疗师：治疗怎么结束的？

萨莉：不久，我就觉得好多了，然后又看了几次，就停止了。安德斯医生说，以后只要我想谈，就尽管给他打电话。我想，没必要……直到现在。

治疗师：与查利分手后，你想过给他打电话吗？

萨莉：两个星期前，我确实和他谈了两次。正是他建议我找别的医生看看。谈过几次后，我感觉没什么好转。他认为，我最好与医生面对面交流。在电话里我哭得很厉害，我想我把他吓跑了。

治疗师：嗯，当他建议你在当地找个治疗师时，你是什么感觉？

萨莉（眼泪汪汪的）：我觉得很难过。我知道，在电话里难以很好地了解究竟发生了什么。可让我震惊的是，他认为我心情很糟，必须另外找个人看看。我的意思是，他才真正了解我呀！

治疗师：你想念他吗？

萨莉：我确实想念他。医生，我无意冒犯你，可是我根本就不认识你。我不得不将他已经熟悉的事情再向你重复一遍。

治疗师：在看新治疗师的同时又想念安德斯医生，肯定是很难的。（肯定萨莉的情感体验，而并不见怪。）

萨莉：对……就是。无论如何……你还需要问其他问题吗？

治疗师：让我看看……对了，你曾经用过精神类药物吗？

萨莉：没有。只须交谈就可好转，至少高中时是这样。就像我说的，直到现在我一直都做得很好。这几年，我的饮食习惯真的很健康。再也没有吃泻药的念头。至少，这是一种进步吧。

尽管一开始我害怕离开家里，可我认为，离家上学很有帮助。我是家中老大，所以尤其对家难以割舍，可我觉得，独立对我有好处。

治疗师：饮食状况改善，并且不再吃泻药，的确是重大进步。

你提到你是家中老大。你有几个兄弟姐妹？

萨莉：只有一个弟弟。汤姆比我小六岁，才15岁。

治疗师：你和他的关系怎么样？

萨莉：哦，我觉得挺好的。真的很好。

治疗师：我确实想多了解一点儿汤姆和你家人的情况，不过，我希望你能允许我询问一下你的精神病与躯体疾病史。你曾住过精神病院吗？

萨莉：确实住过。嗯，我想我忘了跟你说这件事了。

治疗师：什么时候？

萨莉：嗯，那次舞会后，当父母发现那些泻药时，儿科医生说我的化验结果很危险，而她不相信我能自行停药。她把我送到急诊室去检查，接诊的精神科医生又把我送到一家精神病院。我永远忘不了。那是我此生最糟糕的10天。

嗯，那次住院也许真的有一点儿用处，因为出院后我再也不吃泻药了。不过，上高中时就被锁在一个疯人院里，我觉得真是太丢人了。这件事我不会轻易告诉别人的。

治疗师：觉得丢人，这是你自己的感觉。不过，我脑子里一开始想到的并不是这个词。听起来，当时你似乎确实在苦苦挣扎。那家医院叫什么？

萨莉：好像叫什么看护室。

治疗师：你后来又住过那家医院吗？

萨莉：没有，就那一次。我没那么疯。

治疗师：谈论那段受伤的日子很不舒服，是吗？

萨莉：有一点儿。我的意思是，那并不是什么值得骄傲的事。

第一部分　咨询

治疗师：我很高兴你能心平气和地跟我谈这件事。听起来，那似乎是段艰难的日子，可你却牢牢把握了从医院和从安德斯医生那里所获得的帮助。

你战胜了高中时的危机。你当时所表现出的坚韧乐观，现在将再次帮助你。不过，我们必须了解更多的信息。（此时提出合理的愿望非常有益。）

在高中那段日子里，你有过伤害自己的念头吗？

萨莉：偶尔有……

治疗师：是一闪而过的念头呢，还是想过如何去做？

萨莉：嗯，主要是一闪而过的念头。

治疗师：那你都想些什么？

萨莉：我只是想我的葬礼会是什么样……会有多少人来。事实上，在想这些时我心情很抑郁，因为我认为没有哪一个高中同学会来参加我的葬礼。不过，我知道我永远不会自杀。否则，我父母会受不了的。

治疗师：你曾想过怎么伤害自己吗？

萨莉：没有，没想过什么特别的方式。

治疗师：还有其他什么时候想过自杀吗？

萨莉：没有，自杀永远不是我真正的问题。现在，我有时觉得对很多事情都漠不关心，不过，我认为我还不至于自杀。

治疗师：在巨大的压力下，有人会试图通过割伤或烧伤自己来逃避情感痛苦。你试过吗？

萨莉：噢，我只在心理学课上看过一篇这方面的文章。呵，我可从没这么做。嗯，有一次我有点儿好奇，就在生气时用小刀刺了一下自己，可是很痛啊，我就赶紧停下了。

治疗师：你为什么会停下？

萨莉：我只是想，父母要是发现了，又会把我送到那个看护室去。再说，我不喜欢疼痛的感觉。我想我只是好奇。

治疗师：谈论这件事，你感觉怎么样？

萨莉：我想，挺好的。那是很久以前的事了。从那以后，我长大了很多。

治疗师：你着实帮了我一个大忙，使我了解了你那时是一个什么状态。你家里曾有人住过精神病院吗？

萨莉：没有。

治疗师：你家里曾有人患精神障碍，如焦虑、抑郁、酗酒或吸毒什么的吗？

萨莉：我母亲的兄弟过去常常酗酒，不过现在好了。他已经戒酒好几年了。我母亲有时说，她生我时患了"产后抑郁症"，可我并不明白那是什么意思。她从未看过精神科医生。

治疗师：你家里曾有人自残吗？

萨莉：据我所知，没有。

在第二次访谈采集既往躯体与精神病史时，很容易偏离正题。在例4.4中，萨莉介绍了许多令我感兴趣的新话题（如离家上大学，弟弟汤姆），但我始终将访谈的重点集中在其既往病史上，如：门诊和住院治疗史，精神药物使用史，自杀行为史，以及家族精神病史。对于其他话题，我只是做了一下标记，留待将来讨论。

对于有过心理治疗史的患者，我会了解治疗持续了多长时间，患者发现有何利弊。我会特别关注患者如何终止先前治疗师的治疗。她是一直坚持到治疗结束呢，还是没有先兆地突然脱落？人们常常会重蹈覆辙。患者对待先前治疗师的方式，对我们将来的关系具有一定的暗示作用。

如果先前的治疗是一次良好的体验，我就要承认患者与其他治疗师重新开始会非常困难。有礼貌的患者不可能直接说出来，如果从我口中说出更换治疗

第一部分 咨询

师是一个艰难的过程，患者也许会感到如释重负，并感到为治疗师所理解。

作为一名精神科医生，在咨询阶段，我还会采集患者的精神类药物史。不仅了解患者的用药史，而且了解服药周期、最大剂量、有效药物以及副作用。

即使治疗师没有处方权，也应该了解患者是否服过诸如抗抑郁药、锂剂、苯二氮䓬类等抗精神病药物。了解她用过哪些药，什么药有效。现在还用吗？谁开的？即使她现在没看精神科医生，也不能妄下结论，认为她不在用药。许多初级保健医生都会开氟西汀类的抗抑郁药，或者氯硝西泮或阿普唑仑类的抗焦虑药。

对于精神病住院史，我会了解住院的基本细节（住院的时间、地点、时长，住院期间是否用药，以及出院后随访的情况）。此次交谈中，萨莉对其高中时住院的细节仍含糊其辞。随着治疗深入，当萨莉开始信任我时，我希望更多地了解那段应激时期中所发生的事情。我也可以获得其住院时的记录。咨询早期只对患者的精神病史有个大致的了解，那也是很正常的，这就如同一本尚未填色的彩色图书，总有一天会丰富、生动起来。

自杀行为史可以极好地预测将来的自杀意图，因此，明确自杀史就显得至关重要，包括其有生以来的任何自残意念与行动。对于自杀意念，我同时还详细询问是否采取过什么行动。譬如，在青少年时期，是否一闪而过服药过量的念头，只是想想呢，还是积攒过药片？

问完自杀，紧接着就可询问自残行为。对于反复的自残行为，了解细节至关重要。譬如：对于割腕，我会问割哪个部位，多深，割腕频率，以及割腕诱因。在医学方面，尚需了解患者自残的器具，以及是否因自残而就医。如果患者使用不干净的器具，我会问最近一次注射破伤风疫苗是什么时候，因为每过10年就必须重新注射。（若须详细了解如何处理有自残及自杀行为的患者，参阅第9章。）

第二次访谈时，我还要采集医疗史、用药史及过敏史。

例4.5
收集个人与家族医疗史

治疗师：我们有必要回顾一下你的医疗史。你患过什么重大疾病吗？

萨莉：没有。

治疗师：你曾在医院过夜吗？

萨莉：哦，是的。10岁时，我的手发生感染，需要在医院静脉注射抗生素。

治疗师：那么小就在医院过夜，有什么感觉？

萨莉：害怕。不过就几天，所以也不是太可怕。

治疗师：你的手有留下什么后遗症吗？

萨莉：没有，都好了，还算幸运。

治疗师：小时候还得过什么病吗？有没有其他严重感染、手术、骨折？

萨莉：让我想想。没有其他感染。没做过手术。只有一次手腕骨折。哦，对了，在婴儿时，我耳朵里放过软管，因为那时我的耳朵经常发炎，可是我也记不清了。我确实记得母亲说过，我生病都生出经验了，每次看医生都很乖。（萨莉开始遵从治疗师的引导，不仅讲述事实，而且设法回忆事件对她的影响。）

治疗师：你患有任何反复发作的慢性病吗？哮喘，胃病？

萨莉：没有，没有。

治疗师：有过头部外伤并昏迷吗？

萨莉：我想没有。不过晕倒过一次，那是因为天太热，而我站的时间太长，太累了。

治疗师：撞到头了吗？

萨莉：没有。倒下时被我爸扶住了。

治疗师：有过癫痫发作吗？

萨莉：嗯，我想没有。如果有，我应该知道的，对不对？

治疗师（点点头）：你最后一次体检是在什么时候？目前身体有什么不舒服吗？

萨莉：哦，6个月前做过一次体检。都挺好的。

治疗师：你的初级保健医生是谁？

萨莉：嗯，我在校医院做的体检。是纽曼医生做的。家庭医生是凯伦医生。

治疗师：目前身体有什么不舒服吗？（重复一下这个问题，因为萨莉第一次没有回答这个问题。）

萨莉：最近一直很累。不过，我估计都是因为查利这件事让我筋疲力尽所致。

治疗师：是在6个月前的体检之前还是之后开始感到累的？

萨莉：哦，就是近期，也就两个月左右吧。

治疗师：累也许与你和查利分手有关，不过，还有很多医学状况也会引起疲劳。也许有必要和纽曼医生约一下，以确定你的疲劳没有什么躯体原因。

萨莉：好的。

治疗师：你在吃什么药吗？医生开的，或者自己去药店买的？

萨莉：每个月来例假时，我都吃布洛芬和维生素，仅此而已。

治疗师：哪种维生素？

萨莉：嗯，维生素C和多种维生素。

治疗师：你对什么药物过敏吗？

萨莉：可能是青霉素吧。我用了青霉素后会起皮疹。

治疗师：最近性欲旺盛吗？

萨莉：嗯，是的……至少在与查利分手前是这样。

治疗师：你怎么避孕？

萨莉：哦，我吃避孕药。

治疗师：哦，是这样。你知道查利是否感染艾滋病吗？

萨莉：嗯，不清楚。不过，我肯定他没问题。

治疗师：嗯……如果我不问你如何预防性传播疾病，那我就是失职了。

萨莉：哦，我认为查利挺安全的。他并没有随便跟别人睡觉。

治疗师：你也知道，现在的情况确实很棘手，所以性生活必须十分小心。对你来说，目前最安全的做法就是去检查一下HIV或其他性传播疾病。

萨莉：噢，我认为没这个必要。我与查利认识一段时间后才出去开房的。他很干净。

治疗师：我很高兴你确实考虑过这个问题。我只是有点儿担心，因为我认为你的健康特别重要。不过，我也认为，充当"性生活警察"也不是我作为治疗师的职责。（我在心里暗暗记住要在适当的时机再次提出这个问题，譬如，萨莉再次恋爱时。）

萨莉：哦，我明白你的意思，可我真的认为我现在够安全的了。

治疗师：你父母的身体有什么问题吗？

萨莉：没有。他们都相当健康。我爸以前运动时落下一些旧伤，所以有关节炎。不过，其他都很好。他们喜欢运动，并且经常一起进行户外运动。

治疗师：你弟弟呢？

萨莉：他有胃病，不过，现在好多了。

治疗师：什么胃病？

萨莉：他过去常常慢性胃痛和腹泻，不过，现在已经康复了。

治疗师：今天我问了你很多问题，我开始对你有所了解了。你对这次访谈有何感受？

萨莉：想起高中时住精神病院，感觉怪怪的。我不常谈论这件事，不过，别的都还好。

治疗师：嗯，谢谢你能这么坦诚地和我谈论你的体验。下个星期，我们还要谈更多的问题，这样我们才能更好地制定治疗方案。

萨莉：噢，好的。我真的希望再次谈论查利。

治疗师：我们今天还有10分钟时间。还有什么要补充的吗？你还有什么想告诉我的吗？

全面的医疗史应该包含萨莉目前的躯体健康，及其个人与家族医疗史。咨询时，我总是特意询问严重或反复的头部外伤伴意识丧失史。若头部有过重大损伤，患者就可能出现认知损伤、中风及情绪不稳定。此类创伤史再加上目前神经损伤症状，提示患者必须由熟悉脑外伤的神经科或精神科医生做进一步检查。

采集性生活史常常极其不易。首先，我不清楚患者是异性恋、同性恋，还是双性恋。而要做一名优秀的治疗师，就必须随时准备接纳各种性取向的患者。在旧金山加利福尼亚大学医学院学习期间，老师教我问两个问题以获知患者的性生活，先问"你性欲旺盛吗？"，然后问"跟男的、女的，还是男女兼有？"。这种方法适用于同性恋或双性恋的患者。如果对方是一个异性恋且思想保守的患者，则常常令人难堪。现在，我只问第一个问题，然后就任由患者自由联想了。在明确事实之前，我决不妄自推断患者是异性恋者。我认为，尽管从理论上来说未必绝对正确，可这一谨慎的方法比医学院所教的方法更加人性化。

当患者对自己的行为判断失误，并且这种行为极可能危及其躯体或情感健康时，治疗师常常力不从心。以萨莉为例，与查利不安全的性生活，使她濒于危险边缘。作为治疗师，忽视患者的危险行为是不负责任的，但普通的指导性咨询又不可能带来任何改观。在初为心理治疗师的头几个月，我不知道如何以治疗性方式处理这类敏感话题。闻听患者种种冒险行为（如性交时不戴安全套、尝试强力迷幻药或开快车却不系安全带），我心里就暗暗大叫"停止吧！"，这常常令我非常难受。

如果说教就能起作用，那我一定不会错过，可患者最不需要的恰恰是主导性而非共情性的教诲。而为患者的安全忧心忡忡，除了增加患者的惊恐外，根本于事无补。最终改变患者行为的唯一方式就是克服其内心自我保护的阻抗。通常，这个过程极其缓慢。而你的职责就是帮助患者认识其行为的危险性，同时又避免指责患者。例4.5所示访谈策略即兼顾了以上原则，因为它既施予了一定的宣教，同时又不加批判地表示了理解。作为治疗师，我们的目标是因势利导，而非颐指气使。

此次访谈的大部分时间均用于讲述躯体与精神疾病史，即使患者并未对此提出抗议，我也会留10到15分钟的时间讨论其主要问题。患者将意识到我并未忘记其主要关心的问题，而且我还可顺势安排第三次访谈的内容。

例4.6
结束第二次访谈

治疗师：嗯，谢谢你能这么坦诚地和我谈论你的体验。下个星期，我们还要谈更多的问题，这样我们才能更好地制定治疗方案。

萨莉：噢，好的。我真的希望回过来谈论查利。

治疗师：我们今天还有10分钟时间。还有什么要补充的吗？有什么想告诉我的吗？

萨莉：嗯，我不知道。这个星期我该怎么过呢？你认为我什么时候才会好转？

治疗师：目前，什么事可以帮你打发时间呢？

萨莉：我想，娱乐最有效吧。可是，治疗要多久才能有效呢？上次看安德斯医生时，我只是有点儿心烦，不像这次。你认为，要过多久我才能好转呢？

治疗师：我能理解你期待症状好转的急切心情，因为你已经难受了那么长时间了。我也希望自己可以说点什么以消除你的所有痛苦。可是，遗憾的是，事情没那么简单。如果那么容易解决，你一开始就不会来看我了。为了解决这个问题，你自己一定也费了不少时间。我认为，我们俩必须一起坚持下去。

萨莉：哦，好的。我还是希望能快点，不过，如果事情必须这样发展，那我也会尽力配合。

治疗师：哪种娱乐对你效果最好？

萨莉：看电影、跑步——有时甚至是学习。（笑了。）

治疗师：听起来都很不错。那就下周……

萨莉：好的，到时见。

此次咨询非常顺利。萨莉开始信任我，而我也渐渐对她的现病史与既往史有了大致的了解。

抑郁症状记忆法：

SIGECAPS——S（Sleep，睡眠），I（Interest，兴趣），G（Guilt，内疚），E（Energy，精力），C（Concentration，注意力），A（Appetite，食

欲），P（Psychomotor，精神运动性），S（Suicide，自杀）。

关键词：

神经性厌食、贪食症、诊断、饮食障碍、评估、家族史、抑郁症、医疗史、植物神经症状、精神病史、心理治疗、安全性、自残、性传播疾病、自杀

咨询问卷样表

患者用表

此问卷的信息有助于我了解你的情况。该问卷结合访谈将有助于找到解决问题的有效方法。根据法律规定,你所提供的信息一律保密。

请将你认为重要而相关的信息填入以下表格,若写不下可写在背面。

姓名_____ 日期_____

出生日期:_____

地址_____

电话号码:家庭_____

　　　　　单位_____

职业_____

社会保险号_____

谁介绍你来的?_____

医疗保险_____ 类型_____

规定_____

紧急联系人信息:

姓名_____

地址_____

电话号码_____

促使你前来咨询的主要问题是什么?_____

_____

_____

医疗史

过敏史

是否对药物过敏？有____ 没有____

如果有，请列出：

是否对其他物质过敏？有____ 没有____

如果有，是什么？

有过何种过敏反应？

躯体疾病史

既往患过何种疾病？有____ 没有____

如果有，是什么病？

目前患有何种疾病？有____ 没有____

如果有，是什么病？

最近一次体检的日期_____

医生姓名_____

地址_____

联系电话_____

你是否允许我与你的医生联系？是____ 否____

手术外伤史

做过手术或有过外伤吗？有____ 没有____

如果有，是什么？何时发生？

最近一次注射破伤风疫苗的日期：

有过头部外伤吗？有____ 没有____

有过意识丧失吗？有____ 没有____

如果有，何时发生？_____

如何发生_____

有过癫痫发作吗？有____ 没有____

如果有，什么表现？

精神病史

住院史

你曾因精神障碍而住院吗？是____ 否____

如果是，什么病，住哪家医院，住院日期？

门诊精神病治疗史

你曾在门诊做过精神病治疗吗？是____ 否____

如果是，什么病，在什么时候、什么地方治疗？

做过何种治疗（如：心理治疗、药物治疗、行为治疗等）？

前治疗师的姓名_____

地址_____

联系电话_____

允许我与他联系吗？是____ 否____

用药史

你现在用什么药（躯体或精神疾病）？

药物	剂量	频率	处方医生

你过去用过什么药?

| 药物 | 日期 | 停药 | 原因 |

_____

_____

_____

目前你用非处方药吗? 是____ 否____

如果是,什么药?

你在用或曾用违禁药品吗? 是____ 否____

如果是,什么药,剂量多少?

你喝酒吗? 是____ 否____

你曾试图减少饮酒量吗? 是____ 否____

对于别人指责你喝酒,你感到恼火吗? 是____ 否____

你曾对饮酒原因感到内疚吗? 是____ 否____

早上起来后,你是否为了提神而喝酒? 是____ 否____

你吸烟吗? 是____ 否____

如果是,什么烟,吸烟量是多少?

你用非吸食性的烟草吗? 是____ 否____

如果是,那是什么?

含咖啡因的饮料:

(在相符处画圈)

咖啡或茶、一天____杯

可乐，一天____听

家族精神病史

你家里曾有人患精神障碍吗？是____ 否____

以下家庭成员曾患精神障碍（包括抑郁、躁狂、精神分裂症、吸毒或酗酒、强迫症、惊恐障碍、恐惧症、自杀）吗？请注明诊断与成员名称。

儿子或女儿_____

父亲_____

母亲_____

兄弟_____

姐妹_____

外祖父母_____

祖父母_____

伯父／姑母／堂兄弟_____

婚姻状况

未婚____ 已婚____ 丧偶____ 离异____

如果已婚，结婚日期_____

    丈夫／妻子出生日期_____

    丈夫／妻子职业_____

如果丧偶，配偶的死亡日期_____

    死因_____

如果分居／离异，日期_____

    原因_____

子女

姓名　　　　　　　　　　　　　出生日期

_____　　　_____

_____　　　_____

_____　　　_____

_____　　　_____

是否有安全的性生活？总是＿＿　有时＿＿　从不＿＿

性生活有什么问题吗？____　没有____

采用什么避孕措施？_____

家庭成员及其关系

姓名　　　　　　　　　　　　　关系

_____　　　_____

_____　　　_____

_____　　　_____

_____　　　_____

家族医疗史

母亲姓名_____年龄_____

　若已过世，死亡日期与原因_____

　重大疾病_____

父亲姓名_____年龄_____

　若已过世，死亡日期与原因_____

　重大疾病_____

兄弟姐妹

第一部分　咨询

姓名　　　　　　　　　　　　重大疾病

_____　　　_____

_____　　　_____

_____　　　_____

简要症状评估

症状或问题　　在相符项上画圈，并请对画圈的部分加以详细描述，注明开始日期。

- 视力下降／眼睛疼痛
- 戴眼镜／隐形眼镜
- 头晕／眩晕
- 耳痛／耳鸣
- 听力下降
- 吞咽困难
- 胸痛
- 呼吸急促
- 精力减退
- 注意困难或注意力分散
- 思维障碍
- 冲动
- 咳嗽/气喘
- 腹痛
- 月经／生育问题或感染

- 饮食问题
- 食欲减退
- 服泻药、利尿药或减肥药减肥
- 恶心／呕吐／腹泻
- 体重减轻／增加
- 血便或黑便
- 血尿
- 头痛频繁发作或严重头痛
- 惊厥或癫痫
- 自行引吐（无论是否用吐根碱）
- 抑郁
- 焦虑／惊恐发作
- 为了避免惊恐发作而回避公共场所
- 睡眠障碍
- 动机减退
- 思维加快
- 自杀意念／恐惧
- 自杀意愿／计划／尝试
- 杀人意念／意愿
- 杀人计划／暴力行动
- 幻视
- 幻听
- 违法行为
- 孤独／隔离

- 强迫思维或行动
- 无望/内疚
- 反复检查
- 反复洗手
- 恶梦
- 闪回

你的初级保健医生知道你患有以上你所圈的症状吗？是____ 否____

你曾受过虐待吗？是____ 否____

  体罚_____

  性虐待_____

  情感虐待_____

谁虐待你？

你为自己的外表而苦恼吗？是____ 否____

你献过血吗？是____ 否____

如果是，最近一次献血是什么时候？

受教育史

学校名称及地点	日期
小学_____	_____
中学_____	_____
大学_____	_____
研究生院_____	_____

有学业困难史吗？有____ 没有____

如果有，请描述。

职业史

日期　　　　　　工作名称　　　　　　接触有害物质

_____　_____　_____

_____　_____　_____

_____　_____　_____

_____　_____　_____

服兵役_____

有过工作困难史吗？有____ 没有____

如果有，请解释。

有过法律纠纷吗？有____ 没有____

如果有，请解释。

发展史

你母亲怀你时处于压力状态或接触过药物及其他有害物质吗？

有____ 没有____

如果有，是什么？

你出生时母亲难产吗？有____ 没有____

如果有，是什么？

你的身体发育有问题吗？有____ 没有____

如果有，是什么？

最近或既往有过重大应激吗？有____ 没有____

如果有，请列出：

适应史

既往成功应对过什么应激事件？

你是怎么做的？

你人生中的最佳时期是什么时候？

你有什么长处？

请在问卷上签名_____

第5章
采集心理社会发展史
筛查常见心理障碍

为了获得准确的诊断,从而制定有效的治疗方案,采集患者重要的个人史显得至关重要,其中既包括患者的童年经历及后期发展,又包括物质滥用、焦虑障碍、精神病、躁狂与自残行为史。

第三次访谈的开端

我不大喜欢精神检查。心理治疗与精神检查是两个截然不同的过程。治疗时,治疗师被赋予了至高特权,可以与患者循序渐进地讨论其最迫切、最隐秘的问题。相比之下,精神检查就辛苦而乏味得多,因为治疗师必须在短期内采集大量的信息。坦白说,我打心眼里想越过精神检查这一环节。然而,现在我已明白,系统的心理评估其实是有效治疗的良好开端。因此,成功地完成本章所涉及的评估问题后,我即成功在望了。

下面,我们简要回顾一下萨莉的第一、二次访谈:第一次访谈时,我重点了解了萨莉面临的主要问题,只在评估自杀风险与安全性(此为心理状况评估中最紧急的部分)时引导访谈,其他时间则任凭萨莉自由联想——除非患者有自杀倾向或明显精神失常，否则均由患者引导访谈。（欲了解何谓较全面的心理状况评估，可参阅本章末所附的病史小结示例。）第二次访谈时，我应用了结构化访谈，询问萨莉有何抑郁症状，以及既往有无精神病与躯体疾病史。关于如何组织前两次访谈，我做过各种尝试，最后，还是认为上述方法最为实用，因为它兼顾了咨询的双重需要：建立治疗联盟与采集相关临床资料。

第三次访谈时，第一轮问题的主要目的是了解萨莉的生长发育史。访谈之前，我对已获信息做了一下总结，然后，将仍需了解的问题标注出来。访谈时，如例4.1所示，在萨莉自由叙述10分钟后，我温和地打断了她，同时以充满共情的言语重新引导访谈。（譬如："真是一段艰难的日子。我也很想知道上周你有何感受，不过，本次访谈，我想采集一些必需的个人信息，以利于制定一个有效的治疗方案。如有必要，下次访谈可能还需继续采集这些信息。"）

采集生长发育史

在询问生长发育史时，我采用了弗洛伊德的基本假设：当一个人成功地发展了爱与工作的能力时，其情感是稳定的。而小时候，一个人体验爱与工作的第一场所即为家庭与学校。访谈过程中，甘恩家族中的每一位成员在我脑中逐渐成形、清晰。而且，关于萨莉与父母和弟弟之间的互动关系，我在心里也已描绘出一幅画卷。儿童在成长过程中，与同伴的关系亦至关重要，因此，我也非常关注萨莉既往与当前的交友与恋爱情况。交友能力是个人成长中的重要一步，一个人在青少年期若缺乏朋友，则将在成年后产生深深的隔离感。

关于学业史，我想最终全面了解萨莉各阶段的学业经历，包括学前期、潜伏期（小学）、青少年期及以后各阶段。持续严重的学业困难也许暗示患者具有尚未明确诊断的注意缺陷/多动障碍或学习障碍。

　　大致了解萨莉的个人生活后，我将询问其童年期有何重要的生活事件，尤其是对儿童具有深远影响的事件：亲友死亡、母亲流产、搬家转学、父母离异、亲人生病等。同时，了解事件发生时患者的年龄亦很重要。譬如，对于家庭危机的认识，4岁的孩子与10岁的孩子将迥然不同。

　　对正性事件的记忆亦同等重要。要绘出萨莉成长的清晰画卷，我最终尚需了解其幼时的喜好活动、天资禀赋及童年理想。

　　采集以上所有信息时，我将设法理解萨莉当前的问题，譬如，她缘何在现实生活中难以找到满足。有趣的是，工作与爱，这两方面的困难往往交织在一起，纠缠不清。

　　关于采集个人成长史，可为治疗师所用的方法主要有两种：时序法与相关法。目前，对这两种方法的评价均毁誉参半。所谓时序访谈法，即对于患者出生至今各个阶段的发展经历，治疗师循序渐进地一一加以询问。

　　应用时序访谈法，我无疑能极其详尽地了解萨莉成长过程的方方面面，然而，代价亦极其昂贵。短期内要采集如此之多的信息，我将不得不一直引导访谈，这样，也许就失去了详细讨论相关情感话题的机会。而且，若采集过程过于冗长，萨莉内心也许会极为沮丧，因为她的主要问题——与查利的关系，一直悬而未决。

　　正因如此，我更倾向于另一种采集方法，即询问与患者当前问题极其相关的既往史。例5.1即展示了这一方法。

例5.1
在患者引导下采集生长发育史

萨莉：对于查利以及我们之间的分手，我真的觉得自己很没用。（吸了吸鼻子。）

（治疗师静静地等待萨莉继续。）

萨莉：我甚至不知道还有什么好说的。

治疗师：你以前提过，与查利的交往完全不同于其他男友。你可以具体说说有什么不同吗？

萨莉：当然可以。嗯，第一个男友叫拉里。大一时，我们交往了3个月。他很温柔，可是也很烦人。

治疗师：他怎么烦人了？

萨莉：说起来很可笑，他最初吸引我的地方正是后来我与之分手的原因。

治疗师：是什么？

萨莉：嗯，刚开始我想"他太好了"。他一直给我送花。我认为他很崇拜我。我的意思是，他把我——怎么说来着——哦，对了，他把我想得太好了。拉里认为我完美无缺，我还有什么不满的呢？（咧嘴一笑。）可是，他事事都让我做主。我认为，这不太好。

治疗师：可以举些例子吗？

萨莉：我说不清楚……

（治疗师耐心等待。）

萨莉：嗯，比如，如果我想出去吃饭，那我们就一定出去吃。如果我想去逛商店，那我们就一定去逛。刚开始我很喜欢这种感觉，想做什么就做什么。可是，后来（我讨厌这么说，可我认为事实就是如此）……我开始故意激他。我认为我有时有点儿过分，可他却从不为自己辩解。听起来挺可恶的，我想我已经感到厌倦了。

治疗师：你们怎么结束的？

萨莉：嗯，我撒了个谎。我告诉拉里，我必须集中精力学习，我不想因恋爱而分心。然后，我不再接他的电话。最终，他明白了我的意思，就死心了。

治疗师：你对分手有何反应？

萨莉：内疚甚于难过。也许我是铁石心肠吧，我也不知道。可是，分手后，我感觉轻松了许多。尽管拉里对我那么好，可他让我感到很压抑。

治疗师：那第二个男友呢？

萨莉：哦，亚历克……嗯，他是个医科大学的预科生。我们初次相遇时，他主修的是生物化学。看起来，他有远大的志向，而不是一味围着我转，我喜欢他这样。

可是，非常奇怪的是，突然一切都变了。交往数月后，他开始变得和拉里一样。这太奇怪了！他本来是那么独立的，可是，他突然变得一直附和我。我真不明白是怎么回事，不过，一旦我发现自己比他更独立时，我就对他不感兴趣了。

瞧，这就是我为什么对查利如此情有独钟的原因。他很有趣，而且，无论我怎么反对，他总是有自己的主张。和他在一起，永远不觉得乏味。我有时甚至幻想和他结婚……（突然垂下眼帘，泪水夺眶而出。）

治疗师：这次分手之所以那么痛苦，是因为你觉得自己找到了一个与众不同的人？

萨莉：确实如此。

治疗师：你想象和查利结婚后会怎么样？

萨莉：有趣。总有新的刺激。总是出其不意。绝不像我父母的婚姻。

治疗师：可以详细谈谈你父母的婚姻吗？

萨莉：为什么？他们又没什么问题？（看上去有点儿恼火。）

治疗师（萨莉误以为我在指责其父母的关系，因此，我马上换了另一种问法）：嗯，是这样，人们寻找伴侣时，很难不受父母关系的影响。你认为，他们的婚姻怎么样？

萨莉：哦，很好。

治疗师：好在哪？他们处得怎么样？

萨莉：嗯，基本还行。不过，他们俩完全不同。

治疗师：怎么不同？

萨莉：嗯，我妈总让我联想起蜂鸟。她总是忙忙叨叨的，而且精力非常充沛。小时候，我的朋友都喜欢到我家玩，因为我妈特别有趣。她非常平易近人。读高中时，我们还常常一起看时尚杂志。我跟你说过吗？高中时，我曾赢得"最佳着装奖"，其实，真正该获奖的是我妈。

治疗师：她也在工作吗？

萨莉：她是个兼职地产代理。她喜欢这个工作，但那并非她真正的梦想。她说过好多次想自己开公司，可又想等弟弟的身体好点，等他上大学以后。

不过，她真的是我的精神支柱。她喜欢我学经济学。她常说，那将使我毕业后想干什么就干什么。

治疗师：你提到，她与你爸完全不同。可以详细谈谈你爸吗？

萨莉：嗯，相比之下，我爸就有点儿文静了。他也很会讲笑话，不过，他在家，家里就会很平静。我妈永不停歇地奔来奔去，而我爸却安于闲适，可以坐着一动不动地看书或看电视。我想，他们这样也挺好，只是他们太不一样了。

治疗师：你爸做什么工作？

萨莉：他开了一家电气商店。他喜欢那些小玩意儿，而且为人和气。不过，只要回到家，他就只想和我们在一起。他是我的阅读伙伴，我们看同一本书，然后互相交流心得。我喜欢这种感觉。

治疗师：总的来说，你父母是什么样的人？

萨莉：可爱吧，我想。不过，他们也常常吵架。我妈总是希望事事顺着她的想法去做，为此他们经常吵架。

治疗师：他们一般为什么吵架？（我引用萨莉的原话"吵架"来描述其父母的关系。）

萨莉：譬如，我妈想去参加宴会，而我爸只想静静地待在家里，这个时候他们就会吵架，吵半个小时，甚至更久。为这么点儿小事就吵得不可开交，真是奇怪！

治疗师：听到他们吵架，你感觉怎么样？

萨莉：恼火。太愚蠢了，可他们就是这样。

治疗师：最后通常怎么收场？

萨莉：哦，结局总是一样。我爸吵腻了，我妈胜利了。我感到奇怪，他竟然一点儿也不愤恨。如果像他这样一直让步，我一定会感到愤恨的。可是，他对我们说："我没有意识到这对你妈有多重要，所以，以后还是听她的吧。"然后，他们又相亲相爱了——一直到再次吵架。

治疗师：他们像这样吵了多久？

萨莉：嗯，从我记事起就在吵。不过，最近几年吵得越来越频繁了。

任凭萨莉自由联想，并适时询问一些细节时，讨论就很自然地由其前男友转到其父母身上。而且，由于没有突兀地打断萨莉的自由联想，她的讲述就更加绘声绘色，从而使她的经历听上去特别有趣。

当萨莉的讲述有点儿含糊其辞时，治疗师应采取一定的技巧以使其讲得更具体，这些技巧在例5.1中得以展现。譬如，当我反复询问其父母的婚姻状况时，萨莉担心我在暗暗追溯其心理病理学根源，此时，我坦言相告："人们寻找伴侣时，很难不受父母关系的影响。你认为，他们的婚姻怎么样？"萨莉闻言，只简单地应声："好。"这种回答过于含糊，所以，我进一步追问："好在哪里？"

当萨莉在访谈中述及与拉里的分手时，我这样问道："你对分手有何反应？"与习惯问法（"你对那件事有何感受？"）相比，这种问法较温和，适用于一时难以描述情绪的患者，因为它给患者留下了选择的空间，她可以从认知或情感的角度来做出回答。当然，一旦治疗有所进展，患者将更易于表达内心情感，此时，治疗师应特别重视她对这件事的情感体验。但就目前而言，我的主要目标是让谈话顺利进行，并让治疗联盟更加和谐。

采集个人史时，由患者引导的方法要求我顺着患者的联想，从中了解某些信息，而非直接获得信息。因此，必然要花更多的时间才能对萨莉的早年经历有较全面的了解，甚至有些话题（如学校情况、好友、青春期）直至治疗开始仍未提及。此时，我会将这些话题逐一铭记，一有合适机会就询问。此外，还可以在初次访谈结束时将问卷（见第4章末）交给患者填写，以后再用例5.1所示访谈法补充一些细节。

拾遗补缺：完善系统评估

咨询结束前，我必须确信自己已全面、系统地了解了萨莉的问题。在医学领域，内科医生会对全身各大系统（如心血管系统、消化系统）的状况进行一番询问，看看有无遗漏某些症状，此即系统评估。心理治疗领域亦不例外，治疗师必须对患者进行全面、系统的评估，以发现相关心理症状。

筛查物质滥用

心理治疗时，筛查成瘾行为是咨询过程的关键部分，尤其因为多数物质滥用者并不在初始访谈时自揭成瘾行为。如果患者酗酒或吸毒，就需要修正治疗方法（如第12章所示），否则，治疗很可能无果而终。

除非吸毒患者同时接受深入的戒毒治疗，否则，心理动力学治疗反而会加剧其吸毒行为。因为依据内省力取向动力学治疗的惯常手法，必须暴露并讨论极具情感色彩的话题，而这是吸毒者所不能忍受的，为了回避痛苦的情感，她不得不变本加厉地用吸毒来麻醉自己。正因为如此，面对物质滥用者，治疗师常常要求其接受戒瘾治疗，并在其真正戒瘾数月后才开始心理治疗。也正因为如此，对于系统心理评估的论述，我从物质滥用的筛查入手。当然，对于这些敏感问题，询问的技巧极其关键，它将直接关乎患者回答的真实性，示例如下。

例5.2
咨询阶段评估物质滥用的三种技巧

治疗师：作为医疗史的一部分，现在，我想知道，当喝酒应酬时，你首选什么酒？

萨莉：主要是啤酒。而且只在周末。

治疗师：你能喝多少？能喝6瓶吗？

萨莉：高中临毕业时，我一直服用泻药，那时我喜欢喝酒，不过，每个人都这样。到最后一年，我能和那帮朋友喝得一样多，而且一点儿不吐。

治疗师：你能喝6瓶以上吗？

萨莉：啊，几乎可以。可是，现在我喝一瓶就头晕。我想我已经不胜酒力了。（咯咯笑了。）

治疗师：你曾试过任何毒品吗？

萨莉：只吸过大麻。

治疗师：最后一次吸是什么时候？

萨莉：哦，大概两个月前。我只在聚会时吸，从来不买。

治疗师：多长时间吸一次？

萨莉：哦，不常吸。大概几个月一次吧。我对这东西没有瘾。

治疗师：我会为每位患者出示一份毒品及药品名单，以做筛查。希望你耐心回答我的问题，因为所列的毒品都对情绪有影响，我必须知道你是否吸过。你曾吸过可卡因或海洛因吗？

萨莉：不，从来没有。

治疗师：你曾服过安定、佳静安定、或氯硝安定等抗焦虑药吗，无论是医生开的，还是自己买的？

萨莉：确实，我室友服用氯硝安定治疗惊恐发作，上周我失眠时她给过我一片。不过，我很不喜欢吃药后的感觉。

治疗师：你曾用过兴奋剂和镇静剂吗？

萨莉：从来没有。

治疗师：有时大学生会服麦角二乙酸胺或蘑菇类的致幻剂。你用过吗？

萨莉：我曾经在一次聚会时用过一次，后来，我感到很害怕。其实，与我认识的某些人相比，我相当保守。我并未吸毒成瘾。

治疗师：我问这些，并不是因为你吸毒成瘾。但是，像你这个年纪的许多人在痛苦时总是靠吸毒来麻醉自己。你有过这样的经历吗？

萨莉：没有，我更喜欢冰淇淋。无论什么时候，我只须一品脱冰淇淋就解决问题了。如果真的很难过，我能吃整整一盒。

为了获得准确的物质滥用史，治疗师必须应用一些临床技巧，以防患者谎报实际摄入量。我们建议您从三个方面询问患者的饮酒或吸毒量（如例5.2所示）。

首先，我假设同大多数人一样，患者只在应酬时喝酒，所以问："应酬时，你首选什么酒？"酗酒患者也许会谎报饮酒量，但一般不会矢口否认喝酒事实。而且，以上问题还可帮我识别滴酒不沾者，他们通常不存在物质滥用问题，然后询问患者的既往物质滥用史和家族物质滥用史。

其次，问完饮酒种类后尚需了解患者的酒精耐受量。与萨莉交谈时，我故意高估饮用量，若其实际饮用量低于估计量，那么，她就更可能实话实说。尽管萨莉目前的饮用量尚属中等，但她上高中时的饮用量则确实令人担忧。对于中等身高中等体重的女性，一次喝两三瓶啤酒尚略微偏多，饮用量常常暗示患者喝酒较为频繁。尽管饮用量尚不足以带来成瘾问题，但可作为一个提示。

我以同样的问题询问患者的吸毒史。尽管患者只尝过大麻，可是，对于其他毒品，我亦略带提及。若其确曾吸过某种毒品，我尚需了解吸食时长、吸食量以及吸食频率。而对于诸如可卡因和海洛因之类的毒品，了解吸食方法（鼻吸、口吸、或静脉注射）亦相当重要。

还有一个办法可以使患者不至于讳言成瘾行为，即提问时将物质滥用作为一种缓解痛苦的应对机制。譬如："你曾试过借酒浇愁或吸毒解忧吗？"将物质滥用理解为患者应对困境时的最后一招，也许会使之更勇于承认其成瘾行为。

最后，用CAGE问卷来结束对该问题的评估。CAGE问卷是一种筛查成瘾行为的评估方法，简便、有效、可信而不具面质性。它适用于各类医务人员在有限的就诊时间内评估患者的物质滥用状况，且易学易记。

尽管设计CAGE问卷的初衷是研究酗酒问题，但我将之发扬光大，筛查各种可能的成瘾物质。CAGE缩略词中的每一个字母代表一个有关物质滥用的问题：C：你曾试过减少（cut down）酒精或毒品的用量吗？如果是，什么时候？A：你曾对指责你喝酒或吸毒的人发过火（annoyed）吗？［另一附加问题：曾有人对你喝酒或吸毒大为恼火（annoyed）吗？］G：你曾对喝酒或吸毒心存内疚（guilty）吗？如果是，你会做什么？E：你曾在清晨喝酒或吸毒以稳定情绪或提神（eye-opener）吗？研究表明，不考虑患者的口头回答，在CAGE问卷中有2个肯定回答，则可以确定患者有物质滥用问题的几率达90%。

为了简便起见，我们假设萨莉目前并不存在物质滥用问题，无须专业的戒毒治疗。为了阐明CAGE问卷对物质滥用的筛查作用，在例5.3中我们虚构了另一位患者安东尼·李，35岁，企业顾问。此外，李先生还将在第12章再度出现，帮助我们阐明治疗物质滥用者时可能遇到的特殊临床问题。

例5.3
应用CAGE问卷评估物质滥用

在与安东尼的第三次咨询访谈中，我开始询问物质滥用问题。当安东尼承认喝酒应酬而否认吸毒后，我继续用CAGE问卷进行评估。

治疗师：咨询时，对每位患者，我都会提四个有关酒精与毒品的问题。听到这些问题，你可能有种异样的感觉，因为你已说过只在周末喝酒，不过，我真的认为有必要对这些问题进行回顾。第一个问题，你曾试过减少酒精或毒品的用量吗？

安东尼：嗯，没有。目前，我保证每晚只喝几瓶啤酒。也许周末会多喝一点儿。（这个记为"是=C+"。）

治疗师：你曾对干涉你喝酒或吸毒的人发过火吗？

安东尼：医生，我不吸毒。对于喝酒，有两个女朋友唠叨过，那不过是因为她们与我的背景不同。我家人的酒精耐受量都挺高，而我也从未因周末喝酒应酬而耽误工作。（这个也记为"是=C+A+"。）

治疗师：你曾对喝酒或吸毒心存内疚吗？

安东尼：没有……

治疗师：（静静等待）

安东尼：嗯，也许有一点儿，不过也不完全是。尽管我很容易感到内疚，可我并不认为喝酒是值得担忧的事情。（记为C+A+G+。）

治疗师：你曾在清晨喝酒或吸毒以稳定情绪或提神吗？

安东尼：没有。我清晨从不喝酒。（记为"否=E-"。）

CAGE问卷的评估结果，安东尼有3个肯定回答，他符合物质滥用者的诊断。在第12章中我们将讨论，当安东尼矢口否认其酗酒问题时，如何对他进行心理治疗。

筛查焦虑障碍

让我们回到与萨莉的咨询现场。在制定治疗方案之前，我尚需筛查其是否存在焦虑障碍。

例5.4
在咨询阶段筛查焦虑障碍

治疗师：我还有几个问题。你曾经有过惊恐发作吗？（筛查惊恐发作与惊恐障碍。）

萨莉：我想有过。你的意思是，是否有时感到内心极度恐慌？

治疗师：惊恐发作时，肯定会感到极度恐慌，而且还会出现一些躯体症状，如呼吸急促、胸痛，或眩晕。你有过这些症状吗？

萨莉：有。一个月前，在考经济学之前，我确实有过一次惊恐发作。太可怕了！

治疗师：确实很可怕。可以具体说说怎么发作的吗？

萨莉：嗯，教授正发着试卷，我突然感到头晕，不能呼吸，大脑一片空白，我不知所措。然后，手开始刺痛，我当时真以为自己就要死了。在意识到自己确实会做那些试题而镇定下来之前，我一直感觉迷迷糊糊的。坦白说，这是我所遭遇的最可怕的事情之一。这是你所说的惊恐发作吗？

治疗师：是的。惊恐发作，意思就是极度惊恐。有时，人在发作时，也许并不知道那是惊恐发作，或许担心自己就要死了或疯了。你有过这种担心吗？

萨莉：哦，有过。我不打算谈论这一话题是因为有点儿难堪。我以为自己是轻微的心脏病发作，但校体检中心的医生说我完全正常。

治疗师：尽管惊恐发作不可能由躯体原因引起，不过，我很高兴听到你已经看过内科医生了。

有时，惊恐发作非常痛苦，以至于为了避免再次发作，一个人会回避那个令她想起惊恐发作的地方（筛查广场恐怖症）。你曾回避那个考经济学的地方吗？

萨莉：没有。真的感谢上帝，因为大部分考场都设在那幢楼里！

治疗师：还有一个问题：你注意过头脑中有没有一种确实让你很烦恼的念头，而你为了驱除这个念头不得不采取某种行动（筛查焦虑症状、强迫人格与强迫症）？

萨莉：你的意思是？

治疗师：嗯，有些人在家里反复检查，只为了确信一切安然无恙，譬如，晚上反复检查以确信门都锁好了或煤气都关了。

萨莉：哦，我晚上睡觉前总要检查房门，以确信锁好了。

治疗师：检查几次？

萨莉：就一次。

治疗师：你有没有因为多次检查一件东西而使约会迟到？或者，有没有因为忙于确信某物安然无恙而影响日常生活？

萨莉：哦，没有。我想没有。

治疗师：你有没有忍不住要去反复洗什么或清洁什么，包括你自己的身体部位，多次清洗以确保它是干净的？

萨莉：嗯，我是个很爱干净的人。我喜欢使我的公寓干干净净。

治疗师：我所问的是一种症状，它已经超出了一般意义上的干净。你是否有过这样的情况，尽管刚刚洗过某件东西，但仍认为它很脏，需要再洗一遍？

萨莉：没有，我没有这种强迫行为。

治疗师：你常做噩梦吗（筛查创伤后应激障碍）？

萨莉：在看安德斯医生时，我做过多次噩梦。我常常梦见自己被锁在一栋燃烧的房子里出不去。不过，我已经有一阵子没做这样的梦了。

治疗师：你有过对创伤性事件的闪回体验吗？

萨莉：你的意思是……闪回？就像电影里的人想起过去？

治疗师：对，这个例子很恰当。在现实生活中，当发生闪回时，人会再次体验到事件初发时的那种感受。

萨莉：没有，我从来没有过这种体验。

治疗师：你是否曾回避某个勾起你痛苦回忆的地方？

萨莉：我想没有。

治疗师：最后一个问题：你容易受惊吗？当一只鸟突然飞过你身边时，你会比多数人更易畏缩吗？

萨莉：不，我不会。我想我真的没有以上这些症状。

根据DSM-Ⅳ的症状诊断标准，例5.4分别快速筛查了常见的焦虑障碍：惊恐障碍、广场恐怖症、强迫症，以及创伤后应激障碍（PTSD）。焦虑患者常常只有上述症状而无日常功能损害。此时，单纯采用心理治疗就已足够。然而，若患者出现了较严重的症状，如反复惊恐发作、强迫行为或强迫观念，每次发作都持续几个小时从而影响患者的日常功能，或者出现了伴随PTSD的惊恐症状（噩梦、闪回、回避或惊吓反应增加），那么，就必须服用精神药物，同时进行认知—行为治疗。

进行系统评估时，某些治疗师会询问既往有无躯体、情感或性的创伤，但也有治疗师对此持反对意见。他们认为，这种问题极易勾起患者痛苦的回忆，若非患者主动提供，治疗师绝不应主动询问。当患者描述了许多PTSD的症状却又不知道原因时，治疗师可以采取一种较温和的问法："讲出导致这些症状的创伤经历，你可以接受吗？"此外，通过问卷了解受虐类型（如第4章末的样表所示），亦是一种有效而较温和的方式。如果患者有意细述创伤经历，她就会在问卷中写下受虐史，而若其不愿向陌生人讲述这件事，那回避书面问题也比拒绝正面询问容易得多。

筛查学习困难

学习困难会给日常生活带来持续的紧张与压力，而且还可能增加罹患焦虑或情绪障碍的风险。为了简便起见，我们假设萨莉并不存在学习困难。然而，系统评估时，治疗师仍可评估一下严重学习障碍的症状与体征。

如果患者说自己一直注意力不集中、成绩差，而且思维混乱，那么，就有必要对其进行全面的神经认知检查，此时，检查医生必须具备学习障碍与注意缺陷／多动障碍方面的知识。如果这个问题一直未引起注意，在成人后就会继续危害人的情感。正确的药物治疗和学习支持，可使患者在学习与工作方面取得巨大进步。而注意力与自尊意识一旦增强，那么，患者的人际关系就会相应得到改善。

筛查精神病或双相情感障碍

因为萨莉的精神病史并不复杂，所以，至此我几乎已经完成了其系统心理评估。然而，如果患者看上去极度抑郁、退缩、木讷或定向力失常，那么，治疗师尚需在咨询阶段筛查其是否患有精神病与双相情感障碍。为了阐明如何评估这方面的问题，我们起用了第三位虚构患者康迪斯·琼斯，45岁，单身，律师助理。康迪斯的主要问题是抑郁，而且植物神经症状已持续2个月之久，使她极度虚弱，至咨询时已误工数天。抑郁发作前，她在二三十岁时曾有过一段较长时间的频繁失恋史，而且有过自残行为。在应激状态下，她难以分辨幻想与现实（丧失现实检验能力）。例5.5展示了如何在咨询阶段筛查其是否患有精神病或躁狂。

例5.5
在咨询阶段筛查精神病与躁狂症

在第一次访谈时,我已了解康迪斯目前具有抑郁症状。她详尽而清晰地谈论其工作中的一切压力。目前,她并无自杀迹象。第二次访谈一开始,她的情况看上去更糟了。她极易烦躁,而且目光接触不良。访谈开始10分钟后,我们的交谈如下所示。

康迪斯:(身体蜷缩在椅子里,目光越过我而盯着墙上的一幅画)医生,我不知道还有什么可说的……(飞快地扫视了一下房间。)

治疗师:从你的谈话中,我了解到上个月让你感到无法忍受。有时,当一个人像你那样患有严重的抑郁时,她的大脑会作弄她。可是,由于这种状况很不寻常,所以她很怕告诉别人。我不知道你是否也有这样的情况。

康迪斯(迟疑地):你的意思是……准确地说,是什么意思?

治疗师:嗯,严重抑郁时,有人会听到一些只有他们自己才能听到的声音。还有人会看到一些只有他们自己才能看到的东西……

康迪斯:有时,我确实听到一些声音。不过,我没看到什么不寻常的东西。(声音渐渐变轻。)

治疗师:你听到什么声音?(语气平静而充满期待。)

康迪斯:嗯,实际上是两个声音。两个男人冲着我喊……说我一无是处,说我一点儿没用……(开始哭泣。)

治疗师:听起来很可怕。

康迪斯:确实很可怕。(哭得更响了。)

治疗师(静静地等待了约一分钟):你想休息一下吗?或者,我继续问下去?

康迪斯（用纸巾擦擦眼睛与鼻子，深深地吸了口气）：好了。还问什么？

治疗师：在这段非常艰难的日子里，你曾感到自己从电视、广播或其他地方收到什么特殊信息吗？

康迪斯：没有，我想没有。嗯，也许有一次……我感到七点新闻的主播在嘲笑我。这是你所指的意思吗？

治疗师：是的。可以再具体说说你的体验吗？

康迪斯：嗯，那是在上个星期。我看着新闻，担心自己如果不赶快好起来就会被解雇，突然看见主持人正对着我。当他说"我们一会儿再回来"时，我知道他指的是我所听见的声音……然后，当他如期回来时，那两个声音就开始对我叫喊了。（焦急地看着我。）

治疗师：那天一定很难过。

康迪斯：那是我此生最糟糕的一天之一。

治疗师：你曾感到自己有特异功能吗？

康迪斯：就像超感觉力？有时，我觉得自己也许有一点儿。

治疗师：可以说得具体点吗？

康迪斯：有时，我认为我可以知道人们是怎么想我的。

治疗师：他们怎么想？

康迪斯：嗯，他们奇怪我到底出了什么事。医生，我在律师事务所有很好的口碑。你也知道，我在那儿已经工作近10年了。他们肯定注意到我不一样了。我甚至不再清洗自己的头发。

治疗师：你曾感到他们好像在监视你或跟踪你吗？

康迪斯：我确实认为我肯定是目前办公室私下议论的对象。仅此而已。

治疗师：你认为他们在说什么？

康迪斯：我真的不知道，不过，同事们似乎在远离我，或者对我小心翼翼的。他们知道出了事，知道有什么地方不对。

治疗师：你曾感到自己能控制他人的思想或者他们可以对你施加魔力吗？

康迪斯：我的同事当然不能，但对我叫喊的那两个男人确实在折磨我。他们想把我整疯了。

治疗师：还有别人知道他们吗？

康迪斯：没有，我当然不会对别人讲。我可不想让人以为我疯了。医生，我知道这听起来怪怪的，可我真的遇到了……

治疗师：和我说这些事，你有何感受？

康迪斯：我说不准……怪怪的。也许……也许好受一点儿了。

治疗师：我能理解为什么你难以坚持工作。为了制定最佳治疗方案，我还必须知道你是否有过我们治疗师所称的躁狂。在某些方面，躁狂与抑郁恰恰相反。这种不正常的状况会持续数天，在这期间，人不需睡觉却精力充沛，能完成大量工作，感觉无所不能，甚至很欣快。

康迪斯：嗯，去年，我有几天确实感到很快乐。我感觉棒极了，就像站在世界之巅。

治疗师：那时发生了什么事吗？

康迪斯：今年五月，我遇到一个男人，叫埃里克。在我们恋爱的头几个星期，我感觉妙不可言。

治疗师：那时，你的睡眠状况怎么样？

康迪斯：哦，很好。

治疗师：一天睡几个小时？

康迪斯：大概6到7小时。

治疗师：你有没有这样的时候，连续几天感觉很好，精力旺盛，却只需要一点点睡眠——不用毒品或药物，一晚上只睡1到2小时。

康迪斯：哦，没有。我可做不到。

第二次访谈一开始，康迪斯即变得更加退缩，此时，我开始筛查一些常见的精神病症状，依次为：幻听与幻视，牵连观念（收到特殊信息），妄想，思维插入（感到思想受到外界控制），思维被广播（感到自己的思想可以传播给他人）。如果康迪斯在初次访谈时就出现情绪失控，我会毫不犹豫地及早做精神病筛查。

访谈中，康迪斯显然具有幻听，且为具有敌意的评论性幻听。她幻想电视节目主持人在向她示意，此即牵连观念，是一种精神病性认知，患者认定普通事件对其隐含某种特殊意义。初看她的临床表现，包括情感性精神病症状，与诸如精神病性抑郁类的情感障碍最为吻合。无论最终诊断为何，此时，康迪斯的症状极其严重，应该及早做精神药理学评估。

康迪斯并无真正的妄想。根据实际情况，她对同事的认知也并非不合情理。她的"特异功能"也许只是一种直觉，感受到同事对其疾病所持的态度。

无论是否伴有精神病，只要患者具有严重抑郁，就应同时询问躁狂史。作为精神科医生，在给患者开抗抑郁药之前，我总要筛查其是否具有躁狂史。对于双相情感障碍患者，单用抗抑郁药可使其由抑郁迅速转为躁狂，所以，必须同时服用情绪稳定剂。

康迪斯将一段愉快的时光误认为其躁狂发作期，其实是曲解了我的语意。若她确曾有过躁狂发作，那一定会描述一些符合DSM-Ⅳ中诊断标准的特定症状。为了便于记忆，可按症状的首字母缩写为DIGFAST（由William Falk博士首创）：D（distractability，注意涣散），I（injudicious behavior and/or impulsivity，行为不当和/或冲动），G（grandiosity，夸大其词），F（flight of ideas，思维奔逸），A（increased activity，活动增多），S（sleep loss，失眠），T（increased talkativeness，话多）。关于双相情感障碍的诊断与治疗，在"参考文献"中提供了更多资料。

作为初学者，系统评估时询问患者是否具有精神病，我很担心会冒犯他们。若患者功能良好，目前无任何危险因素，我会跳过精神病史筛查。然而，只要主诉露出一点儿精神病的蛛丝马迹，那我就一定会询问。有趣的是，无论患者目前是否患有精神病，一旦我坦然讨论此类骇人症状，他们多半有如释重负之感。

如我在本章开篇所述，采集生长发育史并完成系统评估，并非是我工作中最喜欢的部分。然而，为了制定有效的治疗方案（如第6章所示），这些信息是必不可少的。

酗酒筛查记忆法：

CAGE——C（Cut down，减少），A（Annoyed，恼火），G（Guilty，内疚），E（Eye-opener，清晨喝酒服毒）。

躁狂症状记忆法：

DIGFAST——D（Distractibility，注意涣散），I（Injudicious behavior and/or impulsivity，行为不当和/或冲动），G（Grandiosity，夸大其词），F（Flight of ideas，思维奔逸），A（increased Activity，活动增多），S（Sleep loss，失眠），T（increased Talkativeness，话多）

关键词：

焦虑障碍、注意缺陷/多动障碍、双相情感障碍、认知—行为治疗、生长发育史．诊断、学习障碍、躁狂、情绪障碍、强迫症（OCD）、精神障碍、

精神病、创伤后应激障碍（PTSD）、排斥、系统评估、物质滥用、症状史、症状评估、治疗方案

病史小结示例

主诉（CC）：

萨莉·甘恩，女，21岁，未婚，白色人种，大学学生。主诉：我的生活有些混乱。

转介者：

校医：米兰达·纽曼，医学博士

联系电话：617-111-3333

病史陈述者：

患者自己：可信

现病史（HPI）：

就诊前约6个月，患者被男友抛弃。此后，感到"闷闷不乐"、食欲不振、注意力下降。尽管努力参加运动、社交、学习，可症状仍逐渐加重。

就诊前1周，患者哭了"一整天"，然后决定寻求心理治疗。

既往精神病史（PPsiH）：

高中毕业前数月（就诊前约3年），患者曾服泻药减肥，并成瘾，为此，曾在当地精神科诊所住院10天。后来，在上大学前数月，又在门诊接受安德斯医生的心理治疗。无其他精神病治疗史。

物质滥用：

除上述泻药滥用史外，高中时，患者的酒精耐受量偏高。偶尔吸食大麻。无其他物质滥用史。

既往医疗史（PMH）：

儿童期，双耳发炎。

10岁时，手部感染，住院一天，静滴抗菌药物治疗。

无头部外伤史。无意识丧失或癫痫史。

当前医疗状况：

六个月前，全身体检正常。

校医：米兰达·纽曼，医学博士

家庭医生：鲁塔·卡伦，医学博士

现用药：

布洛芬，缓解经期疼痛。

多种维生素，每日服用。

口服避孕药。

过敏史：

用青霉素后起皮疹。

家族史（FH）：

精神病史：

生她时，母亲患产后"抑郁"。

舅舅曾酗酒，现已戒除。

躯体疾病史：

弟弟患有胃肠痛与腹泻。

社会史（SH）：

母亲是房地产代理，父亲经营电气商店。只有一个弟弟汤姆，比她小6岁，现上高中。

精神状况检查（MSE）：

萨莉·甘恩，青年女性，衣着整洁随意，外表与年纪相仿，体重与身高相称。访谈时偶尔有点儿紧张，但总体来说配合、投入。目光接触良好。语速、语调与声高正常。抑郁症的植物神经症状评估：睡眠正常（每晚7到8小时），兴趣与动机减退、精力与注意力下降、食欲不振。内疚与自责感较高，自尊水平较低。无精神运动性烦躁或迟滞。偶尔希望死于飞机失事，但现无自杀意图、计划或行动。思维内容适当，无妄想和幻觉。思维形式正常，逻辑性强。认知基本完好。内省力与判断力良好。

评估与方案：

萨莉·甘恩，女，21岁，大学学生。纽曼医生首诊时发现其抑郁症状日益加重，因此转介于我。

甘恩女士符合抑郁症的诊断标准，但学习功能尚可，现无自杀危险。当前问题与失恋密切相关。

目前，我拟以心理治疗缓解其痛苦。若症状与功能恶化，亦可考虑抗抑郁药治疗。在心理治疗过程中，应时刻注意其饮食障碍或物质滥用是否复发。

诊断：

Ⅰ轴：

抑郁症，单次发作，轻度。（DSM-Ⅳ：296.21）

饮食障碍缓解期。（DSM-Ⅳ：307.00）

Ⅱ轴：

无异常。（DSM-Ⅳ：V71.09）

Ⅲ轴：

无异常。

Ⅳ轴：

与社交环境有关的问题。

Ⅴ轴：

整体功能评估（GAF）：65分。

第6章
制定治疗方案

  收集充足的病史资料后，治疗师必须根据患者的特定需要，制定相应的治疗方案。此时，治疗师必须明确何种治疗方法（心理动力学疗法、认知—行为疗法、团体疗法或精神药物疗法）或治疗方法的结合对患者最为有益。此外，向患者全面、概括地解释整个心理治疗过程，将有利于治疗联盟的巩固。

  在《心理障碍诊断与统计手册》出版及形形色色的治疗法涌现之前，精神分析疗法常常被荐为治疗心理障碍患者的首选方法。这种方法有时确实创造了奇迹，然而，有时也不尽如人意。

  初学时，尽管我非常清楚精神分析疗法并非万应灵药，然而，我还是喜欢有一种"全能"治疗法这样的想法。如此之多的治疗选择（个体心理动力学疗法、团体疗法、精神药物疗法以及认知—行为疗法等）并未使我们这一代治疗师感到胜券在握，反倒因为种类繁多而无所适从。

  随着时间的推移与临床经验的积累，我渐渐转变了这种狭隘的观念。当我慢慢学着因病施治时，我对许多问题的认识都得到进一步深化。

  现在，我已懂得，无论资历多深，都应始终对各种心理治疗的实践孜孜以求，不断进取。麦斯纳博士就是这样的典型。他具有精神分析专业背景，同时还擅长精神药物治疗，并熟悉认知—行为与团体疗法的基本原理。只要需要，他就会融会贯通地灵活应用这些专门性的治疗方法。因此，本书中，我们亦试图根据每位患者特定的临床需要制定特定的治疗方案。

明确诊断

根据目前使用的诊断手册DSM-Ⅳ（它列出了各种心理障碍的诊断标准）完成诊断分析后，我才能向患者推荐治疗方案。我会根据具体情况将心理障碍大致分为两大类：（1）符合DSM-Ⅳ诊断标准的、具有靶症状的心理障碍（如情绪障碍、思维障碍、焦虑障碍、饮食障碍与物质滥用）；（2）与日常生活应激源密切相关的问题（关系问题、职业问题、适应障碍、人格障碍等）。有时，患者可能会同时具有以上两类障碍。

治疗具有靶症状的心理障碍

符合第一类诊断的患者主诉为特定症状，如抑郁心境伴自杀意念与失眠，或者惊恐发作，并已干扰日常活动。对于此类患者，心理动力学疗法可以帮助他们应对疾病以及改善他们的工作与人际关系。有时，高强度的精神分析治疗，也可使这些症状慢慢得到好转。

但是，单用心理动力学疗法起效缓慢，可能使许多深受病症折磨的患者无法等待数月（或数年）。为了帮助患者尽快恢复正常功能，我也会推荐药物与（或）认知—行为疗法。

下面的几种情况必须做医疗史评估：（1）患者的抑郁与（或）焦虑症状严重影响了日常功能；（2）患者有躁狂或精神病史；（3）患者目前有躁狂症状、兴奋躁动或伴有精神病性症状。

对于某些焦虑与情绪障碍，以CBT缓解其急性症状也颇为有效。通过澄清非理性信念与自动性思维，教授认知重建与行为技术，CBT可向患者提供一套帮助缓解急性情感痛苦的行为技能。譬如，幽闭恐惧症患者将认识到，对惊恐发作后果的非理性担忧（"如果再发作一次，我想，我一定会死的"）会加剧紧张程度，从而导致回避坐电梯。行为技术恰恰可以减少非理性信念的控制作用，CBT治疗师还会给患者布置家庭作业，让患者独自实践这些新的技能。其次，制定治疗方案时，治疗师也会考虑运用行为治疗技术，如逐步暴露法。关于CBT的详细论述不在本书讨论之列，我们在"参考文献"中列出了许多关于CBT的文献，以方便感兴趣的读者查阅。

对特殊心理障碍的专门性治疗

饮食障碍患者表现出一系列与饮食和锻炼相关的症状，对于此类患者，多学科综合的治疗方法将大有裨益。其中应有营养师与内科医生参与，以确保患者的躯体健康。根据患者的特殊临床表现，综合运用个体或家庭心理动力学治疗、药物治疗与认知—行为治疗，将令患者受益匪浅。如遇到复杂案例，我通常会向该方面经验丰富的督导请教。

如第5章所示，对物质滥用患者的治疗亦须采用特殊的心理治疗策略，其中包括精神药物评估。对此，在第12章还有详细论述。

首选心理动力学治疗的心理障碍

如果患者在人际关系问题或自尊问题方面存在障碍，那么，应优先选择心理动力学治疗。另有一些常见的心理障碍亦适用此治疗，包括：性别角色认同障碍、适应障碍、人格障碍、创伤后应激障碍、被虐待或忽视，以及成长危机及其相关问题。DSM-Ⅳ的Ⅴ轴（有些情况够不上心理疾病，但值得临床上注意）上列出的许多问题常常亦适用心理治疗，如居丧（V62.82）、学习困难（V62.3）、职业问题（V62.2）、认同问题（313.82）、宗教或灵性问题（V62.89）、文化适应问题（V62.4），或生活阶段问题（V62.89）。

在某些情况下，团体治疗是一种非常有用的方法，它可以与个体治疗联合运用，或者单独使用。团体治疗的种类也是林林总总，包括针对特定问题（如惊恐发作）的短期认知—行为团体治疗，针对饮食障碍或伴躯体疾病患者的专题团体治疗，以及针对人际关系问题的长期心理动力学团体治疗。对于反复出现人际关系障碍的患者，长期的心理动力学团体治疗尤有特效，因为该治疗将使患者学会理解他人如何看待自己。（关于团体治疗，可查阅"参考文献"中所推荐的有关著作。）

萨莉的诊断与治疗方案

萨莉符合轻度抑郁障碍的诊断标准（DSM-Ⅳ：296.21）。她还具有饮食障碍，但不典型，且处于缓解期（DSM-Ⅳ：307.00）。将萨莉的症状比照DSM-Ⅳ的诊断标准，便于我在督导时概括她的情况，并很快能为督导师所理解。如果她通过保险公司支付治疗费，这些诊断也做填表格之用。（关于萨莉评估的扼要回顾，请见第5章结尾的"病史小结示例"。）

在用诊断标准概括萨莉的情况后，我们觉得有必要做一个补充说明。尽管诊断是治疗必不可少的一部分，然而，DSM-Ⅳ总是有点儿过于简单。事实上，每位患者都是一个复杂的个体，具有独特的优势、气质与渴求。

我将向萨莉推荐每周一次的个体心理治疗，因为她目前非常痛苦，又遭遇失恋的伤痛,还存在人际交往问题。根据我在咨询期间掌握的信息,萨莉的问题最好采用传统的心理动力学治疗,而非症状性干预方法,如认知—行为治疗。目前,她处于急性发作期,因此,我们认为个体治疗对她最为有利。今后,若个体治疗不能为其提供足够的情感支持,或者萨莉希望多了解自己在治疗环境中的人际互动,我也会考虑介绍她同时参加针对关系问题的长期团体治疗。

目前,我不准备向萨莉推荐认知—行为治疗或药物。如果应激源增多,萨莉开始出现惊恐发作(或其他靶症状),我会重新考虑向她推荐一位CBT的专业治疗师进行辅助性治疗。因为萨莉的日常功能尚未受到严重损害,而且无自杀危险,故目前暂不考虑药物治疗。

制定治疗方案后,我开始向萨莉解释治疗过程。

例6.1
向患者解释心理治疗过程

治疗师:最近几次见面,你感觉怎么样?

萨莉:我想,还不错。

治疗师:我认真思考了我们之间的谈话,相信心理治疗对你会有所帮助。我想,通过每周的谈话,你因查利而产生的情感痛苦将会得到好转。

萨莉:你真这么认为?

治疗师:是的。当然,你还有其他选择:认知—行为治疗、团体治疗、药物等。你也可以考虑根本不要治疗。如果你愿意,我很乐意向你解释其他治疗方法。

萨莉:可你真的认为,对我来说,心理治疗是最好的治疗方法吗?

治疗师：是的。依我所见，如果仅凭理智就能解决你与查利之间的现状，到现在早该解决了。我认为，令你好转的办法就是更多地认识你的内心体验，用心，而不是用脑。在这方面，心理治疗会对你有所帮助。

萨莉：你是对的，这的确是心的问题。我觉得自己的心快要碎了。可我真的不知道怎样做才能好转。

治疗师：心理治疗将让你更深入地触摸自己的内心情感，方法类似于我们现在的谈话。我认为，继续每周一次50分钟的访谈将会有所帮助，但是我不会像咨询阶段那样，提出一连串的问题引导访谈，而且，我也不会做那么多记录。我希望多听你谈，当我觉得有必要时，我会发表自己的观察所得，偶尔可能也会提个问题。你要做的就是：无拘无束地把你头脑中想到的任何事都说出来。（这是在介绍自由联想的概念。）

萨莉：咳，这样会有什么好处呢？

治疗师：将你与查利的交往细节详细地告诉你所信任的人，那会很有帮助。当你从已经发生的事情中有所感悟，并从中吸取教训时，你也会有所好转。

萨莉：可是，我一直在和我朋友格温谈查利的事呀。恕我冒昧，医生，我真不明白这有什么不同。

治疗师：一点儿也不冒昧。我很高兴你问这些问题。

与朋友相比，心理治疗师会更加客观，而且具备医治心灵创伤的知识与技能。当格温听说你与查利之间的事情后，她会根据自己的经历做出反应，而她的反应又会受你们私交关系的影响。作为治疗师，我会相对客观，而且我所受的训练也使我具有这种能力。

萨莉：哎，所有这些也不可能让查利回心转意。

治疗师：嗯，确实如此。可是，心理治疗可以帮你恢复平静，缓解你的痛苦，并且可以防止类似情况再次发生。

萨莉：哦……

治疗师：访谈期间，也许你对我说的话会有看法，包括认为我根本没有理解某事。如果真是这样，我希望你能如实告诉我。

萨莉：这样会有什么帮助呢？

治疗师：如果坦诚地讨论我们之间的关系，那么，我们就能共同学到许多。心理治疗过程要处理三套关系：你过去的人际关系、现在的人际关系，以及目前你我之间的关系。目前你我关系的模式将有助于了解你生活中的其他关系。对于访谈中发生的事情所持有的任何情感，都是治疗非常重要的一部分。（这是对移情的通俗解释。）

萨莉：我可以试试，不过，我相当害羞，不适应那么直截了当。

治疗师：那是自然。我会尽力帮助你。这也是我现在告诉你我们之间需要坦诚的原因。了解一个人内心世界的其他途径还有：想象、幻想和梦。如果出现这些情况，务必及时告诉我。

萨莉：你是在开玩笑吧，这让人感觉有点儿玄。

治疗师（平静地，而非防御地）：梦及其他类型的想象有时非常有助于了解人的内心世界。与之伴随出现的想法及情感对心理治疗很有用。我只是希望让你知道，无须顾忌。

萨莉：那么，要花多长时间？我什么时候才能好转？

治疗师：这很难说。我们的目标之一就是让你尽早好转。与我们初次见面相比，你现在感觉怎么样？

萨莉：差不多吧。只是好难挨呀。真希望马上就能好转。

治疗师：我能理解你的心情。好转往往需要时间，接受治疗的过程确实很难挨。

不到10分钟的时间，亦无须使用心理学术语，我已经将几个重要的心理治疗概念告诉了萨莉·甘恩：自由联想（free association）、移情（transference），以及梦的利用。我还向萨莉描述了咨询过程与心理治疗的区别，这样，一旦正式治疗开始，萨莉就能正确看待看似漫无目的访谈过程，理解治疗师的安排。现在，读者该能理解并预期咨询与治疗阶段衔接时，我的访谈风格为什么会突然发生转变。

萨莉还要求立即缓解，这是急性发作患者常提的要求。尽管我不能承诺迅速好转，但我将充分重视把认知或行为干预措施整合到心理动力学治疗中，以促使症状尽早缓解。此类针对危机干预的治疗技术在第9章有所述及。此外，治疗师表达对患者这种要求的理解，其本身亦有巨大的安慰效力。通常，面对认真倾听而共情的治疗师，数次访谈后，患者即开始感到有所好转。

咨询结束后，如果你觉得不适合治疗该患者

作为实习生，督导建议我尽量多地接触各种精神障碍患者，以积累治疗经验。为刻意做到这一点，有时，咨询结束后，我会为是否应该继续治疗该患者而犹豫不决。譬如，若我现有的病例均为女性，那么，我也许就更愿意接诊男性患者。

刚开始治疗的头几年，我还会将某些令人恐惧的患者转诊。我拒绝治疗非住院的自杀倾向患者，因为我担心自己经验不足，会造成致命的后果。随着经验的积累，我才愈来愈安心地接诊此类患者。

我很少因为个人好恶而不愿治疗某患者。譬如，如果我讨厌与萨莉交谈，对她的困扰很难共情；如果她让我想起小学时欺负我的同学，或舞蹈课上傲

慢的女生，怎么办？我的第一反应就是求助督导，以理解并修通我自己的问题。然而，有时尽管费尽心力，我还是无法撼动这种"情感阻隔"（emotional block）。（治疗师对患者的反应如何对治疗造成影响，有关这方面的详细论述请参阅第16章的"移情与反移情"。）

如果打从心眼儿里就一直无法接纳患者，那么继续为该患者治疗，就对双方均不利。当然，治疗师应从此例中寻找无法继续的原因，同时必须相信自己的直觉，此时将之转介给其他医生，也许不失为上策。

尽管治疗中转介患者的情况时有发生，但有时对患者会造成负面影响。此时，满怀愧疚的初学者很容易使本已心事重重的患者更加不知所措，他们要么会忽视或否认患者所受的伤害以减轻自己的烦恼（"我知道你期待接受我的治疗，但我想，你会更喜欢史密斯医生的"），要么到最后一刻才吞吞吐吐地告诉患者。

一般而言，当知道咨询结束后自己将被转介给其他医生时，很少有患者会欣然接受。如果尽早在咨询访谈中讨论此事，那么，患者就更容易理解转诊的利弊，而且也会有更多时间消化失望。

例6.2
治疗师在咨询早期即谨慎地将患者转介给其他医生

第二次访谈开始……

治疗师：在今天开始第二次访谈之前，我想知道你对上次访谈有什么想法。

萨莉：没有，没什么。

治疗师：上次访谈所了解的情况使我觉得我可能不太适合做你的治疗师，不过，如果你愿意，我们可以完成咨询。在咨询接近尾声时，我们将讨论治疗方案，然后再将你转介给我认识的一位医生，他可能更适合为你治疗。

萨莉：你为什么不能为我治疗？

治疗师：至于什么才是对你最有利的，这是一个专业判断的问题。（我特意答得含糊其辞，以避免深入讨论这个问题。）

萨莉：哦，我希望能继续在你这儿治疗。

治疗师：你这么说，我很感激。听到转诊这个消息，你有何感想？

萨莉：扫兴，失望。被治疗师抛弃，那当然又是件令人伤心的事。

治疗师：根据你与查利的交往经历，我能理解改换治疗师使你感到像是被抛弃。完成咨询后更换治疗师的确不是一件容易的事，但我们会在下面几次访谈中共同回顾一些信息，使你能够衔接上与我一位同事的治疗。

萨莉：你认识的人？

治疗师：是的。我会尽量将你转介给一位经验丰富的治疗师。

当我的治疗经验丰富后，向其他治疗师转诊就变得相对容易了。我向我所在的圈内人士转诊。毕业后6年间，我从经验丰富的临床医生和同伴们那儿接受了数百小时的督导。如果我无法接诊，我会充满信任地转介给这些同事，因为我知道他们都是很好的治疗师，我相信他们的能力。

书写记录

咨询结束后的治疗访谈，我通常不做记录。有时，忘记将此告诉患者，常会引起患者不必要的误解。因为当我做记录时，患者也许会感到自己的述说很重要。如果我突然减少记录而不加解释，她很容易将此误解为我对她的注意力与兴趣已经减退。

某些治疗师能不可思议地边听、边盯着患者，同时做记录，在治疗阶段亦如此。然而，即使你也具有这种超凡的能力，这个过程还是会遇到潜在的困难。曾有个患者安娜向我描述过她的经历。在治疗过程中，她仔细地观察，注意治疗师何时拿起和放下手中的笔。当讲述一件特别敏感的事情时，如果治疗师停止记录，安娜就会感到非常难过。瞧，一个简单的举动也变得充满情感色彩。遗憾的是，安娜从未将她的感受告诉她的治疗师。否则，公开讨论其担忧，定能令患者受益。

整理记录

在我与萨莉开始正式治疗之前（假设她是个我感兴趣、亦有能力治疗的患者），让我们先来大致了解一下如何整理记录。

我与萨莉将来的治疗访谈并无可预期的模式。每次访谈的内容完全取决于萨莉当时的问题。每次访谈结束后，我会撰写"记录摘要"，这有利于向督导再现治疗过程，也可供我今后查阅参考。

在实习的前几个月，我需要花费足足1个小时来总结50分钟的言谈内容。所幸的是，通过反复练习，整理记录变得日益高效。如今，我并不逐字逐句地记录访谈，而只记录访谈的关键点，以便日后查阅。我在治疗间隙的10分钟内就可完成整理，此时，我对访谈内容的记忆也最为逼真。

在整理记录时，我将一张白纸对折。左边记下我尽可能想起的最有意义的访谈点（包括患者生活中重要人物的姓名，以供今后参考）。右边则记下我在访谈时产生的疑问、想法或感受。接受督导时，我就用这份整理后的记录来提问，并提供讨论方向。

例6.3

以下是一则访谈梗概,其后是一篇典型的记录摘要,其中节略了医患双方的举止,但特意列出了治疗师的疑问

  萨莉迟到15分钟,急匆匆冲进来。

萨莉:我非常、非常抱歉。车堵得太厉害了,来这儿真费劲,我找了份新工作,也让我没法准时来这儿。我和你说过吗?我在图书馆半工半读。我真的很抱歉。我没法请假早走,因此来晚了。

治疗师:来这儿的时间不太充裕?

萨莉:我的新老板很不好说话,而且我想给她留下好印象。如果我早10分钟离开图书馆,也许来得及,但我不想要什么特殊关照。至少,上班第一周不能这样。

治疗师:每周一个下午早走10分钟,你也觉得不妥?

萨莉:一旦工作稳定了,也许没问题。我的新老板不太好说话,不过看起来还是蛮和气的。她也说,我们的工作时间可以灵活安排,因为她知道我们都还有别的事情。可我就是不想破坏规矩。

治疗师:你感觉很难向她请求关照。可以告诉我这是为什么吗?

萨莉:我只是不想把事情搞砸。

治疗师:我能理解你为什么上班第一周不愿请求关照,但听上去好像你与她的关系也有点儿不太牢靠——一件小事情就可能把关系搞僵?

萨莉:是的。

治疗师:可以多谈一下你对此有何感受吗?

萨莉:我不知道。我很害怕。人们可以前脚夸奖你,后脚又对你不理不睬,没有任何原因。

治疗师：你过去也有过类似经历吗，有人对你很好，可转眼就对你不理不睬？

萨莉：嗯，查利难道不是这样？在我看来，一切都好好的，但他突然就提出分手了，我至今仍不明白怎么回事。

治疗师：与查利分手令你非常难过，因为你对他付出了那么多，而且你还不清楚，为什么你们的关系说变就变。

萨莉：我至今仍不明白。你明白吗？

治疗师：也不明白。但我想，随着治疗继续，我们会越来越清楚。在查利之前，你还经历过类似意料不到的关系变化吗？

萨莉：我想，以前也经历过，不过多半是女同伴。阿曼达，我最好的小学同学，上9年级时搬家了。尽管我们发誓要天天通信，但很快就不写了。我之所以那么难过，是因为她是我最好最好的朋友，但自从她搬家后却从我的生活中彻底消失了。

上10年级时，我又与道恩成了好朋友，但当我们去了不同的大学后，同样的事情又发生了。这一次我没那么难过了，因为多少在我的意料之中，可我仍不能理解。有人尽管转学了，可还能维持友谊，为什么我就不能？（抽了抽鼻子，看上去很难过。）

治疗师：你生活中那些重要的女性最终都不像你希望的那样和你保持关系。

萨莉：我想，确实是这样。

治疗师：那就很容易让人联想到，也许你对我们之间的关系也有些担心，担心我是否会像别人那样离开你。

萨莉：我不知道。太可怕了，我不愿谈这个问题。

治疗师：第一次公开讨论我们之间的关系，也许会感到不自然，不过，我希望，以后我们能一起多了解这方面的问题。

第一部分　咨询

萨莉·甘恩1月2日访谈的整理记录

萨莉：抱歉。堵车。半工半读。不能早走。	迟到15分钟。
SB（苏珊·班德的首字母缩写，下同）：很难来这儿？	还有其他原因使她无法准时来这儿吗？我该何时提出这个问题？
萨莉：不能向老板请假早走。	我有点儿紧张。萨莉会退出治疗吗？
SB：那么，每周一次早走10分钟也觉不妥吗？	向督导请教应该如何提问。我现在的问法似乎不是太合适。
萨莉：不想伤害关系。	萨莉是否担心，如果她走错一步，我们的关系也会受到伤害？我该何时直接提出这个问题？
SB：关系不牢固？	
萨莉：不相信良好关系能维持长久。	
SB：以前发生过此类事件？	
萨莉：查利。	
SB：还有吗？	我一下就跳过了查利，是否太快了？
萨莉：朋友阿曼达——同学9年，后来音信全无；道恩——高中同学，结果也一样。	萨莉看起来很难过。我该追问下去吗？此时，说什么才合适呢？

SB：与女性同伴的关系不遂人愿。　　我是否该问问她妈妈的情况？立即讨论治疗关系，是否太早或太敏感？问问她对我们关系的看法。

萨莉：太可怕了，我可不想谈这个问题。　　我实习结束已经3年了，没能及时帮助萨莉一直让我耿耿于怀。

通过定期整理记录，我方便了自己与督导，治疗技能也突飞猛进。现在我仍坚持为每一位患者的每一次访谈整理记录。在接受督导时，这种对访谈过程的重现有助于督导师对我提出建设性意见。有时，纵观整个访谈，还经常能启发我更深入地理解患者内心的痛苦。

在初为治疗师时，整理记录还能帮助我明辨自己最感困难的临床情境。譬如，患者迟到怎么办？如何向患者谈起我即将休假？回顾访谈过程，一连串复杂、有趣而又令人焦虑的临床情境均毕现无遗。下述章节将论述如何处理这些临床问题。我们着重展示常见的临床难题，并提供相应的解决策略，这种概述甚至对资深治疗师都有所助益。

关键词：

适应性障碍、焦虑障碍、居丧、认知—行为治疗、诊断、DSM-IV、团体治疗、整理记录、精神障碍、物质滥用

第二部分
设置及相关要素

第7章
设置

　　心理治疗可以在医患双方心中掀起情感波澜，稍不留神，治疗之舟就可能被倾覆。因此，治疗师应遵循一定的职业准则，以设置一个安全的治疗环境，使治疗师保持客观理智，并容许患者尽情宣泄。这些准则可统称为"设置"。尽管在缺乏经验者眼中，这些职业准则也许无足轻重，然而，设置对于保护治疗关系的完整性却必不可少。因此，对于访谈日程、访谈时段、治疗师自我暴露，以及治疗之外双方的交往等方面的规定，治疗师均需谨慎地向患者解释清楚。

　　设置（frame）是指在心理治疗这种特定的环境中界定医患双方各自角色的一套行为准则。"设置"是"参考框架"（frame of reference）的缩写，它明确了治疗关系与私人交往之间的区别。

　　从初次访谈开始，"设置"的各种要素就渗透治疗始末。这些要素包括：尽快确定固定的访谈时间；医患双方严格守时；协商确定治疗费用；提前讨论请假或取消访谈事宜；治疗师不过多透露个人信息，治疗之外与患者无社交往来；除非法律原因，或患者及他人的安全受到威胁，一般而言，未经患者同意，治疗师绝不向任何人透露治疗相关信息。

　　设置中的有些准则，其含义不言而喻。譬如，大多数治疗师都很清楚医患双方的恋爱关系有悖伦理且易造成伤害。然而，有些准则却可能令人费解，甚至被斥为不合情理。譬如，许多初学者对"医患双方不宜成为私交朋友"这条准则持有疑义却又羞于启齿询问老师这条准则存在的原因。

医患双方在治疗关系之外还有社交往来，那会怎样？假设我这个治疗师接诊了一个新患者佐薇。为使问题复杂化，再假设佐薇是个心智稳定的人，求治的初衷是希望解决职业困扰。佐薇同时还是一个网球迷，而我也是个网球迷，我们彼此都在寻找网球拍档。这一信息在访谈中"不经意"地流露出来后，佐薇即问我，本周末是否愿意和她一起打网球。我不假思索地答应了。这样，心理治疗会受到什么影响呢？

从我和佐薇打网球那一刻起，我们之间的关系动力学就彻底改变了。我们间建立起来的朋友关系会很自然地遵从社交规则（礼尚往来），而这种朋友关系不可能与先前单向的治疗关系（主要关注佐薇的需要）同时并存。

若强词夺理，当然，我和佐薇也完全有可能从网球开始，建立一种纯洁而长久的友谊。佐薇可以另寻治疗师。而且，这也是值得的，因为我们的友谊如此稳固、充实。

事实上，这种美妙的结局极为少见。而且，因背叛（此例中，我背叛了自己的职业角色）而生的关系很难开花结果。作为医患关系，我和佐薇本已就治疗目标达成一致。而社交关系的介入，却使我们先前的医患关系不复存在。失去治疗师而获得一个朋友，看似一件好事，然而，失去我这个客观的倾听者，恰恰使佐薇蒙受了一次情感丧失。

我也不该自欺欺人地假设佐薇并不真正需要心理治疗。尽管"职业困扰"是一个普通的话题，然而，在治疗时段谈论未来梦想，也许会伴有许多复杂的情结（complex）——这种情感只向治疗师吐露，而绝不会向一位新朋友倾诉。

佐薇也许只是利用"职业困扰"作为治疗的入场券，并借此引出许多令之烦恼的人际关系问题。如果佐薇在亲密关系方面曾遇到的难题再现于我们的关系中，那会怎样？无疑，佐薇将再次受到伤害。此时，由于我已经卷入非治疗关系中，所以失去了客观的判断力。完全有理由假设，佐薇会由此而产生对于心理治疗师的不信任，而这种不信任也会妨碍她寻求其他治疗师修通她与我的关系。

如果在治疗关系范围之内，佐薇感到被我拒绝，那情形将截然不同。在治疗关系内，我能够保持相对的客观。我们可以就此展开讨论，从而对其情感体验过程获得更深层次的理解（要了解更多此类信息，请参阅第15章）。然而，一旦成为网球拍档，我已丧失了对佐薇的问题的特有洞察力及可信度。她无法从我这儿获得帮助，而友谊也将土崩瓦解——这可不是一个理想的治疗结果。

许多患者会潜移默化地使治疗师陷入其私交关系中，以弥补其生活中尚未满足的需要。如果治疗师只是试图满足患者的愿望，而不是帮助其理解对亲密关系的渴求，常常就会弄巧成拙。任何界限一旦开始模糊就会迅速崩解。如果我只担任治疗师角色而不成为患者的朋友或拍档——这固然可惜，却会帮助患者发展充实生活的内在能力。

治疗关系这一结构能使治疗师保持足够的客观。固定的访谈时段，也对患者有益无害。此外，界定清晰的访谈途径，也许能帮助患者尽情宣泄而无后顾之忧。而规律的访谈频率，则可将此次访谈悬而未决的问题留待将来处理。

治疗设置的变更

如果医患双方约定遵守相关治疗规则，而患者（或治疗师）仍违反或打破设置，那将具有特殊意义。譬如，患者多次访谈均迟到10到15分钟。尽管她总是将迟到归咎于交通拥挤，但我仍会怀疑是什么原因使她不能参加一个完整的访谈。

如果心理治疗没有设置明确的访谈时段，我绝不可能注意到患者反复迟到。而反复迟到可能暗示着患者对访谈持有某种情绪。这种怀疑绝非主观臆断或空穴来风，因为，在心理治疗中，我们常常发现，重复事件（如反复迟到）很少是无缘无故的。换句话说，如果医患双方都清楚访谈总是在预定时间开始与结束，而患者却反复错过治疗的前1/3时段，那的确意义深远。随着时间的推移，我们双方也许都会认识到这一迟到模式隐含着一个潜在的，可能是未意识到的原因（我们将在第10章讨论如何解决患者反复迟到的问题）。

治疗时，应竭尽所能将患者的举动转化为可表述的情感与思想。如果患者反复迟到，我会试着开诚布公地与之讨论这个问题，不带一点儿指责之意。如果患者想将每次访谈时间改为30或90分钟，或者每周两次，我会先与之仔细审慎地讨论这一问题。如果在设置变更后再行讨论，那几乎毫无效果。因为治疗结构一旦因患者意愿而被随意更改，那么，对于探究更改背后的情感意义，患者就缺乏足够的动机。

初为治疗师者也许会不知不觉地以某种微妙的方式改变设置，尽管我们称之为"善意的错误"，但任何对设置的破坏都会影响治疗结果。譬如，初为治疗师者也许会"忘记"填写相应的治疗记录，从而不经意地免除了一个贫困患者的治疗费。尽管这种行为看似对患者有益，但对设置的破坏却会最终危害治疗进程。因为当患者意识到自己没有付钱时，开始可能会兴奋不已，但继之却会对治疗师产生负债感，而且还会怀疑治疗师对诊所或咨询机构的忠诚，甚至会误认为那是治疗师的消极抵触行为。由此可见，若违反设置，表面上善意的举动也往往事与愿违，贻害治疗。

下述内容将阐释治疗师如何以设置变更为契机，借此展开深入探索与讨论。这方面所涉及的内容也曾最令我焦虑不安：如何确定治疗费用与付费方式，如何处理电话咨询与心理危机，如何应对迟到患者，以及如何处理保密性问题。因为大多数治疗师在治疗之外并不与人讨论此类问题，所以，面对这些设置问题时，没有经验的治疗师常常不知从何谈起。在此，我们希望为您提供一些指导，以帮助您了解这方面的知识。一个公开坦诚、心思缜密、对治疗有益的对话就由此开始了。

关键词：
治疗费用、设置、访谈频率、治疗设置、治疗关系

第8章
定价与收费

提供心理治疗服务，以劳取酬是每一个心理治疗过程的组成部分。但许多初涉此领域的治疗师往往在收费时会于心不安。甚至，某些资深治疗师觉得当面与患者谈论费用问题，实在难以启齿。

为了便于定价与收费，在此，我们向您提供一些相关的规则，这些规则适用于各种患者：自费、参保或其他报销方式。治疗师的目的：一是明确访谈费用及付费方式，二是与患者谨慎地讨论其对收费规则的反应。

在治疗过程中谈论收费或性，常常令初学者不安，尤以前者为甚。尽管倾听患者讲述性方面的问题时，我感到些许紧张，但同时，也为患者对自己如此信任而深感荣幸。相比这下，与患者讨论费用问题，我却不免有点儿怯场，感觉像是以情感交易而牟取私利。确实，收费不同于其他话题，它更多地关系到治疗师的利益。

作为初学者，我真希望有一个万全之策，使治疗师不必为费用问题与患者多费口舌。若干年前，这个愿望也许并非异想天开——至少有时是这样。当时，慷慨的保险公司经常在不要求暴露患者隐私的情况下，提供数年的心理治疗费用。然而，今非昔比，如今的卫生保健政策使此类保险项目不再存在，基本医疗保险仅能负担极为有限的访谈次数，若超过限额，医患双方就须另行协商费用与付费方式。

　　培训头两年，我只接待门诊患者，有关费用问题多由医院的财务部门处理，包括定价与收费。

　　和许多其他州一样，马萨诸塞州的每家医院均提供一定比例的全额免费医疗保健项目，包括心理治疗。只要患者的经济状况处于某种水平，心理治疗就可享受全额补贴，治疗师也无须向保险公司汇报患者的隐私。这样，患者得到治疗，治疗师得到报酬，皆大欢喜。

　　然而，治疗的其他问题不期而至。某些患者常为自己得到免费服务而心存内疚。而另一些却心安理得，不是忘记赴约，就是动辄迟到。在我取得精神科医师资格后，继续为这些曾经免费的患者提供治疗时，尽管非常廉价，许多人还是离我而去，他们宁愿选择一个新手的无偿服务，尽管他们对我的服务非常满意。

　　渐渐地，我开始理解心理治疗收费的好处。与免费患者的治疗经历表明，免费容易使心理治疗贬值。此外，收费是设置治疗关系界限的一个有效工具。尽管医患双方是一种相互关心与尊重的协作关系，但关注的焦点仍是患者的内心情感问题，故心理治疗本质上仍是一项有偿服务。收费，将医患关系界定在工作联盟范围之内，而非其他类型的交往关系。

定价

　　任住院医师时，我本可以切身体会付费在心理治疗中不可替代的作用，但是，医院代办了一切费用问题。临毕业前，我开始私人执业，才感到当面与患者谈论治疗费用是如此不安。那晚我难以入眠，如何解决这一问题让我辗转反侧。

我想，刚开始就连患者都能感觉到我收费时的忐忑不安。新患者在治疗早期很少询问有关收费的细节，因此，我很容易就此拖延，一直要到治疗后期才提出来。

例8.1
私人开业治疗师并未在治疗早期向患者提起费用问题，结果降低了收费标准

为萨莉·甘恩做综合性咨询时，我"忘记"了和她讨论费用问题，她也未问及此事。咨询结束后，我们决定继续治疗。月底，我递给她一份账单。

治疗师：这是九月份的账单，上面有收费细目。以后，我会在月初将账单给你，希望治疗费在月底可以到账。（我递给萨莉的是一份包含4次访谈费用的账单，共计400美元。）

萨莉：哦……好的（瞅了瞅账单）。400美元！

治疗师：你没想到会要这么多吗？

萨莉：嗯……是的。你并未告诉我每小时收费100美元。

治疗师：噢，这是本地的均价，我以为你知道。初级保健医生将你转介给我时，没有告诉你吗？

萨莉：没有。我以为保险公司会付费。我能把这份账单给保险公司吗？这里是统筹医疗的定点单位吗？

治疗师：不是，我并未参加这个保险定点。（我感到内疚与不安）让我们一起想想，如何公平地解决这一问题。

萨莉：嗯，我想我只能负担每月200美元。

治疗师：行，那就这样吧。

例8.1，我对以劳取酬竟如此不安与内疚，以至于在初始访谈期间根本就未谈论费用问题。而当萨莉对账单表示疑义时，我立即就同意减少50%。我个人并不富裕，因此，为了弥补降价造成的收入损失，我将不得不每周多工作1小时。

在初始的4次访谈中，萨莉一直未曾询问治疗费用的问题，而我也缄口不提。如此，萨莉也许暗自期望免费治疗。我讳言收费的举动恰恰与萨莉的退行性幻想不谋而合，这对治疗极为不利。

最好在治疗早期就开诚布公地讨论治疗费用与付费方式。我经常在第一次与患者通话时就问她，是愿意在电话中讨论治疗费，还是等到初次见面时再谈。我也会问她是否想用医疗保险付费，这样可以让患者从一开始就知道我是否为保险定点单位，从而避免产生误会与失望。

无论电话讨论，还是当面交流，关于治疗费的初次谈话可以遵循一个标准模式。

例8.2
第一次通电话时，治疗师就与患者讨论收费与保险问题

与萨莉第一次通话中。

治疗师：你有医疗保险吗？

萨莉：我在学校办了统筹医疗，我想它会支付治疗费。

治疗师：很遗憾，我并非统筹医疗的定点单位，因此，如果你想在我这儿治疗的话，只能选择其他付费方式。

萨莉：可初级保健医生认为，你适合给我治疗。还有其他办法吗？

治疗师：如果愿意，你可以自费，我每次收100美元。

萨莉：哦，天呐，我没想到要那么多！

治疗师：你希望是多少呢？

萨莉：我也不清楚。我想，对学生，你不会收那么多吧。每次35美元左右我还能承受，100美元对我来说实在是太贵了。我现在该怎么办呢？

治疗师：还是有许多选择的。如果你能从保险公司获得统筹医疗定点单位的名单，我会帮你选择一位其中我认识的治疗师。我也可以将你转介给其他愿意降低收费标准的治疗师，不过，价格可能仍不像你期望的那么低。此外，我还知道在你住处附近有一些社区诊所，它们也许能提供低价治疗。你看怎么样？

萨莉：我不知道。

（治疗师静静地、耐心地等待着。尽管没有直言，治疗师也能感觉到萨莉满心希望她破例以低于市场价为之治疗，但她觉得这样不合适。）

萨莉：我想，也许可以让我父母资助一下，至少使我能与你做几次访谈，然后再决定是否继续。

治疗师：当然，这也是一种选择。

萨莉：接下来我们做什么呢？

治疗师：嗯，我们原定本周三下午4点钟见面，还是这个时间，可以吗？见面之前，你愿意先与父母商量一下费用问题吗？

萨莉：噢，我想，这样很好。让我也有时间处理这个问题。

治疗师：如果事情不像你想的那样，你无法支付治疗费，请至少提前48小时通知我。我们可以看看能否选择我刚才说的其他办法。最重要的是，你应该得到帮助，解决令你备受煎熬的问题。

萨莉：好的，谢谢！

如果新患者更愿意在初次访谈时讨论费用问题，我会在访谈中途提出。而且，尽可能用10分钟完成费用细节的讨论，以便能有更多时间回到重要问题上来，并与患者讨论下一步的访谈计划。

如果我是患者医疗保险的定点机构，情况就更为复杂。（我们假设，我是统筹医疗的定点单位。）与以往的保险计划不同，现在的许多健康计划一年只承担有限次数的访谈费用，并且治疗师须向保险公司提供患者的隐秘信息。医疗管理体制有时复杂得令人生畏，我会尽量与患者坦诚地讨论这些问题，以便他们做出明智的治疗决定。

例8.3
讨论医疗保险付费，以及如何降低价格

萨莉：我在学校办了统筹医疗。我能用它付费吗？

治疗师：我想应该可以，我是该保险计划的定点单位。你熟悉怎么用这种保险吗？

萨莉：我还真不知道。

治疗师：它每年全额支付8次访谈费用。如果满8次后我们认为需要继续治疗，我会与保险公司的协理联系，向他提供一份治疗的最新信息，最后保险公司将决定是否继续为你付费。

萨莉：你会把详情告诉他们吗？让他们知道我的情况，我感到很不舒服。

治疗师：我有必要告诉你保险公司的操作流程，他们会尽量对我向协理提供的信息保密，不过，部分或者全部的信息会录入统筹医疗的计算机系统。

这样，至少保险公司的录入人员会知道这些信息。当然，好处就是，保险公司为你承担治疗费。

与保险公司接洽时，我会尽力讲得笼统些，但有时缺乏详细信息，他们就不同意为你继续付费。

萨莉：他们会为信息保密吗？

治疗师：保险公司会尽量保密的，但我不知道谁会接触你的信息。要了解统筹医疗协议的具体细节，你可以向保险公司进行电话咨询。

萨莉：如果我不希望别人知道，那要怎样？

治疗师：这样的话，8次以内我只需要向他们提供一个诊断，而不需要透露8次访谈的具体细节。

萨莉：我的诊断是什么？

治疗师：才一次访谈很难下结论，可能是伴抑郁心境的适应障碍，也可能是抑郁症。两个诊断都反映了你和查利分手后的痛苦。

萨莉：太复杂了！

治疗师：我知道，这会令人不知所措，尤其你是第一次了解医疗管理系统。

萨莉：8次访谈后我不用保险，会怎么样？

治疗师：那样的话，按常规，我每次收100美元。

萨莉：你看，我是个学生，是不是可以优惠一点儿？

治疗师：你能付多少？

萨莉：70美元，怎么样？我每周去图书馆多打几小时工，或多做几小时家教，可以挣到70美元。

治疗师：70美元太低了，我同意降到80美元。

萨莉：我不确定，不过我想我应该能支付。我担心，只访谈两个月，未必能彻底理解我与查利之间发生的一切。我希望8次访谈结束后仍继续治疗。

治疗师：我认为你这样做是对的。像这种情感方面的事情，比如你和查利分手，通常要花很长时间才能理清楚。现在是每次80美元，如果你的经济状况有了变化，我们再重新制定收费标准。

你还应该了解我的收费方式。如果你愿意每次来时付费，也可以。否则，我会每月初给你一份账单，到月底你必须如数付款。

萨莉：噢，好的。非常谢谢你为我降低收费，这是实实在在的帮助，我很高兴可以继续来这里接受治疗。

治疗师：这个问题能得以解决，我也很高兴。

在讨论自费治疗之前，我尽量开诚布公地与患者讨论医疗管理政策对心理治疗的利与弊。由于经济原因，并不是所有的患者都会选择自费治疗。而且，在治疗早期，患者可能不关心隐私问题，为了保证自己卫生保健的权益，他们也能理解保险公司的做法。为了便于患者能够权衡各种选择的利弊，治疗师有责任对相关问题，特别是放弃隐私的意义加以解释，帮助患者选择。我不会草率地和新患者协商降价事宜，免得将来后悔不迭。每年年初，我会估算接下来的12个月的收入，估算降价的限度和次数。如果降价次数满了，我会把需要降价的患者转介给别的治疗师或社区诊所。

如果患者的经济状况有变，我会重新协商费用。例8.4演示了对于降低费用的患者，如果她把钱用在"别的花销"上，我是如何要求全额收费的。

例8.4
私人开业治疗师降低对患者的收费，而患者却隐瞒经济状况

萨莉：我再也不想住宿舍了，舍友实在不好相处。今年夏天我想搬进公寓，可能会一个人住，这样确买可以减轻些精神压力。

治疗师：你从什么时候开始有这种想法的？

萨莉：哦，就从这个星期。因为从21岁起，爷爷奶奶会给我一笔信用基金，用于学校相关费用的支付，这样我就能负担外面的房租了。

治疗师：这笔信用基金是用来做什么的？

萨莉：哦，支付大学学费，如果可能，还有毕业后的旅游费我要精打细算，以便今年能搬出去。

治疗师：与当初我们降低费用相比，现在，你的经济状况有改善了。

萨莉：不。这些钱不是用来做心理治疗的。

治疗师：在同意降低治疗费时，我就说过，如果你的经济状况改善，我们再重新商议收费标准，依照先前的协议，我要提高收费。

萨莉：嗯，可我的经济状况一点儿没变呀。这些钱是用来支付生活费的，不是用来做心理治疗的。

治疗师：我知道，但我只对经济困难的患者降低收费。我很高兴这些钱能使你宽裕一些，但从下个月开始，我会把治疗费调到100美元。

萨莉：我不明白。医生，这很不公平。

治疗师：治疗费提高到100美元，会用掉你信用基金中的多少呢？

萨莉：我想不多吧。每周我攒满80美元，再加上信用基金里的20美元就够了，但这样好像不妥。

治疗师：如果你把信用基金中的20美元用于学费，而把其他支出中的20美元用来付治疗费，可以吗？

萨莉：我从来没有这样想过，这也可以，但我仍然认为这样做是不对的。

治疗师：哪里不对？

萨莉：我很担心，如果父母知道我把信用基金用于心理治疗，他们会做何感想。这些钱是每个人——包括我的爷爷奶奶、姥姥姥爷和父母——日积月累攒下的。

治疗师：我能理解，这些信用基金让你浮想联翩。

萨莉：的确是这样的，我感到很内疚。

治疗师：内疚？

萨莉：是的。父母总是说，我很幸运因为我有信用基金，它带给我更多机会。我不想把它用于心理治疗。

治疗师：你的家人怎么看待心理治疗？

萨莉：虽然高中时我看过安德斯医生，但他们并不真正理解心理治疗。别人都不需要看精神科医生，而我才21岁就看过两次，一次都嫌多。

治疗师：我认为，这个话题需要再聊聊。这个月的治疗费维持原价，我们需要再深入讨论一下。在下次开始计算费用之前，即本月底，我将调整的收费标准告诉你。

萨莉：好的，但我感到很心烦，可能只好终止治疗。

治疗师：我能理解你的烦恼，但你怎么想到要终止治疗呢？

萨莉：嗯，我说过了，如果你提高治疗费，我就不得不动用信用基金，可我不想这样。

治疗师：你似乎认为，不可能将信用基金与心理治疗混在一起。让我们一起来努力了解这是怎么回事。

萨莉：了解什么？我说过，信用基金是专款专用，心理治疗不在此列。

（治疗师注意到萨莉怒火中烧，因此只默默地点头。）

萨莉：我不知怎么的，就是这样想的。

治疗师（恢复平静）：这种感受很强烈吗？

萨莉：是的。我们该怎么办？

治疗师：让我们继续讨论这个问题。

接下来的几次访谈中，萨莉仍然为是否动用信用基金支付治疗费而举棋不定。我也不清楚自己是否要维持原来的收费。但我知道，当萨莉能够全额支付费用时，若仍降低费用，我会感到很愤怒。为此，我咨询了督导，他向我提了一个问题：我为什么要资助萨莉的治疗费？这话令我豁然开朗，决定下个月提高萨莉的治疗费，并提前2周将此决定告诉她。

访谈开始后，萨莉回顾了她一周以来的情况。十几分钟后，我打断了她。

治疗师：我想先将调整收费标准的决定告诉你，再来了解你本周的情况。
萨莉：哦！你决定怎么办？
治疗师：我以前说过，这个月仍然低收费，但从下个月开始，治疗费提高到100美元。
萨莉（怀疑的表情）：你真的要提价吗？
治疗师：是的。你对此有异议吗？
萨莉：呃……是的，我有！
治疗师：说说看，你对此有什么异议？
萨莉：嗯，我原以为你会理解我。如果你真要提高收费，那你根本就不理解我。
治疗师：嗯，这事勾起你很多情绪。可是，提高治疗费，如何说明我不理解你？
萨莉：如果父母知道，他们会不高兴的。信用基金是一份很特别的礼物，我不能用这些钱做父母不赞成的事。
治疗师：你觉得这样不好？

萨莉：是的！他们会以为我现在一团糟，以至于要把钱花在这愚蠢的心理治疗上！（眼泪夺眶而出，抓了一把纸巾。）

此例阐明了严格的设置——坚守设置——如何有助于使潜在的问题浮出水面。萨莉也许更害怕遭到父母的反对，而非不明确能否动用信用基金。

治疗师：你父母怎么会以为你一团糟呢？

萨莉：他们会觉得我无药可救。和男朋友分手以后，需要靠精神科医生来疗伤，他们肯定觉得我疯了。

治疗师：你不觉得，在困难时期寻求帮助恰恰证明了你的坚强吗？

萨莉：不，我不这样认为。我把自己的感受都告诉你了，而你仍然要提高收费标准，这让我感到很难过。

治疗师：是的，我能理解，提高治疗费使你很难过。

萨莉：那你为什么还非要这么做呢？

治疗师：因为你的经济状况并不像我过去想得那么困难。

萨莉：也许我要停止治疗了。

治疗师：我希望这并不是因为治疗费涨价，当然，最终由你选择。我们还需要讨论这个沉重的话题，从中也许会有许多收获。

萨莉：哼，你真是站着说话不腰疼，你又不是让父母失望的人。

治疗师：我开始理解，让父母失望会使你多么不安。可以多谈谈这方面的情况吗？

萨莉：我想，我只有一次把钱花在他们不赞成的地方。那时我上高中，我攒呀攒，总算买了一部价格不菲的CD机。他们知道后，不分青红皂白地说我买了一件毫无用处的东西。妈妈说我乱花钱，她不明白我为什么不喜欢普通的旧收音机或录音机。但我酷爱音乐，对我来说，CD机是笔很值得的投资。每当我不开心时，我都会带上耳机听音乐。我也不清楚，有时父母对钱的态度很奇怪。

治疗师：回想起你当时决定买CD机的情景，你现在感觉怎么样？

萨莉：嗯……当时我感到很内疚，但现在我想，这是我独自做出的一个最好的决定。

治疗师：是什么让你对自己的决定充满信心的？

萨莉：我也不清楚。（停顿……）只知道我的确很需要它。高三时，我坐在房间里，听着音乐，享受一个属于自己的秘密天地。但我不知道自己是否对心理治疗也有如此强烈的渴望。

治疗师：你能这样理解真的很重要。你有没有想过，如果继续治疗，你的生活会怎样？如果结束呢？

萨莉：我没想过。我会好好考虑的，你还要提高我的治疗费吗？

治疗师：是的。原因我已经解释过了。当然，我很高兴你能认真考虑这一问题。通过这样的交谈，我们将能更加了解花钱对你意味着什么，以及你对自身价值的评价如何受到父母的影响。

对于收费的任何变更，若能遵照例8.4所示步骤讨论，那会很有用处：（1）治疗师提前几周告诉患者，使患者有思想准备；（2）在下一次计费前，治疗师提醒患者收费标准提高了；（3）即使在做出涨价决定后，治疗师仍公开、共情，而非防御地与患者谈论费用问题。

收费

除非患者自愿，否则，我通常只要求那些屡屡爽约的患者在每次访谈后立即付费。一般而言，每月底我会给患者一份账单，并希望她能在30天内付清，这样就省去了每次见面时付费的麻烦。

如果患者在每月的第一周与我见面，访谈开始我就会把上个月的账单给她。如果患者在付费问题上存在任何问题和困难，我们会立刻进行讨论。有些患者会感到这样做很浪费时间，而且缺乏人情味。此时，我会鼓励患者坦诚地说出她的感受，并深入讨论。这样，可以对患者生活中有关金钱的其他问题有更深刻的理解。

另一种做法是向患者邮寄账单，请她在本月内付款。这是麦斯纳博士的偏好。对于那些偶尔来访，或者由父母付费的患者，我也如此。邮寄账单能使付费问题不至于打断治疗。

对于新患者，我会在初始访谈时把付款方式一一列出。对大多数患者而言，在治疗早期就如此直截了当、清晰明了地谈论付费问题，可为将来顺利收费奠定基础。清楚地列出付款方式，也有利于探究患者对付款的任何情感反应。

患者偶尔不支付账单，此时，欠款就成了心理治疗中的一个问题。如果萨莉未结清账单又中断了治疗，我会在接下来的几个月中给她寄账单。通常，第二张账单能追到款项。如果仍有余款未付，我会打电话给她，如果她经济拮据，我会和她共同制定一个还款计划。然后一直定期与之联系，或者给她打电话，或者每月寄去账单，并注明未付的款项，直到收回全部欠款。如果患者的信誉很好，即使延迟几天，我也不会介意。反之，如果患者不愿付费，我最终会在账单底部注明：如果在某年某月某日之前不还清欠款，我将委托收款。

有付款能力的患者不付款而继续前来治疗，情况将会更加复杂。第一次接触这样的患者，我没有就欠款问题提出讨论，而是暗自期待患者最后能把欠款还上。这样的做法并不奏效，而我就越来越憎恨患者欠费，这将对治疗贻害无穷。例8.5中，萨莉有支付能力，但她对是否继续治疗的举棋不定阻碍了付款。最好的解决办法就是将商业谈判技巧与心理治疗原则结合使用。

例8.5
与欠款的患者讨论付费问题

　　账单付款日期截至12月31日。到了12月29日，萨莉还未支付11月份的治疗费。

治疗师（15分钟后打断访谈）：我确实很想了解事情的发展，但我们需要花点时间来处理一些管理细节。

萨莉：哦，什么事？

治疗师：我想知道你的治疗费是怎么回事？

萨莉：哎呀！快要付款了吧？我想这个月底是付不了了，但保证下周还上。我都忘记了，谢谢你提醒我。

　　在下次访谈中，仍然逾期未付，访谈大约进行了15分钟，我打断了萨莉。

治疗师：账单已经逾期了，我想知道是怎么回事。

萨莉：哦，不会吧！我又忘了？我不知道是怎么了，太抱歉了，医生。

治疗师：也许我们需要搞清楚，你觉得记住它很难吗？

萨莉：哦，我也不清楚。你三番五次地提醒我，我感到很内疚。但出门时我还是忘记写支票了，真的很抱歉。

治疗师：说说看，你对支付治疗费最大的感受是什么？

萨莉：挺好啊。我是想付给你的，但我总是丢三落四的。我保证下次把支票带来。

下次访谈

访谈一开始，我就提起费用问题。因为迟迟拖延付费的话，不利于治疗。

治疗师：我们先来谈谈付款问题吧。

萨莉：哦，天啊！我又忘带支票簿了。我不知道自己怎么了，真不好意思。

治疗师：让我们来搞清楚为什么付款会这么难。你经济上有困难吗？

萨莉：有一点儿，但不是什么大问题。我看了自己的消费状况，确信能够支付治疗费。我想应该没问题。

治疗师：你对经常忘记付款有何感受？

萨莉：我也不知道。从这里出去时我还牢记在心的，但最后还是忘了。

治疗师：当你在治疗中想起费用和金钱时，有什么感受？

萨莉：嗯，我觉得钱很冷酷。

治疗师：怎么冷酷了？

萨莉：付了钱才能和你说话，我觉得不可思议。

治疗师：很高兴你能告诉我这一点。可以告诉我，怎么不可思议吗？

萨莉：我也说不清。付钱给你听我说话，我很不舒服。

治疗师：可以告诉我，你怎么不舒服吗？

萨莉：只是觉得心理治疗很奇怪。我们坐下来谈话，说的都是隐私，然后，几周后我就收到一份账单。为什么非要这样呢？为什么我们不能成为朋友，而不谈钱呢？

治疗师：在一定程度上你希望我是你的朋友，而不是你的心理治疗师，对吗？

萨莉：差不多吧……

（治疗师点头鼓励。）

萨莉：我很想知道，你是怎么看的？

治疗师：那你说说，你认为我会怎么看呢？

萨莉：我也不清楚。有时我怀疑你是否只关心钱。治疗费那么贵，也许这是你做这份工作的唯一原因。

治疗师：还有呢？

萨莉：我怀疑你对我的关心都是虚情假意。也许我之所以老是忘记付钱，就是因为如果付了，就表明你不是我的朋友了，这让我很不舒服。可你是我在大学期间认识的最好的人，这真是不可思议。如果不付钱，我多少可以感到我们的关系是真诚的。

治疗师：因为我们之间是治疗关系，所以你觉得它不真诚吗？

萨莉：是的，金钱掩盖了一切。

治疗师：我能理解，正是这种感觉阻碍了付款。我希望我们能够对此有更深入的理解，这样，你对整个过程会感到轻松些。不过，为了让治疗继续，你仍必须付费。

治疗费逾期一个月

萨莉：医生，这是支票！很抱歉这么晚才给你。我会把这次的费用也付了。真是无债一身轻啊！

治疗师：想想以前，让你付费多难呀，今天你怎么记得带上支票了？

萨莉：我真的不知道，只是担心如果不尽快还清的话，你就不再见我了。

五周后，治疗费又逾期一周

治疗师（治疗中途引出付费话题）：让我们来讨论一下费用问题。这是你第二次逾期付款了。为了避免以后出现类似的问题，我想从下周开始施行单次付费。你愿意访谈一开始就付呢，还是等结束时再付？（我提供了两种我能接受的选择。）

萨莉：哦，还是结束时吧。一来就坐下给你写支票，也许访谈就很难开始了。

治疗师：对于这样的安排，你有什么感受？

萨莉：我想还好，不过，今天不行。我下周会把这两次的费用以及上个月的账单一起付清。可以吗？

治疗师：可以。我认为，定期付费对我们双方都有好处。

萨莉：也许你是对的。下周见。

下次访谈结束时

治疗师：我们要提前两分钟结束，这样我可以给你开这次访谈的账单。

萨莉：哦，好的，今天我该付清了。我不知道该怎么说，可我今天又没带支票簿。怎么办？我真的很抱歉。

治疗师：我认为，我们必须在治疗时寻找一种有效的付费方式。然后，在合适的时候，我们还要找机会努力了解这件事背后的意义。

萨莉：医生，你知道，我是打算付款的。我没有骗你。我下周一定付。

治疗师：我很高兴你打算下次付款。不过，正如我以前提过的，为了你不再像以前那样有大堆积欠的账单，我希望我们能有一个可遵循的付款计划，我们会在以后的访谈中讨论一下影响你正常付款的阻碍。我认为，现在是时候要求你在访谈之前付费了。如果下次访谈开始前你没有付清治疗费，我们将另外安排时间见面。你认为这样可以吗？

萨莉：不，我认为这样不公平。

治疗师：想想现在发生的一切，你认为怎样才是公平的？

萨莉：下个月，我的经济状况将会大大改观，付款不成问题。可现在，我还得精打细算。

治疗师：我不愿等一个月，但可一以延长到下周。（在平时，当听说患者经济拮据时，我会愿意为她制定一个付款计划。而对于萨莉，她完全不负责任，总是一欠再欠，所以我不能对她太通融。）

下次访谈开始时

治疗师：访谈开始前，先请你付清上两次及本次的治疗费。

萨莉（焦急地翻背包）：哦，不，哦，请别发火。医生，我又糊涂了。我没带支票簿。这是怎么搞的？（开始抹眼泪。）

治疗师：很抱歉，不过，我已经告诉过你，你欠费那么多，今天我不愿给你做治疗。我们另约时间访谈吧。不过，为了能使下次访谈顺利进行，你必须把欠款还上。

萨莉：可是，医生，如果发生紧急情况，我必须和你交谈，那怎么办？

治疗师：账单付清后，我希望我们继续治疗。在此之前，万一出现情感危机，我建议你去就近的急诊室求助。

  我没有允许萨莉·甘恩继续访谈，治疗费按延期访谈计算。她将支票寄来还清了欠款。如果将来访谈时，她又开始忘带支票簿，我还会照此处理。

当萨莉一再忘带支票簿时，我完全有理由假设该举动由多种因素决定，并富含情感意义。她一再反复地忘记付费，其实是以一种消极抵触的方式表达她的敌意（无意识地），但她却矢口否认。随着治疗日益深入，我们也许会进一步发现她在许多人际关系中运用这种延迟与抵触策略。而在这种人际交往策略下，萨莉常常无果而返。因此，只有当萨莉认识到自己这个弱点时，其人际互动才可能发生实质性转变。

为萨莉提供免费治疗，无疑纵容了她的愿望——我当她是朋友，无须收费。既然萨莉不付费，那我就不得不停止治疗，并明确告诉她，万一发生情感危机，如何求助当地的急救机构。

如今，面对愈积愈多的账单，我内心的愤恨亦愈来愈强，这对治疗极其不利。我不如尽早与她谈论欠款问题。当欠费仅一个月时，我就开始比较共情地探究患者对金钱问题的感受。有时，这种讨论能够解决费用危机，这样，治疗才能继续。

如果经过讨论后明明有充足经济来源的患者就是迟迟不付账，那么，治疗师就该委托催款机构了。督导会向您推荐一个有声望的公司，而多数医疗、心理或者其他专业协会也会向您提供信誉良好的催款机构名单。

某些情况下，患者的确因为经济困难而无法付费。此时，我会根据自己的承受能力，作出相应的调整。如果情况允许，我会暂时降低收费，以使治疗继续。甚至，我还会允许患者赊账，或者为患者制定还款计划后，将之转介给提供补助的诊所继续治疗。

偶尔也会有这样的情况：患者父母虽然承诺资助治疗，却拒绝按时付款。例8.6展示了处理这一难题的某些技巧。

例8.6
尽管以前承诺资助治疗，可患者亲属自食其言。如何处理这种情况

12月初，我把11月份的账单寄给萨莉。我知道她会转寄给父母。到了来年1月初，欠费仍未结清。

1月2日，访谈中途

治疗师：我想提醒你，上次寄给你账单后，至今我仍未收到款项。你知道问题出在哪里吗？

萨莉：嗯，很抱歉我还没付款。我把账单转寄给父母了，可他们还没把治疗费寄给我。

治疗师：你知道这是为什么吗？

萨莉：我真的不知道。我有时在想，不知他们对我再次接受心理治疗有什么看法。

治疗师：你认为呢？

萨莉：哦，他们知道我又接受治疗时，狠狠数落了我一顿。他们不明白我为什么需要和治疗师谈论男友。我妈妈还开玩笑说我在花钱"租朋友"呢。不过，玩笑归玩笑，他们表示还是会支付治疗费的。

治疗师：当他们说我是你"租来的朋友"时，你有什么感觉？

萨莉：讨厌至极。你呢？

治疗师：他们为什么会这样伤害你？

萨莉：不知道。可能是我太敏感了。

治疗师：你和他们讨论过账单的事吗？

萨莉：没有。我告诉他们，账单寄过去了，希望他们尽快把支票寄给我，以便我能按时付款。我也不知道怎么回事，到现在还没寄来。

治疗师：你能允许我打电话给你父母，谈谈账单问题吗？

萨莉：哦，我不知道。他们会向你打探我的事情，追根究底地。

治疗师：我能理解你的担心。那我们该怎么办呢，既要保证治疗，又要保护隐私?

萨莉：让我再和父母谈谈。下个星期，我应该能拿到支票。

治疗师：行，这样很好。

下次访谈，萨莉眼泪汪汪地进来了。治疗师等待萨莉开口。

萨莉：我父母真奇怪。他们推三阻四，就是不把支票给我。所以，我又没法付款了。他们说过支持我治疗，我知道，对于他们，钱根本不成问题。我不知道我该怎么办。

治疗师：你们怎么谈的？

萨莉：当我向他们要支票时，他们支支吾吾的。我不知道他们是否打算立即寄给我。

治疗师：他们以前也做过这样的事吗？

萨莉：有一次，我向他们要钱，参加学校组织去佛蒙特的周末旅游。开始，他们也答应，后来却没给。

治疗师：那后来怎么样呢？

萨莉：哦，在我详详细细交代该活动细节后，最后，他们还是给了。

治疗师：那这次，他们可能想了解什么呢？当他们了解你的治疗情况后，也许更愿意付款。如果我给他们打个电话，把事情解释清楚，你觉得怎么样？

萨莉（吸了口气）：好吧，那你打算和他们说什么呢？

治疗师：这是个很重要的问题。我把我们之间谈话的哪些内容告诉他们，你才能感到放心点？

萨莉：你可以告诉他们，我有时感到抑郁。

治疗师：那么，我可以向他们提供一些你所具有的抑郁症状，如失眠、没有食欲吗？

萨莉：我想可以。

治疗师：你希望我不提什么事呢？

萨莉：别告诉他们有关查利的问题细节。你会告诉他们我的很多情况吗？

治疗师：不会。但我确实认为，有必要把治疗的大概情况给他们做个简单的介绍，这样才可能帮助他们多了解一下心理治疗。你愿意填写一个授权我与他们谈话的表格吗？

萨莉：好的。

治疗师：下次访谈时，我也会把我和你父母谈话的内容以书面形式告诉你。

萨莉：那很好。

  给甘恩夫妇打电话。

治疗师：喂，你好，我找甘恩先生或太太。

甘恩太太：我是甘恩太太。

治疗师：你好，我是班德医生，是你女儿萨莉的医生。

甘恩太太：哦，对。萨莉好吗？

治疗师：她有一些困难，不过，我想治疗会帮助她好起来的。我打电话就是想问问，你们是否愿意资助她治疗。目前她还欠着治疗费。

甘恩太太：只要萨莉需要，我们当然愿意，不过，你认为她真的需要治疗吗？失恋在成长中是很正常的。

治疗师：你女儿目前有抑郁症状，我认为，治疗对她会很有帮助。

甘恩太太：哦，是吗？高中时萨莉也做过一次心理治疗。我认为，她确实不再需要治疗了。

和查利分手前，她还好好的。她会自己好起来的，我相信，再过两个月她就好了。

治疗师：这里面可能有点儿误解。你女儿现在患有一些抑郁症状，并深受其苦，那与心情不愉快完全是两码事。如果不及时治疗，会引发其他问题，而且有些问题还很严重。

甘恩太太：什么严重问题？

治疗师：如果抑郁症状没有得到治疗，人会失眠、没有食欲，最终会变得极度绝望，并且约有15%的患者会自杀。如果得到治疗，通常就可以避免出现这些问题。

甘恩太太：哦，不！萨莉要自杀吗？你就是为此打电话来的？

治疗师：我不想和你谈萨莉的治疗细节，但我可以答应，如果她情况紧急，有自伤的危险，我会通知你的。

甘恩太太：哦，不是就好。有更便宜的、能治疗萨莉的诊所吗？

治疗师：本地有一些收费较低的诊所，不过经常得排队等候。此外，如果已经和一个治疗师建立了密切的治疗关系，若想与另一个治疗师重新开始，可能比较困难。

甘恩太太：班德医生，我儿子的身体不太好，我们就一直多方求医，听听不同医生的意见，从来也没出过什么问题。他经常换医生，现在也很好呀。刚开始，萨莉会有点儿难过，不过，我相信，她会适应去学校诊所看医生的。至少她可以试试，看看和另一个人谈话感觉怎么样。

治疗师：如果她想听听别人的意见，我会乐意配合，不过，心理治疗比其他医疗服务要复杂得多。要花很长时间建立信任关系，才能与治疗师谈论情感问题，开始的过程总是艰难的。

甘恩太太：很抱歉，班德医生，听起来，你确实很关心我女儿，不过，我必须和我丈夫商量后，才能支付萨莉的治疗费。

治疗师：你能在明天下午5点前给我回电吗？这样，我就能在访谈一开始就与萨莉讨论这个问题。

甘恩太太：好的，应该没问题。我会给你留言。

治疗师：好的，那就这样。

萨莉的治疗最后变成了一场费用危机。究竟该如何解决，真不是寥寥数语就可说清的。目前，让她转诊也很困难。为了简便起见，我们就假设她父母最后决定资助她的治疗。然而，在现实生活中，很有可能他们会坚持让萨莉转诊。

如果甘恩夫妇因为经济拮据而拒付治疗费，我会向他们提供几种选择。我会根据自己的经济状况来决定是否降低收费标准，或者让萨莉缓付部分费用。如果二者均行不通，我会将萨莉转介给收费较低的诊所。

如果治疗一开始就采取一些预防措施，也许可以避免例8.6所示的情形。一旦明确由家人付费，有些治疗师会向患者提供一份收费程序明细表让父母过目。治疗师的目的很明显，就是在不暴露患者个人信息的前提下，让父母早点儿了解情况。我们在本章结尾提供了一份表格范本。对于欠费或缓付治疗费的患者，也可准备类似的表格。此外，我们还提供了一份专业服务账单的样表。

付费是一个复杂的话题。首先，定价、开账单、收费，这一系列程序在初为治疗师者看来似乎有点儿庸俗，并令人尴尬。随着经验的积累，您会发现，开诚布公地讨论费用问题也许会对医患双方均有裨益。一旦学会解决这些日常问题，并了解这一问题的原委，医患双方都将受益匪浅。

关键词：
收费、定价、免费治疗、医疗保险、医疗管理、协商、付费协议

第二部分 设置及相关要素

[印有诊所名称的信笺]

与患者亲戚或朋友签订的付费协议

我，_____（姓名），同意向为我的_____（关系）_____（患者姓名）提供专业服务的医生_____（医生姓名）照以下价格付费：_____。

签名：_____

日期：_____

证明人：_____

账单范本

苏珊·班德，医学博士，精神科医生

布鲁克林区亚美利加路258号，邮编：02146　　〔留言电话〕

　　　　　　　　　　　　　　　　　　　　　　　〔传呼电话〕

萨莉·甘恩

〔地址〕

服务项目：

诊断：适应障碍，伴抑郁心境（309.0）

日期	内容	治疗师编号	金额
9/5/01	50分钟心理治疗	90807	100.00
9/12/01	50分钟心理治疗	90807	100.00
9/17/01	50分钟心理治疗	90807	100.00

尚欠款：

已付款：

总计：

应付：$ 300.00

医师资格证编号：＿＿＿＿＿＿＿＿

第9章
电话呼叫
从退行性依赖到紧急求助

治疗期间，治疗师接到的患者电话可谓各式各样，有寻常的日程安排，有迫在眉睫的紧急求助，还有不厌其烦的不必要的电话，显示退行性依赖的表现。治疗师的职责就是明察秋毫地判断来电的性质，并适当回复。尤其在处理紧急求助电话时，治疗师必须用心聆听，临危不乱。目的只有一个：帮助患者获得最有效的应对技巧。

做医学生时，我每次给患者做完检查，高年资医生都要对检查结果进行再三审核。毕业后，作为实习医生，我开始拥有一点儿自主权，不过非常有限。当时，我是病区里最缺乏经验的医生，所以，他们就让我负责照顾患者——这项工作的技术含量最低，但耗时最多。我的寻呼机像催命鬼似的乱叫不停，只要它一响，我就知道今天又得加班了。

对于实习生，有一些当时我并不以为然的好处，因为不管床位，所以，只要交完班，我就自由了。上班时，我常常得听任所有人的差遣，忙得不亦乐乎。可是一下班，我就有了充分的自由。

实习结束后，我在马萨诸塞州立医院成人精神科开始了为期三年的住院医师培训。我准备改变以往面貌，不再忙那些琐事。不过，作为一名一窍不通、初来乍到的精神科医生，我理所当然地以为会得到别人的照顾。

但我错了。

培训计划非常重视让我尽早独当一面。尽管整个科室的人员都能耐心回答我的问题，对我悉心指导，可是，他们希望我摒弃依赖心理，尽快成长，并让我担任门诊责任医生。

在开始的几周，我被指派负责一组心身科门诊患者。如有紧急情况，这些患者（我的患者！）可以随时通过医院总机呼我。除了节假日，除非我离开本地，否则，从签订就业协议起直到毕业，我都必须24小时开着寻呼机。

刚开始，我对这种安排心怀不满。坦白地说，在马萨诸塞州立医院的第一周，我曾希望大家支持对急救联系制度进行改革。邻院的精神科培训计划就和我们截然不同，晚上六点以后，住院医师就把寻呼机全部留给值班医生。我以为同事们也和我一样，会支持采用新的联系方式。可事与愿违，没有人响应。

以后，我渐渐将寻呼机视为一种新的生活必需品。这时，我又开始犯另一种错误，即：将该新装备过于理想化。起初，只有几个患者，所以，不可能下班后频频呼我。我确保寻呼机每晚都放在床头，以便铃声一响我就能立即起床。当我开始将寻呼机当成婴儿监视器时，问题就变得严峻了。我时刻准备迎接第一声"啼哭"，只要患者需要，就立刻去安慰她、帮助她。

尽管我出于好意，却对治疗并无益处。患者不是婴儿，这么对待他们，只会使之变得更加依赖我。

这是个很微妙的问题。一方面，遇到麻烦时，患者必须能够及时找到我。另一方面，若急切回应一个并不紧急的呼叫，又可能会鼓励这种依赖模式，甚至促使患者退行。

治疗一开始，治疗师首先就会告诉患者，治疗师是"有急必应"。在讨论过程中，治疗师必须注意自己的言语和非言语信号，因为它们将给整个治疗奠定基调。起初，我将寻呼机（或信息中心）作为下班后与患者联系的纽带。可是，毫无节制地使用，却无意中使患者更加依赖。

例9.1
治疗师成了患者滥用寻呼和紧急服务的始作俑者

第一次咨询访谈即将结束。

治疗师：现在我来告诉你，一旦需要变更预约时间，或者发生紧急情况，如何与我联系。

萨莉：好的。

治疗师（有点儿得意）：如果你想给我留言，那么，名片上就有我的留言电话号码。此外，我的寻呼机24小时都开着，以备紧急之需。

（萨莉点点头。）

治疗师：如有紧急情况，请立即呼我，我会马上给你回电。

如果不向患者明确某些限制，只是说"如有紧急情况，请立即呼我，我会马上给你回电"，那么，就把自己的寻呼机贡献为患者的生活热线。先不谈这对我的私生活具有什么不利影响，单看这种私人的急救服务，一旦遇到传呼机收发失灵，那会造成多么重大的灾难性后果。如果错过了一个自杀患者的紧急传呼，那将会上演一场悲剧。

例3.5中，我们讨论了如何与新患者谈论恰当使用应急系统。无论使用哪一种工具（寻呼机、人工服务或留言电话）进行急救联系，基本原则都是一样的。我并不承诺能够立即回电，但保证尽快而为。而且，还必须让患者明白，如果等不到我的回电，她必须去最近的急救室接受紧急干预，这样，从一开始，我就与患者共同承担起应对危机的责任。

有些治疗师在团体机构或社区诊所工作，这些地方会指定专人或专门机构在下班后负责接电话。这样，紧急求救的患者只能由值班医生负责，而并不一定能和主管医生联系上。此时，若患者对于下班后无法和您，即她的治疗师联系而感到失望，那么，就必须在治疗时对其感受进行深入讨论。然而，联系制度往往是不应该——常常也是不能——随意更改的。为了提供最严密的无缝联系，团体机构的治疗师应该事先向值班同事通报较脆弱患者的情况。

尽管住院医师培训已经过去几年了，可我却决定将寻呼机联系制度坚持到底。对于这一点，我也颇感意外。回首过去，我很感激当时的培训计划，它没有让我荒废下班后的时间。如今，我已学会如何有效应对紧急传呼，如何设置界限以避免患者进行过度而不恰当的电话呼叫。尽管最初接触时我并没有意识到，可是，这种联系制度确实好处多多。寻呼机只为患者开通。我已做好充分准备回答他们的问题，应对他们的担忧。我了解每一名患者的个性特点，因此，面对紧急呼叫，我几乎总能做到恰如其分。

随着经验的积累，我的技巧也日臻成熟。以下示例是一些纪实性的临床场景，介绍我如何学会对患者设置界限。

依赖性电话呼叫

最初，患者的一个电话呼叫很容易发展为一次计划之外的小型心理治疗。

例9.2
治疗师允许并且鼓励患者在访谈之外继续电话交谈

周三上午，萨莉·甘恩第一次取消了当天的预约。她称自己得了"流感"，无法来参加访谈。

周六晚，我正和丈夫坐在电影院看电影，突然，寻呼机响了，上面显示"萨莉"，而且附了她家的电话号码。她以前从未呼过我，因此我很担心，便匆匆离座，到一个僻静的角落用手机给她回电。

治疗师：请问萨莉在吗？

萨莉：我就是。（吸了吸鼻子）医生，我感到很恐惧，只好呼你了。

治疗师：怎么了？

萨莉：嗯，你还记得吗？我说过，与查利分手后，我会与格温聊天以排遣痛苦。我在学校只有几个朋友，她就是其中之一。不过，我刚跟她大吵了一架。我们本来在商量今晚做什么，由于意见不一，就吵起来了，后来，吵着吵着，她起身就走，而且，还"砰"地一声把门重重地关上。我不知道该怎么办。我想，她现在一定在恨我。

治疗师：你现在感觉怎样？

萨莉：我只是感到不知所措。因为不知道该怎么办，所以才呼的。

治疗师：可以告诉我，发生什么事了吗？

萨莉：嗯，事情要从昨天早餐时说起。（开始描述吵架的细节。）

我们谈了30分钟。我没有看到电影的结局。萨莉则免费接受了一次小型的心理治疗。

萨莉：哦，医生，我感觉好多了。非常感谢你给我回电话。你是我见过的最好的医生！

治疗师：我很高兴能帮助你。如果需要进一步的帮助，随时给我打电话。（由于我的治疗性干预，萨莉安然度过危机，对此，我感到很自豪，而且很有成就感。）

看到患者在自己的干预下安然度过危机，霎时感觉自己就像个治疗师而不是实习生，并为此激动不已。我想，例9.2绝对是信心不足的新手的真实心理写照。萨莉感到被抛弃，而我则随时恭候，为她排忧解难。可是，萨莉的呼叫并不真正属于紧急临床状况的范畴。她不过希望获得安慰，而我投其所好地牺牲大量业余时间去关心照顾她。这合适吗？这种行为应该受到鼓励吗？

在预定访谈之外再增设治疗交谈，这其中蕴藏着重重危机。如果萨莉意识到，每当心情不好时，她都能获得计划之外的小型夜间访谈，那么，这样的电话呼叫将会频频而至。周末或者夜间，尤其在患者爽约后，您将会频频接到患者传呼。甚至，萨莉还可能干脆以电话呼叫代替定期访谈。如此一来，又会牵扯复杂的付费问题。如果这种行为周而复始，结果，无论紧急与否，患者的亲朋好友都开始给我打电话，乐享这种免费治疗，而我则惨透了！

如果萨莉乐此不疲，我最终也许会积怨成恨。如此一来，即使在正常访谈时，若稍不留神，我就很可能表露这种不良情绪，对她产生情感退缩，心不在焉，最终妨碍治疗过程。［这种退缩其实就是一种反移情表达（countertransference-enactment）。］

为了解决萨莉与格温之间的一次小小争执，我不仅错过了一个美好的夜晚，而且还可能给患者造成一种错觉，好像她还不能独立处理问题。如果我真的认为她离开干预就无法处理基本危机，那么，她可能就会真的朝着这个方向发展。［这是一种主体间关系（intersubjectivity）。］

然而，我们在此并非主张对患者的呼叫不闻不问。例9.3介绍了治疗师如何既给患者回电，同时向她设置界限，以避免夜间或周末寻求安慰的呼叫。

例9.3

接到寻呼后，先评估当时状况，然后，给以迅速而共情的危机干预

同样的场景：因为"流感"，萨莉没有参加周三的访谈。而后，周六晚，我正看电影时，她呼我。

治疗师：请问萨莉·甘恩在吗？

萨莉：嗯，记得……（有关萨莉与格温吵架的细节，见例9.2。）我该怎么办？

治疗师（评估是否紧急状况）：你有什么感觉？

萨莉：我感到心烦意乱。因为不知道该怎么办，所以才呼你的。

治疗师：听上去，好像很棘手。

萨莉：是的，我简直不敢相信。她以前从没这样拂袖而去。如果我们的友谊完全破裂，那该怎么办？

治疗师：你以前和格温有过类似的争吵吗？

萨莉：有啊，我们常常意见不一，但我觉得这次吵得最凶了。

治疗师：我不是很了解你和格温之间的友谊，不过，听上去好像很麻烦。我们可以在下次访谈时适当谈谈这个问题。你能把今天发生的事详详细细地写下来吗？这样，下周三我们就可以一起讨论了。

萨莉：可以，但是我现在正不知所措呢。

治疗师（保持平静，但语气坚决）：我认为，你此时的首要任务就是照顾好自己。平时，当你心情烦躁时，怎么才能很快平静下来呢？

萨莉：我不知道。有时，只要呆呆地看会儿电视，我就会感到好受点儿。有时我也会写写日记。

治疗师：听起来不错。

萨莉：嗯，我这个周末从一开始就恍若梦中（语气不无嘲讽），不过，我应该没事。关于格温，你能给我提点建议吗？

治疗师：我可不想随便提建议。不过，下周三，我们可以一起搞清楚到底是怎么回事。（我的语气显然想要结束谈话。）

萨莉：谢谢你给我回电话。很抱歉打扰你了。

治疗师：听起来，你的状况有点儿困难。不过，我希望周三再与你详谈。如果愿意，你也可以把你写在日记里的东西说给我听听。

萨莉：没问题。

治疗师：周三见。

萨莉：再见，周三见。

萨莉很少呼我，因此，谈话一开始，我就评估这是否是真正的紧急呼叫。如果我对萨莉危机的严重程度完全没有把握，或者不十分了解萨莉，那么，在电话里我会直接询问其是否想自杀。尽管这样感觉有点儿过度保护，可为谨慎起见，也是值得的。当时，通过治疗，我对萨莉已十分了解，我知道，她因为和朋友吵一架就伤害自己的可能性很小。她也没有自残行为、严重物质滥用或自杀等既往史。既然萨莉并不面临燃眉之急，那我就将我俩的谈话局限于一个简短的共情性危机干预。

电话交谈一开始，我就有意识地努力证实萨莉目前的情绪感受。接着，我建议下次访谈时再对争吵做详细讨论，因为在电话里也不可能了解争吵的细节，而且我并不想鼓励这种周六晚上的传呼行为，也不想破坏我当晚看周末电影的兴致。一句"我们可以在下次访谈时适当谈谈这个问题"，既为电话传呼设了限制，同时认可了萨莉的担忧。

交谈时，我避免向萨莉询问其情感联想，而是帮她认识可以采用哪些适应性技巧，以使其情绪好转，并增强其独立能力。我并不充当其生活中的安慰者角色，并避免发出"以后难过时尽管给我打电话"之类的邀请。

给萨莉回电，提醒她下次访谈内容，并鼓励她回忆一些自我安慰的方法——通过这一系列措施,结果:减轻了萨莉的孤独感;避免产生恶性退行;保护自己的私人时间。而整个过程只不过花了5到10分钟。在随后的访谈中,我会询问萨莉对此次电话交谈的体会。通过讨论她的感受,将有助于我更加理解其困境,并可巩固治疗联盟。

有一小部分患者会试图在访谈之外频频与我联系。面对屡劝不改的患者,我会有礼有节地快速结束电话交谈,然后,在下次预定的访谈期间,与患者详细讨论电话问题。如果患者仍不合时宜地打这种非紧急求助电话,我会采用例9.4所示的方法,共情、坚定而有效地限制使用非紧急电话呼叫。

例9.4
共情地为访谈以外的电话联系设定限制

萨莉接连五个晚上给我打电话,诉说她与格温之间的烦恼。

在这一连串电话联系后,当访谈进行20分钟时

萨莉:对于格温,我不知道该怎么办!

治疗师:我也认为,我们有必要进一步理解你与格温的这份友谊,和它对你的意义。然而,我们现在必须先讨论一下本周你不断给我打电话这件事。

萨莉:哦,那对我帮助很大。谢谢你一直支持我。对我来说,这个星期真是太难挨了。

治疗师:我很高兴能够帮助你。不过,对于像格温这样的棘手问题,最好的解决办法是学会应对的技巧,只有这样,你才能真正有所好转。让我们一起想想,过去当你情绪不好时,有什么办法让自己平静下来。

萨莉:嗯,我不知道,你的意思是?

治疗师：我是说，在治疗开始之前，每当你心情烦躁时，有什么办法能让你心情好起来？

萨莉：我不知道……有时，我会看看电视。

治疗师（点点头）：还有呢？

萨莉：嗯，有时，我会给我妈打电话。她其实很没有耐心。不过，当我心情不好时，她有时也会认真听我诉说，这样，我的心情就会好一点儿。

治疗师：还有吗？你曾经试着写日记吗？

萨莉：那是我过去常做的事，不过，我已经好久都不写了。你觉得写日记对我会有帮助吗？

治疗师：日记常常可用于帮人思考问题、寻找解决办法。我认为，在你和格温吵架的这段痛苦日子里，至少有三个平复你情绪的好办法：看电视、给你妈打电话、写日记。你觉得呢？

萨莉：也许吧。我想，心烦时也许可以试试，不过，当我真正不知所措时，与你交谈确实对我很有帮助。

治疗师：什么帮助？

萨莉：很简单，我只要听到你的声音，就好多了。

治疗师：你能告诉我，听到我的声音有什么帮助？

萨莉：这个星期我一直感到很孤单、很难过，和你交谈后，我就感觉好多了。否则，我会感到十分孤独。

治疗师：听起来，这的确是特别痛苦的一周。除了呼我，还有什么其他有用的方法吗？

萨莉：我不知道……

治疗师：我有一个办法。不知你是否同意。如果听到我的声音就对你有帮助，当你感到孤独时就在我的留言电话上留言，我们可以在下次访谈时就此讨论。

萨莉：哦，我感觉这样很傻。

治疗师：为什么？

萨莉：和机器说话……我不知道。也许有用吧，但用处不会太大。我必须听到你的回话。

治疗师：你设想过当时我可能会说什么吗？［我试图帮助萨莉构筑我在访谈之外安慰性的内部意像，这样，她就不必每次伤心沮丧时就立刻给我打电话，此为唤起性记忆（evocative memory）。］

萨莉：没有！

治疗师：那你现在就试试，怎么样？

萨莉：啊？怎么试？

治疗师：还记得昨晚给我打电话前你有什么感受吗？

萨莉：不行，这感觉很傻。我只是需要立刻得到特别的帮助。和你交谈就有这样的作用，和机器可不行。

治疗师：我理解，电话交谈确实有用，可我并非总是有空。如果你能掌握一整套放松的技巧，那就不至于总是依赖通过和我通话来改善心情。

萨莉（点点头）：我想，我明白了。只是，既然和你交谈对我帮助最大，那继续交谈又有什么不妥呢？

治疗师：很高兴我们的谈话对你有所帮助，只不过这种帮助难以持久。如果我们能够找到一些你能掌握的应对技巧，那么，你的痛苦就会逐渐减轻。而且，你会因此更加自信，相信可以照顾好自己。

萨莉：有道理，可我有好多话要对你说呀。访谈时，我有时会忘记跟你说，所以就打电话补充一下。

治疗师：我很高兴你向我补充那些内容。不过，只有在规定的访谈时间内努力专注于我们的合作，才能取得最好的治疗效果。既然你这个星期危机重重，那不妨另外约个时间谈谈，你觉得有用吗？

萨莉：也许……

治疗师：你有什么想法？

萨莉：我认为，多谈谈这个问题也许会有帮助。我觉得每周一次访谈太少了，好象才刚开始就结束了。

治疗师：那本周再安排一次访谈，行吗？

萨莉：我觉得这是个好主意。那就安排吧。

治疗师：让我们再一起想想，如果这个星期哪天晚上你又感到难受了，你该怎么办呢？

萨莉：对呀，我该怎么办？

治疗师：你试试记下自己的想法，给你妈打电话，看看电视，或者拨打我的留言电话，怎么样？如果你觉得情况确实万分紧急，不能再等，那也可以呼我。如果我没能立刻回电，而你感到必须立刻与人交谈，那你千万不要坐等，而应直接去最近的急救室。

萨莉：我不去。去急救室，我感到很不舒服。我干吗去那儿？

治疗师：不管什么原因，只要你觉得有自伤的危险，那就赶紧去最近的急救室。如果你有危险，我希望你能立刻得到帮助，而不要一味地等我回电话。（我强调寻呼机仅备紧急之需。）

萨莉：哦，我还从未那样糟糕。我认为，你不必担心这个。

治疗师：听你这么说，我很高兴。不过，一起回顾一下如何利用留言电话和寻呼机，还是很有用的，这样，有助于了解如何处理紧急情况。

萨莉：是的。我很抱歉，这个星期呼了你那么多次。

治疗师：我想，我们的讨论已见成效。这样确实比我们继续每晚电话交谈更为有利。本周访谈两次，将给你提供更多的支持。而随着电话交谈的减少，你还将学会如何独立帮助自己改变心情。

萨莉：我还是有点儿担心，不过，确实有道理。

若在为患者频繁来电而深感沮丧之前就设置界限，能使我对患者更加共情，并且能够采用上述冷静而坚定的方法。通过鼓励萨莉采用非退行性应对机制（不是给我打电话，而是其他自我安慰的方法），可发挥其自主性。若萨莉仍执意要求与我频繁交谈，那么，我可以另行安排一次访谈，这是治疗设置所允许的。

在培训时，督导曾给我讲过一个极端的例子，那是一个对所有清晰界限均视若无睹的患者。尽管所有医务人员（其中包括主管医师和各种专家）多次设置界限，可一遇情绪不好，他仍随时随地传呼他们。为了限制患者不断升级的退行，在医务处的协助与认可下，主管医生给他写了一封信，并附上所有相关医生的签名。

信中说，如果患者想继续在这家医院接受治疗，就不能再给任何医护人员打传呼。不过，仍可与所有相关医生经常预约面谈。如需紧急服务，则一律转医院急救室。若患者再呼其中任一医生，尽管医生有回电的法定义务，但信中注明：院方将可能为他安排转院。

主管医生代表治疗小组全体人员把信交给患者，并告诉他：所有人都关心他的福祉。信中将"可为"与"不可为"之事均一一列出，而不是简单地将其"转院"。通过书面形式强调保护性设置，阻止了治疗师的愤怒发作，因此，这封信送去的是体谅与关心，而非恼怒与失望。

患者阅信后的反应出人意料。他将此信视为医生对自己的关心，把它珍藏在自己的皮夹里达数月之久。这封信既向他传达了治疗设置的界限，又见证了医院员工对他的关心。自此，那频频的"嘀嘀"声销声匿迹了。

治疗师的应对机制：如何处理沮丧情绪

当患者不断挑战界限时，我必须设法释放自己的沮丧情绪，以免对治疗造成不利影响。做医学生时，我就设想过，一旦成为精神科医生，治疗时我会一直保持冷静与节制。实际情况却并不尽如人意，即使在工作多年后，面对烦人的临床状况，我有时会非常气愤。通过实践，我慢慢摸索出一点儿窍门，既能有效释放自己的沮丧情绪，又不至于伤害患者。

我采取的第一个措施就是：常与督导或同事讨论。为了与治疗团队保持密切联系，我继续付费接受督导，并每月参加一次同事督导。有时，复杂的治疗实情令人感到山穷水尽，但专业人员的相互支持会带来新的启示。

我还常常应用引导性想象来释放沮丧情绪。想象越逼真、越具体、越深入，效果就越显著。如果对患者感到极其愤怒，那么，想象时也应毫不掩饰，这样才能有效地控制自己的情绪。我可以在脑海里尽情发泄自己的沮丧情绪。当您清晰地勾勒出想象与现实之间的差别时，那么，在任何想象的场景中释放自己的愤怒都是有益无害的。具体实施步骤在有关认知—行为治疗的著作中有详细说明。

如果在案例讨论时表达自己的愤怒，那么，现实中的治疗就会免遭愤怒情绪的破坏。讨论时充分发泄由患者激起的敌意，我还不至将工作情绪带到生活中，从而避免殃及家人、朋友及同事。

如果治疗师能够意识到自己对患者产生的负性反移情性反应，也许对治疗反而有益。当我被患者的举动激怒时，也许我并不是第一个发现这种情绪的人，但绝对是第一个共情而好奇地与患者讨论其行为举动的人。在内心确认患者激怒我的行为后，我会试图了解患者从该举动中有何获益。也许这种举动能够满足患者的内心需求——可能是无意识的。随着时间的推移，也许我们双方都能了解该行为的动机。而一旦了解了行为动机,最终就能使患者改善与我以及与其他人的人际关系。

紧急电话呼叫

幸运的是,真正的精神科急救相当罕见,当然,也确有发生。在美国,每年大约有30000例自杀身亡事件。即使是经验丰富的医生,与一个企图自杀的患者通过电话交谈,也会非常紧张的。

例9.5
电话紧急评估

周六晚上7:00,我收到萨莉·甘恩的传呼。以前,她从未呼过我。

治疗师:请问,萨莉·甘恩在吗?

萨莉(说话哽咽,带着哭腔):医生,谢谢你给我回电话。

治疗师:你听起来很难过。可以告诉我,到底出了什么事?

萨莉:我不知道该说什么。我也不知该从何说起。可我再也受不了了!

治疗师:你指什么?

萨莉:我也不清楚,不过,我想,在做傻事之前先给你打个电话。

治疗师:我很高兴你能给我打电话。你想做什么?

萨莉:不知道。我希望一觉睡下去,一切就解脱了。

治疗师:我很担心,你一定感到很绝望。你已经想好怎么"解脱"了?

萨莉:嗯,我去了药店……

治疗师:买什么了?

萨莉：我买了一堆东西。呃……有止痛药，也有安眠药。

治疗师：你想把这些药吃了？

萨莉：也许吧。每个人都恨我——查利，还有格温。我想，这样最好了。可我又想，还是先给你打个电话吧。

治疗师：你这样做是对的。让我们一起想想，现在我怎么帮你？

萨莉：我只是感到很害怕！

治疗师：怎样才能帮你呢？

萨莉：我也不清楚……

治疗师：你现在觉得安全吗？

萨莉：嗯，你的意思是？

治疗师：嗯，首先，你是在熟悉的地方吗？在家吗？

萨莉：是的，在房间里。

治疗师：有人陪你吗？

萨莉：没有，就我一个人。

治疗师：我担心你整晚一个人待在公寓里是否合适。如果有可能自伤的话，去急救室看看是否会更好呢？

萨莉：我也不清楚。

治疗师：如果你不清楚，那么，我想我们还是小心一点儿为好，你赶紧去急救室检查一下。

萨莉：哦，我不知道要不要去。今晚，外面太冷了！

治疗师：不然这样吧。我们定个时间，明天你打电话跟我联系一下，然后周一再安排一次访谈。要不，你今晚就去找人看看，我可以给他们打电话，让他们等你。

萨莉：以前，他们从没和我交谈过，这样一来，我不就得把自己的烦恼再说一遍吗？

治疗师：是这样。不过，他们也可以打电话向我了解一些情况。

萨莉：我想，我宁愿周一去见你。

治疗师：你觉得今晚安全吗？你不会伤害自己？

萨莉：是的，我想是这样……

治疗师："我想是这样"这个说法在我看来不太可靠。如果你没有把握，我想，你今天还必须去看看。

萨莉：哦，我仍感觉情绪低落，不过，知道星期一就可以和你见面，我已经感到好一点儿了。

治疗师：药呢？

萨莉：在桌子上。

治疗师：把它们扔到马桶里，冲掉，好吗？

萨莉：你是认真的？

治疗师：非常认真。如果你不去急救室，我们必须确保你今晚百分百安全。

萨莉：好吧，我等会儿就扔。

治疗师：为什么不马上去扔？我等着你。

萨莉：哇，你把这件事看得这么严重！

治疗师：确实如此。

萨莉：好吧，别挂电话啊。

治疗师：是的，当然。（我可以听到马桶冲水的声音。）

萨莉：医生，你还在吗？

治疗师：我在，你把药冲掉了？

萨莉：是的。

治疗师：全都冲掉了？

萨莉：是的。

治疗师：你现在感觉怎么样？

萨莉：好多了。

治疗师：但还是很难受？

萨莉：是的。

治疗师：还有一件事，告诉我你住哪儿，好吗？

萨莉：你为何问这个？

治疗师：我手头没有你的地址资料。我想知道你现在在哪里，万一需要，可以找人帮你。

萨莉：哦，医生，你什么意思？你不会把警察或者谁带来吧？

治疗师：目前不会。我觉得我们刚才的计划很好，也就是明天早上电话联系，周一再安排一次访谈。不过，我想我应该知道你的地址，以防万一。

萨莉：好吧。我住在波士顿中心大街1111号。

治疗师：在我们交谈时，你有什么感觉？

萨莉：还是很难过。

治疗师：现在还有伤害自己的念头吗？

萨莉：嗯，仍在我脑海闪现。

治疗师：这些念头够烦人的。问题的关键是，你是否真想去做啊？

萨莉：没有，我真的不想这样做。

治疗师：万一到了半夜或者明天，你又想伤害自己，那怎么办？

萨莉：我不知道……我给你打电话，好吗？

治疗师：好，传呼我，或者直接去急救室。

萨莉：好的，谢谢！

治疗师：别客气。这样，你明天上午10:00传呼我一下，就算报个到吧。周一下午3:00到诊室来。好吗？

萨莉：让我记一下……好的，没问题。

治疗师：见面之前，你会做点什么让自己平静下来？

萨莉：我想，我会给一个叫南希的女孩打电话，她是我在新闻班上认识的，我会问她明天能否陪我。如果有个伴儿，我会好受点。

治疗师：如果南希没空呢？

萨莉：我想，我就去图书馆。经济班学生明天要在那儿上课。也许我会在那个班上遇见熟人。

治疗师：我想，这个计划不错。今晚打算做什么？

萨莉：我现在觉得很累。我想马上就去睡觉了。感觉比刚给你打电话时好多了。

治疗师：我很高兴听到这句话。我等着明天早上10:00和你通话，周一下午3:00和你见面。（再次确认未来的安排。）

萨莉：在你诊所吗？

治疗师：是的。我会等你。

萨莉：谢谢！我会去的。（同意未来的安排，是评估安全性的一个重要特征。）

自杀危机是一种精神科急救事件，必须马上进行全面评估。例9.5中，通过了解萨莉的自杀意念、意图与计划，我对其自杀风险进行了评估。根据她当时的危险情况及合作程度，我制定了干预策略。

萨莉具有两个自杀危险因素：抑郁症和人际丧失。此外，尤其令人担忧的是，她有成熟的自杀计划，并已采取一定的行动。令人放心的是，吃药前她给我打了电话，这表明她尚能思考，还能自制，并有求助意愿。在电话评估期间，她投入、坦诚且合作，因此，我可以安心地将面对面的访谈延至周一。

遇到紧急情况，我会随时接听电话。而且还告诉萨莉，如果当晚或第二天，她的自杀意念有增无减，请她随时与我联系。尽管周日上午的确认电话将给萨莉提供特别支持，可我仍试图鼓励其情感成长而非退行，因此，我又帮她想一些能在周末自我安慰的活动。而且，我还努力证实她对实施这些活动有多大诚意，并有多少能力。

如果我有理由相信萨莉在撒谎，她其实已经吃药，或者她拒绝去急救室做进一步检查，却不能保证自己的安全，那么，我会被迫请当地警察局强行护送她去最近的急救室。考虑到她可能服药过量，或者采取其他自伤行为，我还会叫救护车。如果我没有她的地址，或者她拒绝告诉我，那么，警察也可以通过电话号码查询。强行将萨莉送往急救室，这样做会使治疗联盟暂时出现裂痕，但与救治不及时而发生危险相比，这仍是最佳选择。

某些患者属于自伤的危险人群。在美国，尽管女性的自杀尝试更频繁，但男性的自杀成功率却高于女性。（中国和其他一些国家则正好相反。）有些慢性病患者也具有较高的自杀成功危险性，如有AIDS、物质滥用、抑郁症、严重的惊恐发作、边缘型人格障碍、冲动易怒，以及有暴力、创伤、精神病病史的人。此外，生活应激，包括高龄（尤其是年迈的男性）、青春期、离异、居丧或失业，亦伴有自杀企图。了解患者的自杀危险因素有助于指导评估。当然，对每个特定患者的评估，最终应视具体情况而定，而非仅凭统计数据。

在精神科培训早期，就在我实习结束后3个月，我以前的一位患者在出院8周后服药过量而死，年仅32岁。她患有重度精神病性抑郁，在住院的12周内接受过电休克疗法（ECT）。出院时，尽管病魔将她折磨得非常虚弱，可她仍满怀希望地憧憬未来。出院后，她严遵医嘱，定期复查，门诊主治医生也尽心尽力。出事后，我和主管医生极力回忆事情的经过。对于她的死，我们深感震惊和悲痛。

尽管我并非该患者的主管医生，可这个消息却仍令我心烦意乱，深感内疚。精神科培训的头一年，麦斯纳博士曾说，未来12个月内，我们班里至少有一个学员会遇到一个自杀成功的患者。我当时确信自己能够幸免，可结果却不幸言中。

那位年轻女士自杀后数月内，但凡有患者提到自伤念头，我就不由自主地对其进行自杀危险性评估。评估时，我会反复询问这位患者的自杀意念、意图与计划。然后，我开始担心这种评估过于冗长，或者过于沉闷。于是，我向麦斯纳博士请教。7年过去了，至今我仍清晰地记得他当时所说的话："只要你需要，花多长时间都不为过。"他说，"为了做出令人放心的治疗决定，应反复审核你的自杀危险性评估。"这确实是至理名言，现在，我把它送给您。如果您对患者的安全没有把握，那就与他或她反复详谈，直到您确信对其安全性或是否需住院了如指掌。对这类评估一定要有耐心，而不能仓促了事。多花一点儿时间，您就对自己的决定多一分放心。因为患者也许恰恰命悬一线。

随着时间的推移（而且在犯了本章所示诸多错误之后），我已经学会如何在访谈之外与患者交流，以及如何有效地实施紧急干预。因为我遵循本章所示各种策略，所以，现在患者很少在晚上6：00以后呼我，一年之中半夜被传呼惊醒的次数已寥寥无几。这其中的奥妙并非因为我在波士顿已有固定的诊所，而在于我已日渐学会帮助患者提高应对技巧，并有效利用常规的访谈时间，从而避免患者依赖夜间或周末电话呼叫。所有这些策略的目的无非是：

避免自伤行为；遏制退行、侵扰行为及适应不良性依赖；增强自主性；培养合作精神。

关键词：
滥用、自主性、界限、反移情表达、依赖、急救、唤起性记忆、探索、设置、设置界限、心理治疗、自杀

第10章
爽约、迟到与延时

各种门诊,如:精神病急诊科、物质滥用咨询中心与社区心理卫生中心,均随时欢迎患者就诊。与之相反,几乎所有心理治疗均必须事先预约。这样有利于治疗的计划安排,而且预约可确保患者每次约见同一治疗师。

对于治疗师而言,患者若迟到、爽约或延时,那是令人懊恼的。然而,如果治疗师懂得巧妙地利用这些负性事件,审时度势,也许会发现它们恰似打开治疗之门的金钥匙,往往能使治疗过程柳暗花明。

迟到

在心理治疗培训期间,我常常翘首企盼访谈时间的到来。约定前半小时,我便不由自主地开始做准备:将闹钟放在不起眼的角落,整整患者座椅上的靠枕,看看面巾纸是否够用……确保访谈开始前一切准备就绪。

准备停当,我便开始杞人忧天地猜想患者是否会准时赴约。约定时间刚过,我便如坐针毡,甚至会天马行空地胡思乱想,想象患者的容貌已经改变,也许头发染了颜色,身高陡然增长,又或许容颜已衰,恰似那位坐在角落里织毛衣的老妪。

这些想象是有点儿离谱,但我明白它们具有很好的保护作用。稀奇古怪的冥想有助于我耐心等待，而且满怀希望地胡思乱想总比无所事事地搓手顿足要好得多。

如何应对患者迟到

我设想督导可能会将患者迟到转化为治疗突破的一个契机。譬如，听完患者抱怨交通堵塞后，督导也许会突然质问："所以，难以准时来，是吗？可是，你觉得这对治疗会有什么影响呢？"此时，患者应该不会出现防御性回避，而会对这一极具心理学意义的反诘产生强烈反应。这样，医患双方很快就能对患者的潜意识有一崭新而深刻的认识。

随着经验的积累，我意识到这种设想多少有点儿幼稚，而我也不再如此戏剧化地想象。当我向督导讲述自己对迟到现象的设想时，他告诉我，对单独事件赋予心理学解释是毫无意义的。即便真是潜意识动机触发了迟到，若面质的时机与火候把握不当，往往会导致防御与退缩，而非提高内省。从此，我不再奢望患者的心理顿悟，而将兴趣更多地放在观察迟到如何对治疗进程产生微妙的影响上。

初为治疗师时，我会给迟到患者以特别关照，譬如，延长访谈时间以做弥补。尽管用心良苦，然而这种做法却常常事与愿违。

例10.1
治疗师特别关照迟到者，延长访谈时间以安抚之

萨莉（迟到20分钟，急匆匆进来）：医生，堵车了。没能事先电话通知你，是因为我不想浪费更多的时间。唉，真烦人！

治疗师：我能理解。进去吧，我们马上开始。

我们一起向诊室走去。

萨莉：哦，我有好多话想对你说。我曾经和你谈过格温，我的好朋友，在我和查利分手之后，她曾给予我极大的支持。可是近来她变了，而我不明白这是为什么。她很少给我打电话，就算一起交谈，她似乎也躲躲闪闪。（还有5分钟就该结束访谈了，可萨莉还滔滔不绝地诉说着她的痛苦。）

治疗师：这么看来，你和格温的关系有点儿复杂了。希望下周我们可以继续讨论这个问题。

萨莉：可是，医生，今天我想和你多聊一会儿。不光我和格温之间的问题有点儿棘手，我家近来发生的事更让人心烦。其实我早就想说，但不知从何说起，因为我甚至连想都不愿去想。坦白说，与之相比，我和格温之间的问题都不值一提。求你了，我们再聊一会儿，好吗？车堵得那么厉害，那也不是我的错呀！

治疗师（我很好奇，决定延长访谈时间）：好吧，仅此一次。一般来说，我们必须严格遵守时间约定，不过，我们可以在以后的访谈中注意这一点。你家出了什么事？

萨莉：嗯，这件事我以前确实没怎么跟你提过，就是我弟弟汤姆，他身体不好，经常腹泻。

说起来多少有点儿难为情，因为有时他病得非常厉害而不得不住院。我想这病可能叫溃疡性大肠炎或者什么。不管是什么，反正我上高中时他开始犯病，为此还住了几周医院。他一天要上30多次洗手间，而且大便带血。那段时间，我和爸爸住在家里，而妈妈则在医院陪汤姆。我几乎见不到她，不过也没什么啦，我知道汤姆比我更需要她。

奇怪的是，有时他会突然好转，然后就跟没事人一样。最近几年，他身体确实一直挺好。但昨晚父母给我打电话说，他昨天又住院了。听上去他又病得很厉害，谁也不知道又得过多久他才会好转。（她嘤嘤地抽泣起来，伸手取纸巾拭泪。）

治疗师：嗯，我能理解，听到这样一个意外的消息，确实让人很难过。

离访谈结束还有1分钟

萨莉：现在，他不能进食，只能通过静脉补液。我的父母都很难过，尤其是我妈，简直魂不守舍。当我问她我能帮什么忙时，你猜她说什么？真是奇怪。

治疗师（我忍不住问）：她说什么？

萨莉：她说，我的功课，尤其是经济学类的功课不错，让她感到些许欣慰。她还说，这让她暂时可以忘记医院和所有烦心的事。她只要一想到我的将来、我的事业，就会非常开心。

因此，我根本无法立即告诉她，其实我讨厌经济学。我都烦死了，可我却还得装出一副很感兴趣的样子，因为我实在不想让她操心了。（她开始擤鼻涕。）

治疗师：确实左右为难。你能具体谈谈，你认为你妈为什么会操心吗？

萨莉：她以为我和她一样喜欢从商。我想，我也喜欢吧，可谈不上热爱。我想，如果她知道这一点，也许会很失望。

时间到了

（治疗师点头，表示关注。）

萨莉：之前，我真是不想和你谈这件事。

治疗师（我甚至没有结束此次访谈的意思）：那是什么促使你非得在今天

告诉我呢?

萨莉：我也不知道。也许是他又去住院这件事吧，我非常想找人倾诉，可又不愿与人交谈，只盼着事情能自行消失。

治疗师：那么，跟我谈完后，你感觉怎么样呢?

萨莉：感觉非常好。憋在心里一直让我很难受。医生，衷心感谢你为我延长时间。尽管不能再从格温那儿获得支持，可你支持着我!

访谈超时15分钟。我不仅牺牲了自己10分钟的休息时间，还推迟了下一个患者的访谈。

有趣的是，迟到和不愿离去，常常同时出现在一个患者身上。萨莉生动地诠释了"手握门把"策略，即在访谈最后时刻，才向治疗师诉说最令其痛苦不安的事情。当患者犹豫不决是否该向治疗师袒露某一事情时，他们可能会运用这个策略——通常是无意识的。以萨莉为例，她在访谈即将结束时抛出关键信息，也许就是在无意识中企图打破访谈的时间限制。

访谈中并未发现萨莉有任何危害自身或他人的迹象，因此，如例10.1所示那样打破设置，最终将对治疗不利。即便是一次破例，也可能会带来许多后遗效应：今后，萨莉也许会继续要求延长时间，并且丧失守时的动机。尽管她也许感激我予之的额外关注，但如果我根据访谈内容随意更改访谈时长，也有可能造成混乱。她可能会将60分钟访谈视为意外的奖励，而一旦缩短为45分钟，则会将之视为惩罚。

若延长此次访谈时间，则难以促使萨莉探索自己访谈终末举动的真实意义。反之，准时结束访谈，则萨莉仍会保留延时需求所附带的情感。下次访谈时，我就可以询问，对于设置方面的限制，她有何感想。而且，我还可以试图了解，访谈时段内她为何难以启齿谈论汤姆的病情。

例10.2演示了如何共情而坚定地遵守治疗界限。

例10.2
治疗师并不延长访谈时间以安抚迟到患者

离访谈结束还有5分钟

萨莉：医生，今天我想和你多聊一会儿。不光我和格温之间的问题有点儿棘手，我家近来发生的事更让人心烦……求你了，我们再聊一会儿，好吗？

治疗师：我很愿意倾听你想跟我谈的事情，但是，我们必须准时结束访谈。不过，我愿意先了解一下大致的情况，然后，我们就可以确定下周是否继续谈论这个话题。

萨莉：下周，那也太遥远了吧。我想说的是，我弟弟汤姆又住院了。我记不清是否跟你说过，他得了一种罕见的慢性病。不过，这几年他身体挺好的。可现在又复发了。

治疗师：嗯，我能理解，那确实令人很难过。他得了什么慢性病？

萨莉：叫什么溃疡性大肠炎。如果情况没有好转，他可能需要手术。我真不知道该怎么办！（继续抽泣，伸手取纸巾，擤鼻涕。）

（治疗师克制住自己，不再追问"那是什么促使你非得在今天告诉我呢？"或者"跟我谈完后，你感觉怎么样？"。相反，治疗师开始对此次访谈做总结。）

治疗师：我知道这是件很痛苦的事，希望下次我们能详细地谈一谈。我也知道，这样的话题一旦开头，要想立刻结束确实不太容易，但是，我们必须马上结束。

萨莉：哦，这真是太令人懊恼了！医生，他病得那么厉害。我需要获得帮助来处理这个问题！你就不能帮帮我吗？

治疗师（紧紧抓着椅子，暗喻坚决维护治疗设置）：我真是很为难，其实我很想听你多谈谈这个问题，但现在确实没时间了。也许我们可以在本周另外找个时间，你看怎么样？

萨莉：不行，我没空。现在不行吗？就20分钟也不行？（泪水顺着她的脸颊流了下来。）

访谈时间到了

治疗师：我理解，你弟弟的病让你很难过，我也知道，和我谈这件事，对于你来说也是很不容易的。遗憾的是，访谈时间到了。请你先冷静一下，然后决定是否想在本周另外找个充裕的时间和我谈这件事，好吗？

（萨莉点头，打嗝，仍坐着不动。）

（治疗师点头，耐心等待。）

萨莉（抓了一把纸巾，站起来）：这件事情本来就难以启齿，所以，我想本周就算了。我们照常下周见吧。

治疗师：行。那也很好。到时见。

萨莉：好的。（离开。）

例10.2中，在坚持准时结束访谈的同时，我也表示理解患者的要求。萨莉离开时超过预定时间两三分钟，这还是可以接受的。在将来的访谈中，如果她仍在即将结束时抛出带有强烈情绪的信息，那我们就要一起努力了解此行为的意义。

例10.3
患者反复在访谈结束阶段抛出带有强烈情绪的话题

在萨莉第一次与我谈论其弟病况后一周。

访谈结束前5分钟

萨莉：关于格温，谈得够多了。关于我弟弟汤姆，我想我谈得还不够，其实，今天我本来打算早点谈他的。我想更多地跟你谈谈他现在的情况。

（治疗师点头。）

萨莉：医生，这个星期真够糟的。我心乱如麻，但是为格温担忧，为查利难过，这些全被抛在脑后了，我真的很担心他。

治疗师：你最担心什么呢？

萨莉：一想到他，我心里就难受，甚至想一点点我都受不了。我不明白今天为什么会谈格温而不是汤姆。

治疗师：对于今天谈格温而不是汤姆，你怎么想？

萨莉：不明白。也许谈格温更容易吧，而且，还可以让我不去想真正令我烦心的事。

治疗师：很可能是这样。能做出这种假设的人可不多。（认可并支持萨莉的心理认识。）

萨莉：我希望我们能继续谈下去。

治疗师：看得出，这是个敏感的话题。遗憾的是，你没有早点提出来，这使我们没有机会一起认真讨论它。今天的访谈已接近尾声，但是希望我们能继续思考这个问题。

萨莉：好的。（起身离开。）

当我坚守访谈设置时，萨莉就能体会到，延迟到最后时刻谈论其弟的病情，实际上说明谈论此事对她来讲是多么的困难。以后，我们可能会讨论到当我并未满足其延时需求时，她心里的感受。

反复迟到

迟到、临时取消预约，或者干脆爽约，也许会成为某些患者的家常便饭。这些行为均为治疗的不利因素，应引起治疗师足够的注意。

与患者讨论这一问题之前，我会努力鉴别导致频繁迟到的原因，是客观阻碍抑或阻抗？所谓阻碍（obstruction），是指患者不可控且通常不可预见的外在因素（如：暴风雪，洪水，交通不便，自己或家人生病）。阻抗（resistance），即妨碍治疗进程的任何人为因素，其中或多或少有患者本身的原因（如：未赶上公交车，身体不适，或安排冲突）。某些事件比较复杂，很难分辨是阻碍还是阻抗（如：患者日程安排的意外变更），对此，在获得足够信息之前，我不会急于做出判断。

反复迟到的原因无论是阻碍还是阻抗，或两者兼而有之，治疗师都应抱着共情与探索的态度，选择恰当的时机与患者讨论这一现象。初出茅庐时，我会急不可待地在访谈一开始即询问迟到原因，试图获取有用的信息。由于时机不对，这种讨论几乎均无果而终。屡次碰壁后我才明白，探索迟到或爽约原因切忌急于求成。于是，我学会耐心等待，譬如，等待患者对时间、约会或别人迟到发表评论之时，此时，我会抛出酝酿已久的问题："我注意到，你有几次迟到了15分钟左右。你认为是什么原因使你难以准时到达呢？"

例10.4中，一开始，萨莉·甘恩极力否认其反复迟到有什么潜在的意义，然而，随着治疗不断深入，她渐渐能讨论这一举动所蕴涵的情感意义。

例10.4
以治疗性方式讨论反复迟到

今天，萨莉迟到了20分钟。此前，她也有3次迟到10到15分钟。当访谈还剩10分钟时，她开始加快语速。

萨莉：最近发生的一件小事令我很是不爽。昨晚，格温想去看一部外国片，而我更想去看最近上映的新片。我话音未落，她就啪地一声将电话挂断了。其实，我难得对她的计划发表哪怕一点点不同意见，这一次她竟然挂断了我的电话。为此，我整晚郁郁寡欢。我不明白我做错了什么，或是什么值得她如此大发雷霆。也许，我注定是个社交失败者。

治疗师：关于当晚的活动安排，格温就没有留下一点儿商量的余地？

萨莉：就是这样。我要是答应去看那部外国片就好了。上次，我和格温也闹过一次类似的小矛盾。只因我还要写论文而不想一个下午都陪她在城里购物，结果，她好几个星期都不理我。那几个星期好漫长啊，感觉就像过了一辈子。现在我很怕失去她，因为我需要任何可能的支持，尤其又遇到汤姆生病这样的事。

治疗师：友谊对你是如此重要，却不容许有一点点分歧，可真难办呀！

萨莉：可不是嘛。也许我需要更多的朋友，这样我就不用过分依赖格温了。可是，我很难交到新朋友，因为我很害羞。

治疗师：我们这样的谈话很有必要，不过，现在只剩两三分钟了，不可能详谈了。

萨莉：噢，真希望能有多一点儿的时间。

治疗师（抓住这个机会谈论萨莉的反复迟到）：你想想有什么原因使你难以准时到呢？

萨莉：我不知道……你也知道，每周都谈论这种沉闷的事情也不是那么轻而易举的。

（治疗师点头以示鼓励。）

萨莉：我能再和你说件事吗？只要1分钟。

治疗师：我们真的需要就此打住了，不过，我希望以后可以继续讨论这个话题。谈论这些痛苦的话题确实不太容易，在一定程度上，这也许就是导致你迟到的原因。我们共同来试着解开这个谜团，也许下次访谈时我们就可以讨论这个问题。

接下来的一次访谈，萨莉迟到了15分钟。

萨莉：哦，上次访谈后，我和格温之间发生了很多事。

（治疗师点头以示鼓励。）

萨莉：哦，不出所料，我们整个礼拜都没有说话，就因为我没有陪她去看那部无聊的影片。昨天她又打来电话，装做什么也没有发生，邀请我去参加舍友聚会。我们玩得很开心。我想我们又和好如初了。

治疗师：你们的关系又一如既往，你感觉如何？

萨莉：我感到如释重负。如果没有格温，我不知道该怎么办。除了你，她是我在大学里最重要的精神支柱。恕我冒昧，每周和你谈一次远远不够。而格温是我生活中重要的一部分。

治疗师：一点儿也不冒昧。我同意，知心好友对你而言确实很重要。格温假装没有和你争吵过，你感觉如何？

萨莉：我觉得很幸运。我讨厌与她谈论我们之间的意见不合。

治疗师：你究竟讨厌什么呢？

萨莉：我怕说错话，怕她又不理我了。无论如何，我可不能再拿我们的友谊冒险了。

治疗师：和格温的友谊对你如此重要，可我怎么感觉它相当脆弱？

萨莉：你的感觉没错。我见过她抛弃朋友连眼睛都不眨一下。就像大扫除一样，她会经常将朋友拿出来清理一遍，将"无趣"者扔掉。有时她让我觉得我是她最好的朋友，有时却对我颐指气使。我们最大的不同在于，5分钟之内她就可以结识新朋友，而我却不擅应酬。我需要她远胜过她需要我。

治疗师：这就难办了。

萨莉：是的，我讨厌表露情感。

治疗师：上周我曾让你想想有什么原因使你难以准时到，现在我怀疑也许跟你讨厌表露情感有关。你认为呢？

萨莉：不，我觉得一点儿关系也没有。你认为有关系？

治疗师：也许。我想，可能有一点儿，不知你是否同意。当你难以直接向我表达某些情感时，你就难以准时到达。

萨莉：什么意思？

治疗师：嗯，和格温在一起时，你一直担心直抒己见会破坏友谊。这意味着你可能在其他人际关系中也怀着这种矛盾情感，避而不谈是你处理这些情感的方式。

也许你对我们之间也怀有一种矛盾情感，而迟到也许就是你避之不谈的一种方式。（我对自己的解释颇感自豪。）

萨莉：我对你没有什么矛盾情感。

治疗师：没有吗？（我的解释无效？我整个星期都在不断使之完善呢！）

萨莉：没有。医生，你对我很重要。我很珍惜访谈，我真不明白你怎么会有这种想法。

治疗师：我说的一点儿也不对吗？（放弃我引以为豪的解释真不容易，然而，有一点儿愈来愈清楚，即此刻，萨莉还不能公开谈论我们之间的关系。）

萨莉：一点儿也不对，它只会让我感到紧张。我认为你说得不对。我迟到，只是因为堵车，仅此而已。

萨莉开始有点儿恼火，我试图巩固治疗联盟。

治疗师：我很高兴你纠正了我的想法，使我可以更好地理解这一问题。

我之所以一直询问你迟到的原因，只是为治疗进程着想。访谈开始晚了就会减少我们交谈的时间。

萨莉：我想是的。不过，的确只是堵车而已。

（治疗师点头，保持沉默，看萨莉接下来会谈什么。）

萨莉：嗯，到这儿来谈论这种沉闷的事情，真的挺难的。不过，每当我离开时，总感觉好多了。

治疗师：你能指出难在哪里吗？

萨莉：嗯，我有时有点儿担心你会怎么看我。我不想使你认为我是个拢不住朋友的可怜虫。

治疗师：你认为我会那样想？（很吃惊，非面质的口吻。）

萨莉：我也不知道。我只是担心你可能会对我所说的事感到厌烦，想让我闭嘴。我每周都讲同样的事，尽管我知道我在进步，但我想你肯定对我有点儿失望。

治疗师：我看上去对你失望吗？

萨莉：没有，一点儿也没有。但是，你也许是那种可以忍耐很长时间，然后毫无先兆地突然爆发的人。

治疗师：很难相信我不会变得捉摸不定、尖酸刻薄，就像格温那样，是吗？

萨莉：我从来没有那样想过，不过，我想完全有这个可能。

治疗师：我能理解这些想法使你迟疑不决。还有什么其他想法吗？

萨莉：我想，如果我说了一些冒犯的话，你生气了，怎么办？

治疗师：我会怎么生气？

萨莉：勃然大怒，不讲道理，愤而生厌……我不知道。我不想把治疗搞得一塌糊涂。它对我有帮助。

治疗师：实际上，这样的讨论很有用，可以了解更多相互联系的情感。假设我如你想象的那样生气了，你会怎么样？

萨莉：哦，我会很害怕。

治疗师：告诉我，为什么？

萨莉：因为我们的关系就会结束。

治疗师：怎么会呢？

萨莉：嗯，你也许再也不想给我治疗了。

治疗师：为什么不想？

萨莉：因为你感到恼火。

治疗师：我现在明白你为什么如此恐慌。你以为，如果我们之间发生摩擦或者分歧，那么，治疗就会结束。

萨莉：是的。因此，我很担心会惹恼了你。

治疗师：如果你真惹恼了我，你会怎样？

萨莉：我不知道。我想，我会感到和你说话真不舒服。

治疗师：你看，你想象中我们之间的关系恰似你与格温的友谊。它不留一点儿回旋的余地，容不得半点分歧。

萨莉：是的。的确是这么回事。

治疗师：你是不是认为，迟到在某种程度上有保护作用？

萨莉：嗯，如果我减少会面时间，我就可以减少惹你生气的机会。即使你对我的迟到有点儿恼火，我知道，我可以在剩余的30分钟内尽量表现良好。

治疗师：因此，你其实是通过迟到来保护我们之间的关系，对吗？

第二部分　设置及相关要素

萨莉：我知道，听上去这很愚蠢，但也许就是这样。

治疗师：我觉得一点儿也不愚蠢。很高兴我们能公开谈论这个话题，以后，我们对它也许会有更多的了解。

许多患者，尤其是那些刚接触心理治疗者，都会像萨莉那样。他们也许很难公开谈论其反复迟到的行为，此时，治疗师必须循序渐进、敏锐地将讨论推向深入。

例10.4中间部分，我演示了治疗师急于求成的后果。当我向患者介绍自己深思熟虑的解释时（"也许你对我们之间也怀有一种矛盾情感，而迟到也许就是你避之不谈的一种方式"），我试图引导访谈的内容。萨莉却止步不前，对于我的解释，她没能做出积极的回应。这使我意识到，解释时机尚不成熟，因为它并未促成公开坦诚的讨论，反倒让萨莉一再坚持其迟到并无任何潜在意义。

例10.4下半部分，当萨莉的内省力增强，我也更为老练时，谈话取得了实质性进展。我设法澄清萨莉的担忧（"很难相信我不会变得捉摸不定、尖酸刻薄，就像格温那样，是吗？"）而非一意孤行地解释。结果，我了解到，萨莉所担心的是，如果准时到达，她也许无法那么长时间地维持得体的言谈举止，这显然与我先前提出的解释大相径庭。

萨莉的迟到也许蕴涵多种意义。此次，萨莉认为迟到仅仅是试图避免冲突，但很有可能迟到亦是其表达敌意与怨恨的一种方式。即使这样的猜想是对的，可萨莉似乎还远没有准备好承认自己的愤恨，现在还不是和她谈论第二种可能性的时机，因此，我必须耐心等待。

作为治疗师，我也开始考虑萨莉为什么难以结交新朋友，为什么如此依赖格温，尽管格温待她如此刻薄。在治疗初期，我只能假设：也许在萨莉的眼里，格温是不可替代的，因为格温在某些方面与萨莉生活中不可或缺的某人有象征性的联系，如爸爸、妈妈或弟弟。随着治疗继续，我们将了解更多信息。

反复取消约定或者爽约

尽管迟到令人恼火，可患者毕竟还是露面了。实习时，我发现取消约定或爽约才最令人头疼，主要是因为重新确定访谈日程常令我绞尽脑汁。

典型的情况如下所示。患者取消访谈约定或者干脆爽约之后，通常会很快打电话来道歉，并试图在随后几天另外安排访谈时间。出于关心，为了尽早见面，我会安排晚上或清晨时段。如果运气好，患者也许会来，但有时患者并未赴约，这令我愤恨不已。

随着经验的积累，我学会一套办法，并用以保护我自己的时间。我常以患者要求重新安排访谈日程为契机，重申治疗设置的重要性。除非情况紧急，否则我会将缺席的访谈顺延至下周既定时间。

如果爽约成了一个习惯，情况就比较棘手了。

例10.5
当患者反复爽约时

萨莉的咨询阶段刚刚结束，应该开始进入治疗性访谈。结果，第一次访谈她就未露面，而且也未事先电话取消。

我打电话给她并留言，希望了解患者有无继续治疗的兴趣。

"萨莉，你好，我是苏珊·班德。今天你没有来，不知你是否有兴趣重新安排时间。如果是，请给我留言，告诉我什么时候再与你联系。"

两天后，萨莉回电并留言如下。

"班德医生，你好，我收到了你的留言。很抱歉没能遵守约定。那天上午学校期末考试，我完全忘了那天的访谈。我仍对治疗感兴趣，请回电重新约个时间。"

我给萨莉回电，重新安排时间后，我提出取消约定的规则。我解释说，除非特殊情况，或者提前48小时取消约定，否则我会照收爽约的治疗费。

接下来，她仍未来接受治疗，且未电话取消约定。

第二次爽约不太可能仅仅出于巧合。除非担心萨莉有生命危险，否则我不会在第二次爽约后立即给她打电话。

对于萨莉，治疗过程也许同时混杂着慰藉、探秘与恐惧等矛盾情感。因此，也许她会感到进退维谷，对治疗既向往又畏惧。如果每次爽约后我都立即回电，很可能加重她的回避。如果我采取冷处理，就不会让她感到有太大的外界压力，同时也让她能冷静衡量此中的利害关系。如果她决定继续治疗，那么，这表明了她个人的自主决定，以及隐含的释放情感的强烈动机。

萨莉第二次爽约后，我会在一周左右再给她打电话。

如果没能立即联系到她，我仍会留言，内容类似于第一次，同时声明："如果没有得到你的答复，我将假定你目前对访谈不感兴趣，我会将此案例归档。如果发生紧急事件，请与最近的急救室联系。"

当月底，我将账单寄给萨莉，其中包括第二次爽约的费用。

连续两次爽约，表明萨莉对治疗的态度由进退维谷而偏于厌恶与回避。除非以心理治疗帮她公开谈论其反复爽约的问题，否则她的阻抗将一如既往。如果她还会与我联系，我将在治疗时与之讨论这两次爽约。

第二次爽约，我第二次电话留言后几周，萨莉回电了。

萨莉：医生，很抱歉没有遵守上次的约定。现在学校放假了，我想约个时间见你。我有很多话要说。

治疗师：好。不过，目前在时间的选择上相对有限。

萨莉：没关系。放假期间，我的时间可以灵活安排。

治疗师：周四上午11点怎么样？（我选了一个非常方便的时间。万一萨莉没来，我就早点去吃午饭。）

萨莉：好！很好！到时见。太谢谢你了。

治疗师：如果你发现无法赴约，无论什么原因，请给我打电话，最好提前48小时。

周四到了。11点过5分，我查看了一下我的留言电话。萨莉在11点时留言，说找不到停车位，可能会晚点到。

11点20分，萨莉冲进诊所，忙不迭地道歉。

萨莉：医生，终于又见到你，真是太好了。很抱歉我迟到了。希望你收到了我的留言。我想我得说快些。最近，我真的很郁闷。

治疗师：怎么郁闷呢？请你描述一下。

接下来的10分钟，我主要关注萨莉的主要问题，评估其危险性。

治疗师：由于极度痛苦，而且头绪纷乱，导致你一方面不想参加访谈，另一方面又想寻求帮助与慰藉。

萨莉：我也不清楚。嗯，我想，我有点儿进退两难。

治疗师：许多人都这样。如果你想更深入地探究你的问题，那么，我们可能需要约定经常见面，以寻求对你目前处境最有利的方法。同样，如果你觉得时机不对而想停止治疗，那也可以。

如果此次讨论后萨莉继续爽约，那就表明她目前的矛盾心理过重而无法继续治疗。即使她反复声称对治疗感兴趣，那也是言不由衷。而我，接下来会给她写封信（见表10.1）。

[印有诊所名称的信笺]

日期
萨莉·甘恩女士
波士顿中心大街1111号，02114邮箱
甘恩女士：
你好！
之所以给你写信，是因为自上次某年某月某日见面后，我不清楚你对将来的治疗有何打算。
当然，我无从了解你目前的情况，但愿一切顺利。
如果你想与我联系继续治疗，我很乐意与你见面讨论你的治疗需要。
祝身体健康！
苏珊·班德医生
留言电话

表10.1 邀请患者恢复治疗的信笺

信中，我故意不提今后的治疗打算。如果萨莉决定暂时停止治疗，几个月后又与我联系，希望开始治疗，那么，我会同意首先做一次咨询访谈，此次访谈后，再与萨莉讨论其治疗选择：如果我有时间，我会继续为她治疗。如果我没有时间，而她亦不急于治疗，那就先登记，等待治疗安排。否则，只好为她另寻一位治疗师。

取消访谈的规则

取消访谈的规则视治疗师而异。有些治疗师视访谈为"时间出租"（即患者"租用了"某一时间段，并为之付费，而无论其是否真正享用了该时间

段）。因此，如果患者因故取消访谈而无他人填补空缺，也应支付费用。某些治疗师甚至更无顾忌，连自己度假而空置的访谈也要求患者掏腰包！以上两种做法，我均不敢苟同。

在咨询阶段或在患者首次错过访谈后，我会向他们交代取消访谈的规则。我要求他们提前48小时通知我取消预约，否则，我将照常收费。

当然，任何规则都有例外。以下两种情况，我不会收费。一是在向患者交代取消访谈的规则之前；二是在患者遭遇不可抗拒的外在因素时，如：暴风雪，自己或家人意外患了重病（换句话说，即阻碍）。很少有患者会利用这种弹性规则不断编造爽约的理由。若果真如此，我会向患者直言，拒绝为之毫无酬劳地预留访谈，然后对爽约时段的费用照收不误。这种情况极少。通常，取消访谈的规则对治疗具有保护作用。一旦患者意识到自己对爽约负有经济责任，出席率瞬即改善。

如果患者由医疗保险付费，情况就没这么简单了。医疗保险明确规定不为爽约付费。此时，私人开业者应与患者签订付费协议，明确规定爽约者应为爽约买单，而正常访谈由保险公司付费。（此协议还应符合保险公司的规定。）在公立诊所工作，签约尽管不在我的职责范围，但作为治疗内容，治疗师应与患者讨论频繁爽约问题。我还会提醒患者，如果不事先通知取消访谈，就无法利用此爽约时段为其他需要者服务。有时，当意识到自己的行为可能给他人带来不利时，那些对自己的健康（和自己的治疗）满不在乎的人也许会积极行动起来。

有些诊所要求患者将每次爽约的费用捐给慈善事业。如果患者力所能及且心甘情愿，这也可以作为取消访谈的一条非正式规则。如果只是要求患者从道义上尽捐赠义务，那么这条规则就形同虚设了。

如果经详谈后，诊所患者仍践踏自己每周1小时的访谈权利，我会依次递减访谈频率。也许隔周1次。如果爽约仍无改观，我会建议患者暂停治疗，直至她保证能遵守约定。此时，我还会提醒她，必要时请求紧急服务。

治疗师迟到

如果治疗师迟到，动力学模式则迥然不同。

例10.6
治疗师迟到了

约好下午2点见萨莉。不巧，在去诊所的路上，我发现钱包落在餐馆的桌子上了。我赶紧冲回去，钱包还在，我拿起它就向诊所跑去。可我仍迟到了10分钟。这是接诊萨莉后第一次迟到。

治疗师（跑回诊所时有点儿气喘吁吁）：请进。

萨莉（疑惑地看着我）：哦，我要告诉你很多关于格温的事。

治疗师：好的。很抱歉让你久等了。

萨莉：哦，我想你肯定不巧遇到了什么事。没关系。我并不十分苛求是否准时开始。

治疗师：如果你对我迟到有什么想法，尽管说。

萨莉：哦，我和格温之间的事情比这更要紧些。

治疗师：你可以多待10分钟吗？这样我们就可以弥补落下的时间。

萨莉：可以，那很好呀。（开始谈论格温。）

10分钟后

萨莉：呃……你迟到时，我脑子里确实闪过一种奇怪的想法。

治疗师：我很高兴你能说出来。是什么想法呢？

萨莉：嗯，我知道，听上去有点儿荒唐。在来的路上，我从收音机里听到发生了一场严重的交通事故，我担心你也许就在车里。你当时在哪里呢？

治疗师：你担心我受伤了？

萨莉：是的，我觉得有点儿害怕。

治疗师：告诉我，你怕什么？

萨莉：呃，嗯，如果你伤得很严重怎么办？我不希望你出事。如果你总是迟到，我倒不那么担心了。但是你以前从未迟到过，所以我有点儿胡思乱想了。

治疗师：听起来有点儿吓人。

萨莉：我想是的。

治疗师：为了便于治疗，可以多谈谈你的想象吗？你想象我在车祸中出了什么事？

萨莉：我也不清楚。感觉这是个奇怪的问题。我想我只是随便说说而已。我常常因别人约会迟到而担心。但是，格温是个例外。她总是迟到，所以我从来不担心她。也许是我一点儿都不关心她。（继续谈论她对别人迟到的感受。）

有些患者无法公开谈论治疗师的迟到（如例10.6开始时萨莉那样），而有些患者则会评论此事，从而将治疗推向深入（如例10.6后半段萨莉的表现）。

随着时间推移，萨莉对我迟到所持的大量情感也许会愈来愈清晰地显现出来。开始，也许她只感到关心和担忧，但在将来的治疗中也许还会浮现出其他的情感，其中包括对损失时间的愤怒和失望。

关于治疗师迟到的处理方式，尚存在一定的分歧。有些传统治疗师会准时结束访谈，他们认为这有利于保持严格的治疗设置，并可借此了解患者对为治疗师缺席时段付费有何感受。但是，为了尊重与公平起见，在不影响其他患者利益的前提下，我会相应延长时间。

有时，我会向患者详诉迟到的原因。想想，如果换过车胎后满身油污进入诊室，却装作若无其事，那也太不合情理了。初涉治疗行业时，我会毫无顾忌地详述细节（"这个星期我的车胎一直毛病不断，我本该换乘地铁的。开到离诊室三个街区处，车胎就爆了"），可实际上，患者想知道的不过是个简单的事实（"来诊室的路上换了车胎"）。

如果我迟到了，有些患者也许会忧心忡忡，以为我发生了什么不测。在这种情形下，向患者简单交代一下将可缓解其焦虑，并可对其情感反应展开讨论。

如果治疗师反复迟到、反复打破治疗设置，那就有特别意义了。此类事情发生后，治疗师的第一反应往往是自责，但这实际上于事无补。要使治疗有所进展，首先不能妄自菲薄，能发现自己这一不正常的行为模式本身就值得肯定。此外，应与可信赖的督导安排一次讨论，以理解这一举动背后可能隐含的意义。正如此例中之患者，促成反复迟到的潜在矛盾一旦点破（此处为督导），准时就变得轻而易举，而不再需要以行动来应对情感。

医患双方的爽约、迟到和延时，均对治疗具有意义。若能将这些举动的含义用言语表达出来，就能使医患双方更好地理解治疗过程、理解自己。

关键词：
矛盾心理、回避、阻碍、阻抗、访谈时长、心理治疗、治疗设置

第11章
保密原则与保密界限

保密原则可消除患者的后顾之忧，使他们在心理治疗中敞开心扉，袒露隐私和敏感信息。然而，您需要向患者说明：如果患者具有明显的伤人或自伤倾向，那么，治疗师的当务之急就是保护相关人员的安全，此时，必须突破保密界限。

保护患者信息

作为治疗师，必须了解患者的经历，却绝对禁止在社交场合对之评头论足。在了解患者生活故事（包括其最隐秘的态度、愿望和失望）的同时，我们必须守口如瓶，以尊重患者的隐私权（业内称之为保密原则）。只有在特定和有限的情况下，才能与人谈论患者的情况。

实习之初，遵守保密原则并非易事。饱含情感的故事本身是那样引人入胜，我很想与人分享我的体会。在社交聚会上，当被问及工作情况时，我只能含糊其辞，眼巴巴地看着我的朋友们谈笑风生地谈论自己的工作趣闻。

事后回顾时，我明白了为什么从业之初，在保护患者隐私时会感到那么困难。因为倾听患者的诉说后，我渴求情感上的支持，需要倾吐心声，却不知向谁诉说。

当时，我非常希望有一本关于基本保密原则的"指导手册"。初为治疗师者必须知道如何才能不断反省治疗中的细节，同时保护患者的隐私。满足这种需求，正是本章的意图。

告知督导

随着临床经验的积累，治疗师在与人谈话时应能熟练地兼顾保护患者的隐私。

我每周必须向三四位督导回顾治疗细节，这是培训的要求。这些督导都是经验丰富的治疗师，他们对我的工作给予了重要的指导与支持。作为治疗组成员，他们对治疗亦负有医疗责任和决策责任。在他们的帮助下，我能够为每一位患者提供行之有效的治疗方案。法律允许治疗师向督导报告案例，同时，职业伦理与法律亦规定：督导必须义不容辞地遵守保密原则。

督导是我可信赖的良师益友。每周的会谈使我得以在良好的专业氛围中畅谈我的问题。通过他们的帮助，我更能包容患者的不幸并维护治疗的保密性。

根据知情同意原则，实习治疗师必须告知患者：从初次访谈开始直到治疗性访谈，这整个过程都需要接受督导。（关于如何与患者讨论督导介入，请参阅第3章。）

例11.1
实习治疗师告知患者：治疗过程中将接受督导的指导

第一次访谈进行了一半，和萨莉商定了访谈时间后，我与她讨论有关督导的问题。

治疗师：在重新讨论查利之前，我想花点时间与你讨论有关督导的问题。

你也知道，这是一家教学医院。你在这儿治疗有一个好处，那就是，像我这样的实习生可以定期得到经验丰富的资深治疗师的指导。不过，为了获得指导，我不得不向督导报告你的有关信息。我想，我必须现在向你说明这一点。对此，你有什么疑义和想法吗？

萨莉：我不知道。我真的不希望别人了解我们谈话的内容。

治疗师：可以告诉我，你担心什么吗？

萨莉：他们会怎么看我？我不希望别人知道我的事。

治疗师：我能理解你希望保密的心情。不过，你也应该知道，根据法律规定，督导有义务对我的汇报内容守口如瓶。

他们的参与对你我均有利。通过他们的帮助，我可以为你提供最全面的治疗。

尽管培训已经结束好几年了，可我仍不时向督导寻求临床建议，这个过程称为会诊。即使是资深的治疗师，也常常通过会诊来保证治疗质量。会诊专家是从当地心理卫生团体中挑选出来的，均为久负盛名的治疗师。会诊常常需要收费，与督导不同的是，会诊专家对治疗不负任何医疗责任与决策责任。

向会诊专家咨询时，我无须暴露患者的身份。除非会诊专家有可能从我提供的材料中认出患者，否则，我无须征得患者的知情同意。

告知其他医护人员

在某些情况下，我需将患者的信息告诉其他医护人员。一般而言，治疗同一患者的所有医护人员，如牙医、妇科医生、心理治疗师等，都有权了解患者的治疗情况并交流意见。然而，由于心理治疗涉及个人隐私，故交流之前最好得到患者口头甚至书面的授权。在和其他医护人员讨论时，我只提供必需的信息而不透露其他不相干的细节，以免令患者陷入尴尬境地。

案例讨论

实习期间，我与同事们经常要在案例讨论时总结患者的治疗情况。刚开始，我很难掌握分寸，不知如何才能既保护患者的隐私又准备好讨论内容。为了保证在任何情况下均一视同仁地遵守保密原则，我需要事先告知患者：我们将在案例讨论会上讨论她的治疗事宜。以下示例演示了治疗师如何征得患者的知情同意。

例11.2
治疗师将在案例讨论会上报告治疗情况，需要征得患者的知情同意

治疗师：现在，我有机会在案例讨论会上向其他医生咨询建议。如果你同意，我会就你的治疗向他们咨询一点儿建议。

萨莉：和他们谈起我？

治疗师：是的，但我不会暴露你的身份，不会公开你的姓名，也不会公开任何你所提及的人的姓名。我还会对某些内容加以修饰，这样，他们就认不出是你了。

萨莉：真的？他们可能会觉得我的问题很愚蠢。

治疗师：听起来，这是有时你对自己问题的看法。

与会者都是专业人士，他们会像我一样赞赏你的勇气，他们只关注如何解

决我们共同面临的问题。

萨莉：我还是不确定。

治疗师：你再好好想想，我们可以讨论讨论，不用急于做决定。

萨莉：如果我不同意，你会不会很恼火？

治疗师：不会，一点儿也不。我们还会一如既往地治疗。或许我们还能从这件事上了解些什么。当我提出将向别人咨询时，你有什么想法？

在口头和书面的汇报材料里，我会用一个假名或者首字母来代替患者及其生活中的重要人物，从而隐去她的真实身份。譬如，我可能用X表示萨莉，用Y表示格温。即使隐去姓名，案例讨论时仍可能从报告的蛛丝马迹中认出患者的身份。因此，我会将无关紧要的信息稍做更改。案例讨论结束后，我会立即收回所有复印件，只留一份作为存档之用，其余均予以销毁，以防患者的资料外泄。

告知同事：注意场合

与同事分享自己的治疗体验，并一起讨论案例，始终是治疗师职业发展之必需。随着经验日益丰富，我愈注意在什么场合讨论这些内容。

初出茅庐时，尽管我努力避免在任何公众场合谈论患者，可常常会情不自禁。在与住院医生们一起用餐时，我常不由自主地谈论这一星期以来的工作。在兴致勃勃的谈论中，有时，我们突然意识到自己口无遮拦地说了许多不该说的话。根据我自己的经验和对别人的观察，我敢说，很多新手在实习早期都在公共场合谈起过自己的患者。在此，我们坦承这样做的风险，希望借此能使读者避免同样的错误，绝不破坏保密原则。这既是为了保护患者的隐私权，同时，也是为了保护治疗师的医疗安全。

刚做精神科住院医生几周后，我和一位同事同乘地铁，期间，他向我谈起他的一个新患者。尽管他并未指名道姓，可却描述了此人的许多特征及某些隐秘信息。当时，我心里有种说不出的滋味，既好奇，又反感。

现在，我已经完全理解自己当时的生理反应。它其实是一种特殊的心理暗示，暗示我（或那位同事）必须时刻注意遵守保密原则。尽管这种内脏体察方式似乎并不常见，然而，无论在日常生活，还是在特定的心理治疗领域，一旦拥有这种自我认知，定能受益无穷。

不安全的公共场合，并非仅地铁一处。同事们聚集在候诊室聊天，也许是常见的泄密渠道。对于社交聚会，亦不能掉以轻心，尤其某些治疗师常会酒后失言。

随着经验日益丰富，即使自认为完全隐藏了患者的身份，我也绝不在公众场合或电梯里谈论案例。即使无人能从谈话中认出患者，可是，在公众场合高谈阔论既不尊重患者又损害了职业形象。

如果那次地铁事件可以重来，那么，一旦感到不妥，我就会立即中止交谈。当话题不适于公开讨论时，一句话就够了："我觉得我们必须就此打住。一会儿我们找个更僻静的地方再聊吧。"

讨论患者信息最安全的地方是僻静、封闭之所，如诊室。无人偷听的电话交谈亦可接受。最好别用手机，因为从理论上说，谈话内容很可能被别人截取。电子邮件的安全性亦颇有争议。

规则，规则，还是规则。我想，有些读者可能觉得这样未免过于谨慎了。确实，心理治疗的保密原则比其他专业更为严格，因为它所面对的是更为敏感的问题。在某种意义上，治疗师对待保密原则就像对待宗教信仰，必须视之为金科玉律，不折不扣地服从。

因为必须恪守保密原则，每周完成40到50个小时的心理治疗后不能公开谈论工作内容，所以，我们倍感孤独。这也是很多治疗师一边从事临床工作，一边从事教学与写作的原因。因为，如此一来，治疗师就可在教学、论文和著作中公开地高谈阔论——这与临床工作中的小心翼翼形成鲜明的对比。

如何做记录

无论是私人开业，还是医院任职，我均为每位患者准备两套记录。一套是正式的医疗记录，包括两部分内容：一是详细总结初次咨询访谈（主诉、精神病史和治疗史、药物史等）与自杀的风险评估；二是概述治疗方案。之后的每次访谈，我都会做一个简短的记录，记下有关的医疗和安全信息。做这套记录时，我总是字斟句酌，因为有关病历部分将来有可能供内科医生或保险公司备查。（见表11.1所示萨莉的一次访谈记录。）

患者姓名　萨莉·甘恩
日期　01/03/16　时间　上午11：30
访谈时长　50分钟
自杀风险评估（必要时）
偶尔想到死亡，没有自杀意愿、意图、计划或行动。对近期未来有好的计划。杀人风险评估（必要时）
无违法犯罪史。无杀人意图、计划或行动。
目前用药
无
改变用药
无
用药后的症状变化
无
药物副作用

无
下次就诊日期（RCT）
01/03/23
督导
爱德华·麦斯纳，医学博士
诊断
296.21
治疗目标
1. 消除抑郁
2. 减少被拒绝感
讨论的主要问题（例如"讨论的家庭问题"）
与男友分手；与女性朋友的冲突。

表11.1 可作为医疗记录的临床心理咨询记录的信息

对每位患者，我还保留另一份不予公开的文件，其中详细记录了患者更加隐秘的问题。这些整理记录仅供我个人之用，与上述医疗记录分开存放。记录中包含许多治疗细节，采用对话的格式，并附有非言语信息及我在治疗之中或之后的所思所想。在此记录中，我隐去了患者的姓名，只用一个特殊的记号来代替，譬如患者姓名的首字母。（欲了解更多关于整理记录的信息，参阅第6章。）

关于治疗记录，各州有各州的法律。我们推荐的是马萨诸塞州法律所规定的记录方式，因此，您也许应首先了解您所在州的特殊规定。

上述双重记录亦符合《医疗保险和责任法案》（HIPAA）的要求。这个法案自2003年起执行，其中制定了心理治疗记录的全国新标准。新法案对医疗记录与整理记录分别做了规范要求。医疗记录应记录药物名称与用药情况、访谈开始与结束时间、治疗形式与频率、临床检查结果，并概述：诊断、功能状况、治疗方案、症状、预后，以及进程。而诸如整理记录那样的单列文件，则应记录或分析访谈内容。HIPAA强调，该单列文件仅供治疗师本人使用，他人不得查阅，包括患者、付费方、其他医生等。

尽管整理记录意在仅供治疗师之用，然而，在特殊情况下亦有例外。譬如，若法庭向我传唤整理记录，那么，我就有义务公布这些资料。（目前，法定义务因管辖区而异。）由于无法预知将来可能发生的情况，为以防万一，在整理记录时，我尽量使用简单明了的语句，而避免任何可能引起误会的言辞（如我对患者的反移情：蔑视、生气，或者性幻想）。这些情感可以留待督导或个人体验时讨论，而不宜写进记录。因为，万一我被法庭传唤，这些情感或幻想很容易招致司法界人士的误解，甚至被当成控告的证据。而在法庭上，记录中的想法与相应的行动具有同等效力。

患者想查阅自己的治疗记录

偶尔，患者对查阅自己的治疗记录抱有浓厚的兴趣。例11.3即展示了我如何回应萨莉的这种要求。

例11.3
治疗师努力了解患者查阅治疗记录这一要求背后的意义

萨莉：医生，上次访谈后，我一直在想，我能不能看看我们的谈话记录呢？

治疗师：可以告诉我，你想查阅记录中的什么呢？

萨莉：其实也没什么。我就是想看看你都记了些什么。

治疗师：是什么勾起了你的兴趣？

萨莉：嗯，我只是上心理学课时了解到，法律规定，我有权查看自己的记录。听上去挺有趣的。下次访谈话时，可以让我看看吗？

治疗师：法律规定，你确实有权查看记录。不过，我想我们应该像处理其他治疗问题那样，先探讨一下这个问题。我们不能只是仓促行事，而必须一起设法仔细了解你的要求。

萨莉：没什么问题啦。我只是好奇而已。

治疗师：对什么好奇？

萨莉：不清楚。不过，有时我确实想知道你是怎么看我的。我不太确信你是否真的对我好。因此，我只想核实一下，行吗？（带点防御。）

治疗师：可以具体说说，为什么你不太确信我是否真的对你好呢？

萨莉：我不知道。我只想知道上面写的和我理解的是否一致，你理解我的意思吗？

治疗师：你的意思是什么？我想证实一下我的理解。（鼓励的语气。）

萨莉：我不知道。只是近来，我觉得和你谈话不如以前舒服了。

治疗师：你从什么时候开始觉得不舒服？

萨莉：呃，我也说不清楚。

（治疗师点头，希望推动萨莉的联想。）

萨莉：上个星期，你看起来有点儿心不在焉。

治疗师（点头，共情的表情）：心不在焉？可以说得具体点吗？

萨莉：嗯，我只是觉得你不像往常那样关心我的谈话。

治疗师：可以说得更具体些吗？我是在整个访谈中都不关心，还是在某一特别的时刻？

萨莉：我认为是整个访谈。我怀疑你是不是在想别的事情。可我当时不想提出来，我知道，谁都有心烦的时候。

治疗师（认为自己上个星期还是很专注的，不知道萨莉察觉到了什么，避免急于辩护的冲动）：是我说了什么特别的话，或者做了什么特别的事，让你觉得我在想其他问题？

萨莉：没有，只是一种感觉。

治疗师：你现在还有这种感觉吗？

萨莉：可能有一点儿……

治疗师：我很高兴你能告诉我你的感觉，我能想象那让你很难过。我很抱歉上周以及现在让你感到不舒服了。也许我们可以一起来看看我们之间究竟发生了什么，看看有什么是我不理解的。

萨莉：也许吧。（突然眼泪盈眶，并转换话题。）

一旦患者要求改变治疗设置，我会尽力详细了解该要求背后的意义，而非急于行动。此例，当萨莉觉得我不太专注治疗时，她就一门心思想看治疗记录。如果立即答应她的要求，就会忽略该要求背后的动机。当访谈深入追溯该要求下面潜在的问题时，她对记录的兴趣就变得不那么急切，甚至是不重要了。

如果深入探讨后，萨莉仍想看治疗记录，那么，根据法律规定，她确实有权这么做。这也很好地说明了为什么记录须谨慎，因为说不定哪天别人就要看。此时，我会向患者提供那套医疗记录，而整理记录则仅供个人使用。

当向患者提供记录时，我们会一起查阅，以免产生进一步的误解和混淆。我将此讨论视为治疗的一部分，而这也常常很有成效。有些患者希望我少写点，而有些患者则觉得我写得不够。无论哪种反应，都会带来有趣的互动。

在这方面，我曾有过一次最具挑战性的经历。有位患者，50多岁，诊断为：精神病性抑郁伴妄想。访谈时，他提出想查看治疗记录。这名患者对自己的妄想毫无自知力，一直坚信自己被政府机关所监控。在治疗记录中，我注明其妄想是精神病性症状的一部分。我很担心，不知他看后会做何反应。

　　他坚持查看记录。当然，查看之前，我与之详细讨论了该要求的动机。我问他，如果我在记录中注明其可能患有精神病，他会有什么感觉；如果没有，那又会怎么样。一起查看记录时，我注意观察其阅读时的反应，并记录存档。譬如，当看到他"可能患有精神病"的诊断时，他变得很烦躁，宣称："雷克斯（并非患者的真实姓名）不同意班德医生'精神病性抑郁'的诊断。他坚信自己所经历的现象尽管并不寻常，可都是真实的。"最后，我们双方都接受了对其症状原因的不同理解，而且令我吃惊的是，治疗联盟不仅没有遭到毁灭，而且更加巩固了。

　　某些患者在查看治疗记录后也许会出现情绪失控，甚至自杀或伤人。对于这种患者，给他们看任何治疗记录，都将于治疗不利。此时，我会通过法律途径来保护他们。诊所或保险公司的律师最了解这种情况下有关合法权利与法定义务的限制。目前，在马萨诸塞州，如果治疗师认为患者查看完整记录可能于治疗不利，那么，他就可以向患者提供一份概要。

　　如果患者仍然要求查看完整记录而非概要，马萨诸塞州2000年的法律（马萨诸塞州法律第112章，第12CC节）规定：

> 如果经过专业性的再三衡量，治疗师认为提供完整记录将损害患者的利益，那么，在征得患者同意后，可将完整记录提供给患者授权的律师或其指定的其他治疗师。

因为缺乏类似的联邦法律，所以，您有必要核实一下您所在州的法律规定。医院、专业机构和诊所通常都有处理这方面问题的律师。一旦需要法律咨询，我会尽早寻求专业帮助。

他人想获知患者的治疗信息

有时,他人要求治疗师透露患者的信息。除非情况紧急(我们将在本章后面讨论),否则,我们应该优先并最大限度地保护患者的隐私。

例11.4
治疗师在回答不速之客的电话时尽力保护患者的隐私

治疗师办公室的电话铃声响起。

格温:喂,你好。是班德医生吗?

治疗师:是的。请问你是哪位?

格温:你好,我是格温,萨莉·甘恩的好朋友。我知道你是她的治疗师。我真的很担心萨莉,所以给你打电话。她近来变得很奇怪,有点儿疏远我。我不清楚出什么事了。你是她的医生,我想,你也许知道是怎么回事。

治疗师:我不能确定萨莉·甘恩是不是我的患者。(我知道萨莉正在寻找新的朋友,慢慢地疏远格温。)

格温:哦,我知道她来看你。我只想知道她好不好。她近来变得有点儿不可思议。我实在很担心她,我不知道还能给谁打电话。

治疗师:如果你想提供什么人的信息,我很愿意听,但我不能透露某人是否真是我的患者。

格温:可是,如果萨莉自杀或者出了事,那可怎么办?你应该做点什么——对吗?尽管她目前暂时没什么危险,但我不想掉以轻心。我堂妹的一个朋友就自杀了,而且事先谁也没想到。我只想防患于未然。

治疗师:我只能告诉你,如果我的某个患者有自伤危险,那么,我有法定义务去保护她，并通知相关的人。

格温：你就不能告诉我更多萨莉的情况吗？

治疗师：我只能告诉你有关患者安全性的一般性规则。

格温：你至少可以告诉我她会不会好转吧？我不知道是不是我神经过敏，但我现在真的很担心她。

治疗师：你知道，只有征得患者同意，治疗师才能透露她的信息。（我停顿片刻，以给格温留下回应的时间。）

格温：你真的什么都不能告诉我？

治疗师：是的，不能。很抱歉，让你失望了。我要挂电话了。再见。

例11.4中，我既保护了萨莉的隐私，也很尊重和理解格温，可谓合情合理。有趣的是，越是坚定地严守治疗设置，我就越能有机地将通情达理与一丝不苟融为一体。

下一次访谈时，我会将格温打来电话的事告诉萨莉。当萨莉知道我是如此负责地保护她的隐私时，治疗联盟就会更加巩固。

即使患者授权，允许我与他人谈论她的事情，我也要在确认对方身份后才能按原则行事。譬如，如果萨莉同意我和学校的咨询师交换意见，那么，我会在电话中确认其身份后再与之讨论治疗事宜。

保险公司要求提供患者信息

有时，保险公司要求治疗师提供患者的门诊病历。一般情况下，这也需要征得患者的知情同意。

如果患者授权，让我与保险公司洽谈，那么，如果我能尽量少地透露患者的个人敏感信息，就会于患者有利。保险公司并不一定只对患者的利益感兴趣，他们甚至可能利用这些信息来否认目前或将来的治疗作用。

一旦保险公司要求提供目前治疗的概况，我就会与患者开诚布公地讨论报告中的所有信息。有些患者较少担心隐私的问题，而更关心保险公司是否肯支付治疗费用。而有些患者则不然，他们更注重隐私，有时甚至为了保护隐私而宁愿放弃保险支付。通过和患者协商什么信息需要保密，什么信息可以透露给保险公司，治疗联盟会得到保护。如果有什么疑问，我同样会请教督导如何处理这种情况。

法庭传唤

所谓法庭传唤，即开庭前要求证人出席或者提供法庭证据。关于这个问题的讨论，不在本书之列。可是，如果法庭传唤，要求治疗师提供患者的治疗记录，那该怎么办呢？在此，我们概述了一个基本策略，当然，若真遇到这种情况，我们还是建议您去咨询督导或律师。

举例：我收到一张患者前夫的律师寄来的传票，要求提供患者的心理治疗记录。目前，这对夫妇正在为争夺独子的抚养权打官司。我该怎么办？

首先，我给医院的律师打电话。如果传票未附患者的授权或法庭的特许或命令，那么，我和医院律师会告知传唤者，依照州法律，我无权泄漏患者信息。我不会和患者前夫的律师讨论任何记录的细节。

下次访谈时，我会告知患者有关传票的事以及我的反应。我亦会给我的职业责任保险公司打电话，告诉他们事情的来龙去脉。

如果传票附了患者的授权或法庭的命令，我将为法庭提供一份正规的心理治疗记录。同时，我会将此事告知医院律师和我的职业责任保险公司。在这种特殊情况下,更显现出两套治疗记录(一套正规的医疗记录,一套单列的整理记录)的优势:我仅向法庭提供患者的医疗记录,而不必提供整理记录,这样就不会暴露患者的太多隐私。

若传票特意要求我提供整理记录,或泛指所有相关记录,那怎么办?如果律师得到法庭的命令或患者的授权,那么,我也许会将整理记录与医疗记录一并奉上。遇到这种情况,我还会向督导和律师寻求具体的指导。

为了少惹是非,治疗师索性不为那种很可能卷入司法程序的案例保存整理记录。尽管这一决定情有可原,可事实上却并非如此简单。缺少记录,就难以为患者提供最佳的治疗——至少部分治疗师如此。

有时,患者希望律师了解她的治疗记录。她也许认为,无论是什么官司,记录中的某些信息将有助于她赢得诉讼。事实上,公开治疗记录很少起作用,反而会导致许多不可预见的负性情感后果。一旦心理治疗文件变成了法律文档,就常常可能导致误用、误解或者操纵信息。如果我被传唤到法庭作证,我就要宣誓如实回答各种问题,那意味着我也许要泄露患者的隐私。这样做,实际上对患者的有利作用十分有限,反而会动摇治疗联盟,使整个治疗过程受到影响。如果患者要求以治疗中的某种心理现象作为法庭证据,那她应当另选治疗师做一次独立的咨询——这在法律和治疗上都更为安全。

当患者有自伤和伤人危险时,可能会打破保密限制

在极端情况下,为了患者或者他人的最大利益,治疗师必须公布隐秘信息。譬如,当患者自杀、杀人或无法自制时,治疗师有权——事实上,是有责任——打破常规,公开有关患者状况的重要信息。

初出茅庐时，对于患者的自杀或伤人意念，治疗师很可能会惊慌失措，仓促行事。例11.5中，当康迪斯·琼斯出乎意料地表达自杀和杀人想法时，我就犯了这样的错误。

例11.5
患者回忆受体罚经历，表达自杀和杀人想法，治疗师对此恐慌不已

康迪斯：有件事情，之前，我从没向你提起过。不过，现在，我想我明白了为什么我这个月睡不着。这是一个有周年意义的月份。

治疗师：什么周年？

康迪斯：在16岁那年的这一天，我为了躲避父亲而离家出走，跑去波士顿与阿姨住在一起。这本来应该是个快乐的日子。可不知为什么，每年这个时候我都会觉得心烦意乱。

治疗师：听上去，这是一段很伤感的回忆。你跑去和阿姨住在一起，是为了躲避什么？

康迪斯：我没有告诉过你，小时候父亲常常打我。好在我有很多同伴。我妈和我姐也常常挨他的打。

我们从来没和别人提过这件事，我们都缄口不言。有一天，我终于忍无可忍，逃走了。（谈论这个话题时，她变得越来越激动。）

治疗师（担心康迪斯无法忍受这种强烈的情感，因此询问康迪斯对讨论这件事有何感觉）：谈论这件事，你有什么感觉？

康迪斯：气不打一处来！那个男人对我们家都做了些什么！他死有余辜。一想到这件事，我就想杀他。然后，我就自杀，这总比拥有这些痛苦的回忆容易些。

治疗师：我很高兴你能告诉我这些令人难以置信的创伤，我希望能了解更多信息。这些回忆令你那么痛苦，以至于你想杀你父亲，并自杀。听到这些，我非常担心。（感到自己的声音里透着很强的焦虑。）

康迪斯：嗯，就是这样的。那个败类罪有应得。

治疗师：很抱歉，但是，如果你有自伤或伤人的危险，我就必须带你去急诊室检查。（叫医院保安护送康迪斯去急诊室。）

当康迪斯出现情感失控时，我只是慌忙应付而非立即证实她是否真正有自杀或杀人意图或计划。尽管小心谨慎总是好事，可我的反应完全是出于害怕，根本未对其加以彻底评估。

送急诊室之前，治疗师首先应对患者进行深入的评估，以获取更多的信息。表11.2所列问题有助于判断康迪斯能否安全返家。如果康迪斯没有暴力史（暴力史能很好地预测未来的暴力行为），并能证实其目前无自伤或伤人意图或计划，那么，她的威胁话语也许仅是表达痛苦的一种方式。

若仔细评估后仍无法确定康迪斯有无自伤或伤人危险，那么，我会让她去急诊室做进一步检查，同时为危机干预小组提供相关的临床信息。尽管如此，我仍将保守康迪斯在之前访谈中透露的大部分秘密。（关于如何对患者进行危机干预，请参阅第9章。）

不管最后决定如何，我均会详细记录对患者自杀及杀人评估的细节，并注明选择处理方案的理由。

例11.6展示了，如果康迪斯有自伤或伤人意图与计划，那我可能采取什么治疗策略。

心理治疗师的问答艺术

治疗师可以问："你有_____吗？"		
	对别人	对自己
一闪而过的死亡念头		
消极等死的意愿		
积极寻死的意愿		
寻死的具体意图		
寻死的具体计划		
实施寻死计划的行动		
对于每一个问题，治疗师应询问以前是否曾有过此类念头、情感与行动，是否伴有酗酒或者吸毒。这些因素会增加患者目前和将来自伤或伤人的风险。		

表11.2 自杀或杀人评估表

例11.6
治疗师认真仔细地对高风险患者进行自杀或杀人评估

当康迪斯谈起父亲对她长达数年的体罚后，她的情绪越来越激动。

康迪斯：医生，他必须为此付出代价。他从来没有为他的罪行受到法律的惩罚。我现在的慢性膝关节疼痛，就是13岁时挨打留下的。这个杂种死不足惜，会有人收拾他的。

治疗师：我同意你父亲的行为应该受到谴责。我想知道，你是否想过自己去复仇呢？

康迪斯：想过。下个星期，我会回佛罗里达看望我妈妈，我想顺便去看看他。该跟他算算这笔账了。

治疗师：怎么跟他算账？

康迪斯：医生，他应该去死。告诉你，我不怕坐牢。杀了他，我也一死了之。不过，具体怎么做，我还没想好。

治疗师：让我们一起想想。你会怎么跟他算账？

第二部分　设置及相关要素

康迪斯：不知道。我不知道是否真有勇气跟他算账，但他一定会遭报应的。我不知道该怎么做，我没法保证……

治疗师：保证？

康迪斯：我不知道。我只是在想怎么跟他算账。

治疗师：你考虑过怎么跟他算账吗？

康迪斯：我不想多说。就当我什么都没说过吧。

治疗师：如果你能坦诚地和我讨论这个问题，对你、对治疗都会非常有利。

康迪斯（越来越想掩饰）：我不想多说了。

治疗师：我们必须在这里继续谈下去，或者，为了保护你，我们一起去楼下急诊室再谈。

康迪斯：医生，我觉得你太过分了。这是我的私事，我不想再说了。

治疗师：我希望我们能一起解决这个问题。不过，首先我要保证你的安全。我想请别的治疗师一起来讨论这个情况。（我给保安部拨电话，用暗语请保安到我办公室，护送康迪斯去急诊室。）

如果康迪斯配合，我会详细评估她对父亲的杀人冲动。为了保护康迪斯及其父亲，我必须评估其杀人意图与计划，以此了解她是否真的计划在不久的将来伤害其父亲。当康迪斯变得越来越愤怒并拒绝回答我的问题时，我有义务继续对她进行评估，直至能充分确定她及其父亲是否安全。

此时，我无须告诉康迪斯我有义务保护她父亲。在一定的治疗设置中处理康迪斯的悲愤情绪，我就得以保护这父女俩。我和康迪斯必须继续合作直到达成有效的保护性治疗方案，否则，我必须立即将她送到急诊室接受检查。

为了保护康迪斯及其父亲，在急诊室，我和同事有权决定其是否需要住院。如果康迪斯持有凶器，根据危机干预原则，就必须将此事移交危机干预专家。此外，除非康迪斯从治疗中潜逃，否则，一般不宜将情况告知其父亲。对于此类患者，最好能在封闭的住院环境中接受治疗，这既可为患者提供必要的监护，又可保护可能的被害人和患者的隐私。

例11.6中，我打电话让医院的应急安全部将康迪斯护送至急诊室。如果在私人诊所且无法保证患者及时得到危机评估，我会考虑给警察打电话，让他们护送患者去最近的急救机构。如果患者从诊所溜走，我将请警察寻找她并将她送到最近的医院做检查。

对于保护潜在受害者和上报可能发生的暴力犯罪，治疗师应承担什么责任，视各州法律而异。在马萨诸塞州以及许多其他州，都要求治疗师应报告任何对儿童、老人、残疾人所实施的潜在的或正在进行的虐待与忽视。而对于以往已发生的犯罪事实，则无须治疗师申报，治疗师可根据保密原则予以保密。

保密性贯穿心理治疗始末。作为治疗师，保护患者的隐私与人身安全是一种职责。但在特殊情况下，为了保证患者或他人的安全而公布治疗信息，作为治疗师亦责无旁贷。心理治疗的个案千差万别，即使身经百战，一旦遇到新的问题，也应及时向督导或律师求教。

关键词：

交流、保密原则、会诊、公开信息、例外、知情同意、医疗记录、患者查阅记录、整理记录、心理治疗、心理治疗记录、传票、督导

第三部分
化学物质

第12章
物质滥用

对于一个物质滥用者而言，毒品也许会成为其生活的重点，而亲情、职责，则会被统统抛诸脑后。为了获得毒品，他们甚至会不择手段，对自己和社会造成危害。

治疗初期，这类患者也许会矢口否认自己的问题。而物质滥用问题若不先行解决，那么，要想解决困扰患者人际与职场的问题就几乎是痴人说梦。

对于物质滥用患者，需要采取一些特殊的治疗策略。及早识别物质滥用问题，坚定而共情的面质，始终如一的鼓励，对患者反复滥用的耐心，这一切对于帮助患者康复均必不可少。

对物质滥用患者的综合治疗是心理治疗专业的一个分支。本章旨在简要介绍治疗策略，以供临床医生借鉴。

初涉治疗行业时，我既具备治疗的热情，又有稚嫩新手的天真。我相信心理动力学治疗法力无边，可以驱散任何心灵的阴霾，根本无视治疗的局限性。心理动力学治疗的基本原理似乎言简意赅——任何人，只要让他追忆过去，并将早年的问题与现今联系起来，就定能使情感稳步成长。

然而，不久我就意识到，该治疗模式并非适用所有患者。当某些患者在治疗中开始谈论既往或当前情感冲突时，其焦虑水平也许会急剧升高。多数患者的焦虑水平升高较为短暂，尚能控制，但对那些应对机制较为薄弱的患者而言，集中回忆强烈的情感应激性事件，如一石激起千层浪。这种情况尤多见于物质滥用者。

情感漩涡一旦激起，常常会加重物质滥用，使他们极易借酒浇愁或吸毒解忧。若此时不去平复患者日益强烈的烦躁而一味追求暴露其冲突，那么，物质滥用及所有相关问题就有可能持续恶化。若想对此类患者采用内省力取向的动力学治疗，则必须加以改良。

为了制定有效的治疗策略，在咨询阶段的头几次访谈中，我会设法鉴别新患者是否具有物质滥用问题。欲达此目的，尚需一点儿临床技巧，因为无论他们目前吸毒与否，一旦直言相问，患者无一例外地会矢口否认。

本章，我们将重点介绍对一虚拟患者的治疗。安东尼·李，男性，35岁，企业顾问，因抑郁情绪加重数月而求治。例12.1中，在初始评估时，我并未识别出安东尼具有物质滥用问题。

例12.1
治疗师并未意识到她的新患者同时还是个物质滥用者

前三次咨询访谈中

安东尼：医生，我不明白自己的情绪为什么这么低落。一位好友鼓励我至少试试心理治疗，所以我就来了。我想，总不会有什么坏处吧。

治疗师：很高兴你能迈出求助的第一步！听起来你真的很痛苦。可以告诉我，在这些艰难的日子里，你是否曾借酒浇愁或吸毒解忧？

安东尼：呃，我只是下班后与朋友喝喝酒，这是企业文化的一部分，没什么可担心的。

治疗师：喝多少？

安东尼：从不过量。一瓶啤酒吧，至多两瓶。

治疗师：很好。

例12.2演示了如何在咨询阶段更准确地澄清患者的物质滥用问题。

例12.2
治疗师识别出新患者是位物质滥用者

前三次咨询访谈中

治疗师：在这段艰难的日子里，你曾借酒浇愁或吸毒解忧吗？

安东尼：没有。我只是下班后与朋友喝喝酒，这是企业文化的一部分。医生，没什么可担心的。

治疗师：喝什么酒？

安东尼：哦，主要是啤酒，尤其是波士顿酿制的本地扎啤。对于啤酒，我颇内行。这是个有趣的嗜好。

治疗师：你一次能喝多少啤酒？（我故意投合安东尼的英雄气概，这也许有助于让他说出实际饮酒量。）

安东尼：哦，我也没想过，一次也就2到3瓶啤酒吧。如果是漫漫长夜，也许还会多喝点。不过，这没什么好担心的，我从未因喝酒而影响工作。

治疗师：你在1小时内能喝4到6瓶啤酒吗？

安东尼：哦，绝对没问题。（无论是谁，一次喝4到6瓶啤酒，那都太多了，而安东尼体形消瘦，尤其如此。这表明其肝脏已经承担了巨大的酒精代谢负荷。因此，我更加担心安东尼是个酗酒者。）

心理治疗师的问答艺术

治疗师：你多长时间去喝一次酒？每晚都喝吗？（我故意将假设定得高些，这样，万一安东尼真的经常喝酒，也不至于感到尴尬。）

安东尼：哦，没那么经常啦。一星期至多也就几次。

治疗师：包括周末？

安东尼：通常在周六晚……都是应酬啦。如果恰巧有足球赛，那么，周日下午我也会喝点儿。

治疗师：你沾染过什么毒品吗？

安东尼：嗯，上大学时我吸过大麻，但当时也仅限于晚会上偶尔为之。我从未买过那玩意儿，但也喜欢凑凑热闹，希望你明白我的意思。就我的工作性质而言，这也是一种正常的应酬。

治疗师：还尝试过其他毒品吗？可卡因？海洛因？摇头丸？

安东尼：医生，我可不敢碰那些烈性毒品。你也知道，我可不想染上毒瘾。

嘿，我知道，你只是在例行公事。可我认为，我们没有必要这么认真地追究这件事。

治疗师：现在，我只是试图了解酒精与毒品对你的生活有什么影响。所有这些物质都会影响人的心情，并导致你所描述的"低落"情绪。对每位患者，我都会提四个有关酒精与毒品的问题。现在，我也要对你进行一次评估。（我准备采用CAGE问卷——内有4个排查问题，专门用于识别隐秘酗酒或吸毒者。）

安东尼：行呀。

治疗师：你曾试过减少酒精或毒品的用量吗？（第一个CAGE问题。）

安东尼：嗯，对于我来说，从来就没有毒品问题。现在，我正试着少喝点儿酒，那是有充分理由的。

第三部分 化学物质

进入咨询公司的头一年，我想给老板留个好印象，而他下班后每晚都会去附近的酒吧喝酒。我每天工作后，也始终坚持不懈地陪他喝酒。终于皇天不负有心人，我们成了铁哥们。如果我现在比去年能多干几杯，那也没什么不好哇，这样，晚上与同事出去时，我就比较合群了。

不过，今年我想减少去酒吧的次数，减少到每周2到3次吧，因为我的体重增加了不少。我想，酒精与炸土豆片并不是好食品。我母亲开始担心我营养不良，因为我吃素菜太少，唯一的素食就是肉片菜卷。除非你把汉堡包上的番茄酱也算上（咧嘴一笑）。你明白我的意思啦。

不过，我的饮食已经有所改善，最近，我又加入了一个健康俱乐部，离公司很近。现在，我比去年健康多了。

治疗师：听起来，在照顾自己方面，你有所进步。（我暗暗将问题1的回答记为"是"，然后继续问题2。）曾有人对你喝酒或吸毒大为恼火吗？

安东尼：让我想想，我想没有。朋友与同事大多和我喝得一样多，甚至更多。哦，有个女人担心过，去年春天我和她有过短暂的交往。不过，我真的认为她有点儿小题大做，某些同事在这方面也许有点儿问题，但对于我，应该不是问题。

治疗师：你曾对干涉你喝酒或吸毒的人发过火吗？

安东尼：我想没有。嗯，也许我对安格拉有点儿恼火，就是我交往过的那个女人，尽管我知道她是为我的心脏考虑。她确实揪着我喝酒的事不放，我真的认为她小题大做了。（我不动声色地将问题2的回答记为"是"。）

治疗师：你曾对喝酒或吸毒心存内疚吗？

安东尼：只有在安格拉提醒我要注意这个问题时，我才会有点儿内疚感。尽管我现在这样抱怨她，其实，我还是很喜欢她的。我们仅仅交往了几个月就分手了。我想，去年实在太忙了，根本没时间好好约会。（我将问题3的答案记为"是"。）

治疗师：一夜狂欢后，你曾在清晨喝酒或吸毒以提神吗？

安东尼：哦，没有，我从没那样做过！（问题4的答案是"不"。）

治疗师：这些信息很重要，可以帮助我们理解你所描述的抑郁情绪。酒精也许正不知不觉地影响着你的心情。

例12.2中，我应用了CAGE问卷评估安东尼目前的饮酒问题。尽管设计这四个问题的初衷是排查酗酒，可我也会用以评估吸毒问题。

该问卷特意回避了吸毒用量或频率之类的问题，多数患者会对此类问题虚减瞒报。研究发现，如果对CAGE问卷的肯定回答超过1个，那么患者存在物质滥用问题的几率就大于80%。而如果肯定回答达到3个（如安东尼），则患者酗酒或吸毒的几率几乎为100%。（若欲详细了解CAGE问卷，请参阅第5章。）

一旦识别患者具有物质滥用这一严重问题，我就开始采取相应的治疗策略。一方面，与安东尼谈论其饮酒过度问题时，措辞应尽量婉转、谨慎，避免其产生防御与退缩。另一方面，绝对不能对其饮酒过量、过频的事实掉以轻心，否则治疗必将无功而返。

例12.3

治疗师以不容置疑的口吻面质患者的物质滥用问题，最终未见任何成效。于是，治疗师对患者"放任自流"，对其存在物质滥用问题的确凿证据熟视无睹

我已就CAGE问卷评估过患者（如例12.2所示）。

治疗师：根据你的回答，我怀疑你饮酒过量，并认为这也许应是治疗的首要任务。

安东尼：哦，我不认为自己饮酒过量。比起我那帮朋友来，我喝得并不多。我也不是每晚都喝，而且，我的工作业绩很优秀。我认为，你太多虑了，我根本没有饮酒过量。

治疗师：你曾因喝酒惹过麻烦吗？

安东尼：不，从来没有。医生，我本不想说的，不过，你也许真的小题大做了。你我交际圈不同，娱乐方式也各异。你也许不会那样做，而我的工作性质不同，应酬占了很大部分。我认为你太多虑了。对于我，喝酒并不是什么大问题。

治疗师：为什么你不认为这是个大问题呢？

安东尼：嗯（口气有点儿恼火），因为那本来就不是。我不明白你怎么一开始就下这样的结论，我根本不担心喝酒这件事。

治疗师（有点儿不容置疑，并有一点儿防御）：嗯，我确实担心你饮酒过度。我所采用的问卷经过了多年的验证，可用来排查嗜酒者。研究表明，如果肯定回答超过2个，那么，物质滥用问题存在的可能性极大。现在，我们要么不谈这事，要么好好解决这个问题。不过，我担心，如果我们忽视这个问题，那么，治疗将不会有任何效果。酒精是一种抑制剂，如果不事先解决饮酒问题，你的痛苦很可能会持续，甚至会更糟。

安东尼（态度有些无礼）：得了，医生，谢谢你的关心。可我来这儿是因为我无法专心工作，有时感到情绪低落，并不为别的。无论如何，喝酒能让我感觉好受点，而不是更糟。我来这儿的目的并不是讨论我与同事们的社交生活，我与这些伙伴之间的交往是我生活中的乐趣，它绝不会引起任何问题。

治疗师：（我有一种被威胁的感觉，并对自己的判断产生了怀疑。而且，我也不想增加安东尼的烦恼。）好吧，也许是我错了。可以告诉我，你是怎么看待你的问题的？

安东尼：嗯，是这样……

当我以直截了当，更准确地说，是不容置疑的口吻面质安东尼的酗酒问题时，他变得更加防御与敌对。而为了避免矛盾激化和挽救治疗联盟，在与其达成共识之前，我就赶紧转换话题。以上两种做法均无助于安东尼认识到自己的饮酒过度需要治疗。

对于否认物质滥用问题的患者，一方面应坦言直呈，另一方面也应措辞婉转，例12.4即展示了这样一种更为有效的处理方式。

例12.4
治疗师婉转地面质矢口否认物质滥用问题的患者

我已就CAGE问卷评估过患者（如例12.2所示）。

治疗师：根据你的回答，你似乎有点儿饮酒过度。如果我们将此问题作为首要的治疗任务，那完全是为你着想。

安东尼：哦，我不认为自己喝酒过量。我不比任何一位同事喝得多。而且，既非每晚必喝，又非独自饮用，多为应酬。

治疗师：我知道你并没拿它当回事，也许你还没意识到这个问题，但酒精很快就会给你带来麻烦。

安东尼：呃，医生，谢谢你的关心。不过，你不必多虑。我来这儿只是为了了解最近为什么会经常感到情绪低落。无论如何，喝酒能让我感觉好受点。

治疗师：我同意，了解你最近为什么一直情绪那么低落，确实很重要。许多人都不知道,其实喝酒有可能会加重情绪低落。尽管酒精可使人当时感觉好受点,但时间长了,它就会像化学抑制剂一样,对情绪有很强的抑制作用。如果对这个潜在的问题置之不理,我就没法帮助你了。

安东尼:坦白地说,我认为喝酒是我生活中不可多得的乐趣。你想怎么样呢?你希望我怎么做呢?

治疗师:嗯,首先你愿意验血吗?这样,我们就可以知道酒精对你的身体健康有没有什么影响。

安东尼:当然可以,不过你将看到,化验结果肯定是正常的。我的身体非常健康。

治疗师:但愿如此,可我们绝不能掉以轻心。你曾因为酗酒惹上官司或者其他麻烦吗?

安东尼:从来没有,不会那么糟。我来这儿只是因为情绪抑郁,这是我目前最大的问题。

治疗师:那确实是个重要问题。我们不会忘记你正饱受抑郁之苦。(我认为有必要引用安东尼的原话来描述其忧郁情绪。)

因为酒精具有抑制剂的作用,所以,戒酒也许对你有所帮助。从长远来看,酒精会令你感觉越来越糟。

安东尼:我真不明白,工作一天后喝瓶啤酒只是帮我放松放松,那会有什么问题呢?

治疗师:血液中酒精浓度增加时,也许会令人感到放松,但时间长了,甚至数天之后,酒精中的化学成分就会催生抑郁。

安东尼:酒精是我释放精神压力的最佳途径,我不想戒酒。

治疗师:这种想法令人堪忧。酒精表面上帮你应付了艰难的时刻,但这会导致进一步的问题。治疗时,我们会设法帮你找到其他排解精神压力的办法,这些办法不像饮酒那样具有负面作用。

安东尼：在这点上，你确实坚持己见。你真的认为戒酒那么重要吗？

治疗师：是的。

安东尼：我不太赞同。我不是个嗜酒者，我只是个喝酒的商人。做我们这一行的，多数如此。

治疗师：在你的字典里，"嗜酒者"是个什么概念？

安东尼：你知道那种形象的。无家可归、沿街乞讨、手拎纸袋、内装酒瓶。你也该承认，我可不是那个样子。

治疗师：你当然不是那个样子。事实上，只有3%的嗜酒者"穷困潦倒"，而97%的人则具有其他不同问题。我很高兴你的工作一直如此出色，但从你的描述来看，酗酒很可能与使你痛苦的抑郁情绪有关。

安东尼：医生，我认为这纯属无稽之谈。我不希望将治疗重点放在根本不成问题的饮酒上。

治疗师：我知道你并没拿它当回事，但你现在的饮酒量与频率是很危险的。

安东尼：先生，我想你是极为严肃的。（看上去有点儿难过。）

治疗师：是的。

安东尼：嗯，如果你真的认为那么重要，我想我可以先验个血，并试着戒酒一周，看看能否好受点。

与患者谈论潜在的物质滥用问题时，可以运用许多治疗技巧，这些技巧在例12.4中均有所展示。

首先，我向安东尼集中宣教其饮酒状况对身体与情绪的危害，但避免使用教训的口吻。我并不使用诸如"我很担心……"或"我确信你有……问题"之类的话语，因为这暗示我与其意见相左。我只谈事实，不加评论："因为酒精具有抑制剂的作用，从长远来看，酒精会令你感觉越来越糟，所以，戒酒也许会对你有所帮助。"

其次，我不使用命令式的语言，如"你应该"、"你必须"或"我认为这肯定有问题"。相反，我尽量引用患者的原话："从你的描述来看……"，以及"我知道，你并没拿它当回事……"。避免直接评论，有利于巩固治疗联盟，实施有效干预。

为了于预成功，对物质滥用者，我必须一视同仁地表示共情与关心。一旦患者感觉我在歧视他，他就会加强防御，而治疗效能就会削弱。

为使治疗顺利进行，应客观看待物质滥用问题，这样，医患双方才能共同认真地研究这个问题。把酒精当成一个问题来讨论，尽量对事不对人。如我在例12.4中所言："血液中酒精浓度增加时，也许会令人感到放松，但时间长了，甚至数天之后，酒精中的化学成分却可催生抑郁。"如果把这句话换成："你喝酒时，你血液中的酒精浓度就会增加，而那会加重你的抑郁"，那么，患者心里肯定是另一种滋味。

上述方法兼有认知与共情。借此，我让安东尼明白，治疗时重视其酗酒问题，完全是为他着想。我可以为之预约肝功能化验（GGTP、SGOT、SGPT、CAMP、碱性磷酸酶、MCV，缩略词的含义将在"关键词"部分列出）以及全血计数，以评估其是否具有酒精性肝损伤。安东尼可以在初级保健医生或外面的实验室做这些化验。因为非医学背景的心理治疗师无权预约外面的实验室，所以，他们必须将患者转介给初级保健医生做医学检查。

一旦安东尼同意在治疗中坦言其物质滥用问题，那么，治疗就应与传统的内省力取向略有差别。

例12.5
治疗初期，对物质滥用者的典型访谈

安东尼：医生，上次访谈之后，我感觉这周好漫长啊，就像过了一个月。该死的，这个星期工作很不顺！

治疗师（关切的表情）：怎么啦？

安东尼：嗯，这个星期，我老板——还记得我跟你提过一个每晚都喝酒的人吗？顺便说一下，他叫布鲁斯，好像跟我有仇似的，可不是我一个人这样觉得。过去他常尽其所能帮我，可这七天里却对我的工作百般挑剔。我想，他每天最大的乐趣就是挑我的刺。现在搞得我只能待在办公室里，连大气都不敢出。

治疗师：我能理解，那一定令你很烦恼。他以前也这样吗？

安东尼：从不。总的来说，我和他处得比大多数同事都好。我工作如此努力才在公司获得一席之地，现在这种局面可不是我所想要的。我听说，这个星期他前妻来这儿了，也许这就是他脾气那么大的原因吧。无论什么原因，他的确把我的生活搞得一团糟。

治疗师：你有何感受？

安东尼：我觉得自己就像个倒霉蛋。这事摊到谁身上，不都得这样？

治疗师：心情那么糟，你如何排解呢？

安东尼：嗯，昨晚下班后，我和一帮朋友去喝酒了，那使我好受点。你也知道，稍稍麻醉一下自己，有时还真管用。

治疗师：你喝了多少？

安东尼：不多，也就几瓶啤酒。

治疗师：（我记起安东尼可能会虚报酒精摄入量。而且还记得：上次访谈时他已经答应戒酒，因为酒精是一种情绪抑制剂。显然，安东尼无法坚持一周不喝酒。)上次访谈后，你坚持了多长时间不沾酒？

安东尼：哦，是啊，我没忘，我们曾讨论过酒精可能会加重我的抑郁。其实，直到昨天我才碰那玩意儿。在那种情况下，我必须找点东西让自己振作一下。那些天真是悲惨。布鲁斯真是莫名其妙！

治疗师：你之所以想喝酒，是因为它帮你暂时忘记跟布鲁斯的不愉快？

安东尼：是的。但那又怎样？许多人辛苦工作一天后都会喝一两瓶。

治疗师：你认为酒精对你的心情有什么好处？

安东尼：嗯，我当时很愤怒，而啤酒让我有种欣快感，帮我恢复平静。暂时忘记压力，找点乐子，真的很轻松。

治疗师：与布鲁斯的冲突让你感到压力很大。

安东尼：啊，是的。

治疗师：我同意，你确实应该设法释放布鲁斯给你带来的压力。短期内，酒精似乎有点儿用处，但它会加重你的抑郁，最终将使你更加紧张。也许我们必须一起想点别的办法，解决你与布鲁斯之间的问题，又不会加重你的抑郁。

安东尼：你的意思是？

治疗师：除了喝酒，你还能想出其他释放压力的办法吗？

安东尼：嗯，运动后我的心情会好一点儿。

治疗师：运动是个使人心情好转的好办法，而且有利于身心健康。你多长时间做一次运动？

安东尼：我尽量每周去两次健身房，但最近工作太忙，所以已经有一阵子没去了。

治疗师：如果不能去健身房，你还有其他减压办法吗？

安东尼：除了喝酒？

治疗师：对。

安东尼：嗯，我爱看体育节目，尤其是足球。

治疗师：可你告诉我，星期天看足球时还要喝啤酒。

安东尼：不过那还是容易戒的。我对体育节目本身就很痴迷，我非常喜欢看。

治疗师：为什么尤其喜欢足球呢？

安东尼：我在高中时踢过，大学里还是校队成员呢。踢的都是四分位。

治疗师：那是一段美好的回忆？

安东尼：是的。我个子太小，表现并不是很好，但我酷爱这项运动。再说，踢球那会儿，我的身材非常好，天天跟一帮志同道合者聚在一起。现在，他们仍是我的好朋友。

治疗师：那这个星期当你感到有压力时，不妨试试这两种办法——运动以及看体育节目，不去喝酒，怎么样？

安东尼：行，我试试。

  随后的两个月，我和安东尼讨论了各种不同的有助于应对压力的适应机制。每次讨论时，他似乎都对尝试新的应对机制充满兴趣，诸如想象、音乐或社交活动。然而，他同时却承认自己继续大量、频繁地喝酒。为了加大目前的治疗力度，现在是与之讨论匿名戒酒者协会（AA）的时候了。

下一次访谈中途

治疗师：借酒浇愁，最终可能得不偿失。通常，与有类似问题的人交流，听听他们用过什么减压办法，那会很有帮助。

第三部分 化学物质

安东尼：我去哪儿找这种人呢？

治疗师：我这儿有一份匿名戒酒者协会（AA）聚会单。聚会在金融区举行，吸引了不少和你一样行色匆匆的职业人。你愿意参加其中一个吗？

安东尼：哇，太过分了吧！我昨晚不过是和朋友们出去喝了点酒，我不至于是个嗜酒者，我绝不参加什么AA聚会！得，我知道，你已经将它提上议事日程了，可我认为，你总在我喝酒这个问题上纠缠不放，这样只会令我更加恼火，根本没什么治疗意义。

治疗师：我无意惹恼你，不过，我也知道，正是由于我们之间的意见分歧太大，才会造成这种局面。过去的几个月里，你试过戒酒，可很难，难道这不足以令你担忧吗？

安东尼：得，如果那就是你所担忧的，那我戒就是了，不用费那么大劲。我宁愿彻底戒酒，也不愿动不动就把喝酒当作中心话题。

治疗师：行，那就让我们再试一次，看看你能否就此将酒戒了。但是，如果你仍不能彻底戒酒，那么，我认为，你应该开始认真考虑酒精对你的控制作用了。

安东尼：行，如果我戒不掉的话……当我戒掉的时候，你就会明白你真是多虑了。别误会，我还是很感激你的关心。我只是觉得你搞错了。我将来绝对用不着参加什么AA聚会……永远不用。

治疗师：当然，决定权在你，不过，我希望你别把那种聚会看作一种惩罚，而应认为是下一步必须采取的治疗措施。如果我对嗜酒问题视而不见，那就不可能为你提供理想的服务了。

安东尼：当然。不过，我要想戒酒，那根本不成问题。我再也不嗜酒了，就这样。我总是乐于接受挑战。我想，戒酒也没那么难。

治疗师：我不怕最终证明是我错了，但是，如果你又喝酒了，你必须告诉我。

安东尼：当然，我认为那是应该的。

治疗师：好，那就让我们一起看会发生什么。我认为，我们应该继续设法找到其他令你心情好转并改善抑郁情绪的办法。

与本书所模拟的其他治疗谈话相比，例12.5的讨论在结构上更为严谨。首先，当安东尼开始谈论其目前与布鲁斯的冲突时，我并未立即深入探究他对此关系所持的情感。我特意回避可能激起强烈情感反应的问题，诸如"可以具体谈谈，当布鲁斯对你百般挑剔时，你有何感受吗？"或"他让你想起你过去生活中的什么人吗？"

将来可以做这样的探究，但得等安东尼掌握某些健康的应对机制之后。为了解决安东尼的物质滥用问题，我们需要了解那些诱发嗜酒的事件，尽可能减少或避免此类事件的发生，并向患者介绍其他应对方法。

社交压力是妨碍节制饮酒的始作俑者，而布鲁斯对安东尼的做法恰是一种典型的社交压力。人们经常在感到孤独或被误解的时候喝酒，而由其他大量饮酒者组成的社交结构则对这一习惯起到支持作用。就安东尼而言，如果节制饮酒就会丧失与老板特殊的社交关系，那么，就更难实施了。

当安东尼继续毫无节制地饮酒时，我向他介绍AA作为一种可行的附加治疗。AA之所以能支持节制饮酒，是因为它使患者有机会经常接触其他正在治疗的戒酒者，这有助于患者不再借酒精或毒品的麻醉而战胜孤独感。此外，AA还将社交支持的安慰剂效应与戒毒技术有机地结合起来，而这也是吸毒者在无意识中苦苦寻觅的。

当安东尼断然拒绝参加AA聚会时，我同意他再试着戒一次。这个决定有益无害：安东尼要么从此戒酒，要么真正认识到自己酗酒的严重程度。如此，既可巩固治疗联盟，又可满足患者的需要。

就物质滥用患者而言，心理治疗是一项漫长而艰难的工程。如果安东尼继续拒绝附加戒酒治疗，如AA、戒酒药物或戒酒所，我会继续以一种支持性的共情态度分析其阻抗。如果他越喝越多，开始危及自己或他人，那我可能会建议加大干预力度，如日间治疗或住院。

物质滥用者的反社会行为

对物质滥用者，还要求运用专门的治疗手法，因为他们很可能具有反社会行为。患者戒毒或戒酒相当长时间后，此类行为才可能有所收敛。这也很容易理解：如果一个人思想上以吸毒为耻，可在心理或躯体上又嗜毒成瘾，那就很可能出现欺诈行为。所以，撒谎、讹诈、偷窃，在吸毒者身上屡见不鲜。事实上，每当怀疑患者可能存在物质滥用问题时，都有必要询问患者是否有过违法行为。

欺诈会影响吸毒者与家人朋友的关系，而且常常会最终波及医患关系。当患者的成瘾行为多次故态复萌时，她不可能每次都坦白承认，而很可能会撒谎或欺瞒吸毒量。此时，作为治疗师，如果能保持谨慎而极其坚定的治疗姿态，是最有效的。治疗早期，我也许会信赖患者，根据其自述来追踪物质滥用。而一旦发现撒谎迹象，就必须立即停止信任。此时，可向患者的家人朋友获取确凿信息，也可采用其他客观的检测方法，如尿检。

初涉治疗行业时，因为缺乏经验，面对具有反社会人格的物质滥用者，我常常感觉诚惶诚恐。我曾给一名患者（权且叫他罗伊吧）实施每周一次的心理与药物治疗，持续了约6个月。他是一个很有抱负的艺术家，才20岁出头，吸食海洛因约一年，为情势所迫而求治。他矢口否认青少年时期有过物质滥用史。尽管我反复尝试将治疗重点放在其吸毒问题上，可他却认定抑郁与焦虑才是其主要问题。最后，我们采取折中的方法：两个问题一起讨论。

开始，治疗似乎比较成功，我很高兴看到罗伊有所进步。治疗的头几个月，他就搬家远离毒友聚集的街区。他答应每周参加两次匿名戒毒者协会（NA）的聚会。我未要求他提供参会的书面证明，因为每次访谈时他都绘声绘色地描述每次聚会的细节。

然而，戒毒近30天后，他又复吸了。我建议他，除了我们每周一次的访谈，另外接受专门的戒毒治疗。他不愿意。两个多星期后，我坚决要求他将戒毒列入治疗方案，我还恳请他允许我与其他治疗师彼此交流信息，以促进综合治疗。尽管有些勉强，可他毕竟同意了。下一次访谈时，他煞有介事地报告自己已经开始在马萨诸塞州立医院的戒毒专科门诊接受咨询，医生是"摩根·墨菲"。

罗伊自称此时在戒毒，可他仍不断抱怨与家人朋友之间产生新问题与新矛盾。他抱怨没人理解他，大家都不尊重他，他觉得没人值得信任。当时，我怀疑他又复吸了，于是给戒毒专科门诊打了个电话，想与墨菲女士谈谈我的忧虑。

我很快就发现，墨菲女士根本不存在，而罗伊只去那个门诊参加过一次评估访视。当我向罗伊提及此事时，他只得承认，几个月前他就不再参加每周两次的NA聚会了。对于事情败露，他感到些许尴尬，却重申自己一开始就对戒毒咨询不感兴趣。此时，血液化验海洛因代谢物为阳性。

我竟然天真地相信罗伊会对我据实以告！当我知道他在编故事时，我感到自己愚蠢至极。想想罗伊的家人朋友每天都得应付他的欺诈，而此时我也尝到了这种苦涩的滋味。

作为罗伊的治疗师，我需要了解自己的第一反应，然后迅速调整情绪，而非表现出冲动与愤怒。我请求麦斯纳博士为我督导，并共同拟定了一份治疗备忘录，其中既承认罗伊的复吸易感性，又防止将来出现类似的欺诈。治疗师的职责就是：尽量理解患者的自毁行为，但绝不姑息纵容。

我对罗伊的面质与例12.6有点儿类似。

例12.6
面质一直不遵医嘱的物质滥用患者

在我告诉罗伊我发现根本没有什么"摩根·墨菲"后

治疗师：如果你对医生撒谎，那真是太傻了。

罗伊：瞧，医生，我真的很抱歉。我一直想去那个门诊来着，可我喜欢你做我的治疗师。我不想再去找其他人。

治疗师：心理治疗靠的是真诚，如果我们彼此不坦诚，那就没法治疗了，而你的痛苦也不可能通过治疗得到改善。

罗伊：很抱歉对你撒谎了。我保证，从今往后一定跟你说实话。

治疗师：很高兴你喜欢我给你治疗，不过，你的毒瘾太大了，治疗同时必须要有其他的心理支持，如NA聚会与物质滥用门诊咨询。如果这些支持到位，我就会一如既往地继续给你治疗。

罗伊：嗯，我确实不再吸那么多、那么频繁了。最后一次大约在两周前。我想，我慢慢能戒了。我知道错了，我发誓，从今往后一定跟你说实话。

治疗师：（我猛然记起罗伊可能又在撒谎。）可是，一遇到什么烦心事，你的第一反应总是吸毒，接着又矢口否认。

罗伊：也就是偶尔为之吧，并不总是那样的。

治疗师：很高兴你并非一直吸毒，但海洛因成瘾性那么强，我想，为使治疗有真正的转机，我们需要调整一下治疗方案。

罗伊：你的意思是？

治疗师：为了每周一次的心理治疗能够继续，你必须每周做一次尿检，并带上参加NA聚会与每周接受一次物质滥用咨询的书面证明。从今往后，我会定期与你的咨询师联系。

罗伊：你不是开玩笑吧？我可不想参加那些玩意儿。

治疗师：显然，我们意见不一，所以我们也许需要先来解决我们之间的分歧。我们可以先就此问题讨论一到两个月，之后如果心理治疗要继续，你就必须遵守此治疗方案。

罗伊：嗯，如果我拒绝呢？

治疗师：当然，你有选择的权利，不过，我们只好暂时结束每周一次的心理治疗。我仍会每四到六周见你一次，以便监测你的用药情况。

如果你想转诊，我也可以给你介绍其他诊所。如果有什么紧急情况，你需要去附近或本院的精神科急诊室。

罗伊：你为什么这样对我？

治疗师：如果我继续给你做心理治疗，那我必须知道你同时在积极戒毒。我不想袖手旁观，任由你发展，最终出现不好的结果。虽然我无法让你戒毒，可我也不想支持你吸毒。

罗伊：可你是我的医生，你不能这样丢下我不管。

治疗师：如果你不遵守治疗协议，我就不想担任你的心理治疗师，但我会继续做你的精神药物治疗师。

罗伊：哈！听上去你正设法摆脱我。

治疗师：根本不是那么回事。我提供4至8次访谈来讨论新的治疗方案。讨论毒瘾问题时，你也许会认识到，新的治疗方法最有利于你康复。如果你仍然拒绝，那我们只能间断做做药物治疗。也许，随着时间的推移，你对物质滥用问题的认识会有所进步。（我将"问题"从罗伊身上转移出去，这样，他更能接受，而且不会太难堪。）

事后我才懂得，我早该坚决要求罗伊向我提供其参加其他治疗项目的客观证明。我还应该在治疗一开始就考虑定期做尿检。此外，为了监测临床进展，还应另附一份由患者授权、由治疗师与其亲友（如配偶、亲属或朋友）签订的治疗协议。对于轻症患者，一开始即奉行信任政策也许合乎情理。而对于严重吸毒患者，一开始就必须遵守上述章法。

例12.6所示的面质发生后，我又继续与罗伊做了两个月的访谈。他仍矢口否认其吸毒的强度，而且坚持认为复吸只是暂时的。如此反复几次后，我坚持按原计划暂时结束治疗。治疗师与患者的家人朋友一样，若对物质滥用的严重性视若无睹，那会加重物质滥用。

遗憾的是，心理治疗结束后，罗伊便彻底脱落了。他决定不接受我的建议，没有不定期地来回访。遵照麦斯纳博士的建议，我给他寄了一封带回执的邮件，告诉他，欢迎他回来继续药物治疗。他没有回信。显然，他仍不准备做任何戒毒治疗。

治疗物质滥用患者，显然必须具备专业的临床技能。对此类患者的治疗非常特别，而且错综复杂，因此，我们建议治疗师选择一位这方面的专家做督导。他会教你何时以及如何指导患者选择不同的治疗方法（如AA与NA聚会、戒毒中心、住院治疗、精神药物治疗、日间特殊治疗等）。

物质滥用患者的临床康复，既需要治疗师的耐心与决心，亦需要患者的强烈动机。治疗师应对患者持共情的态度，并敏锐而及时地识别可能导致物质滥用的诱因，这样，才能帮助患者认识到自己濒临危境。随着这样的循循善诱，患者也许能潜移默化地接受更健康的应对机制。在患者持续戒毒/酒至少6至12个月后，治疗师方可谨慎地尝试更灵活的心理疗法或更具内省力取向的心理治疗。此时，患者也许更有能力忍受强烈的情感复苏。

关键词：

匿名戒酒者协会（AA）、碱性磷酸酶、环单磷酸腺苷（CAMP）、CAGE问卷、戒毒、r-谷氨酸转肽酶（GGTP）、平均细胞容量（MCV）、匿名戒毒者协会（NA）、血清谷草转氨酶（SGOT）、血清谷丙转氨酶（SGPT）

第13章
心理与药物联台治疗

对药物治疗"过冷"或"过热"均不甚明智,这种极端的态度很有可能干扰精神病治疗的最优化选择。一旦联合使用抗精神病药物治疗,医生须向患者说明该治疗的利与弊,并一一解答患者的所有顾虑。对于抑郁、惊恐、躁狂或精神病患者,若药物治疗得当,可与心理治疗相得益彰。根据临床实际,药物治疗与心理治疗最好由不同的医生实施。

作为心理学专业人士,我反对将遗传与环境对人类行为的影响割裂开来。作为精神病医生,我认为二者相互影响,相辅相成,即:心与身相互影响。譬如,抑郁患者的大脑神经递质会发生复杂的变化,这种变化会同时影响人际交往能力;反之亦然。人自降生以来所遭遇的所有情感事件,均对大脑发育具有或多或少的影响。因此,精神病综合治疗涵盖了生物(药物疗法、电休克疗法等)与心理(心理治疗)双重干预,也完全是在情理之中。

心理与药物治疗应当相得益彰。通过心理治疗可对患者的情况有详细的了解,这有利于药物的选择。同时,当精神病症状危及生命时,恰当的药物治疗可使患者迅速复原,并促进心理治疗过程。

对于药物治疗,某些心理动力学治疗师总是顾虑重重,担心会因此改变移情,从而对治疗产生不利影响。一旦症状有所缓解,患者也许会提前放弃心理治疗。比较保守的治疗师认为，若医生对精神药物治疗过于热衷，患者也许难以将对既往重要人物的情感转移到治疗师身上。

以上顾虑或许有点儿杞人忧天。以麦斯纳博士为例，他研究生毕业于精神分析专业，又具有30多年精神科实践经验。他发现（随着经验的积累，我亦有同感），有效而共情的精神药物干预无一例外地能给治疗带来新的转机。当患者感到自己为治疗师所理解，而药物又使其症状有所缓解时，治疗联盟将会得到进一步巩固。随着情感能力的增强，患者也许不再一味被症状所左右，而更能深入地讨论相关问题。此时，治疗中的移情将更易发生。（若须详细了解移情，请参阅第16章。）

表13.1列出了一系列精神病症状，它们在DSM-Ⅳ中属于轴I障碍。如果因其中几个症状而使患者的社会功能受到严重而持久的损害，我们即建议采用心理与药物联合治疗。

当我只为患者提供药物治疗时，我会向患者及心理治疗师详细询问症状的最新变化。此举可使靶症状凸显出来，而且有助于我选择恰当的抗精神病药物。

使用药物对心理治疗有何影响

伊莱恩·巴伯，也是一位虚构的患者。她将向你展示一个接受心理治疗的患者开始用药时可能出现的某些治疗困境。伊莱恩，女，32岁，未婚，高中英语教师，因患轻度抑郁症求治。开始，我们实施的是内省力取向的心理动力学治疗，每周一次。数月后，巴伯女士感觉自己的社会功能进行性下降，同时焦虑症状有所加重。在继续心理治疗的同时，我们有必要重新评估她是否需要精神药物治疗。

我刚开始身兼心理与药物治疗师时，并不能迅速适应角色，曾一再犯同一个错误，例13.1以一种夸张的方式展示了这种错误。起初，我担心，如果将宝贵的时间用于讨论精神药物治疗问题，患者会感到愤怒，尽管药物显然对其有利。为了重新讨论心理社会问题，我草草结束了对药物问题的讨论。

情绪障碍

抑郁症症状：睡眠障碍、兴趣减退、精力下降、食欲不振、注意力不集中，同时伴情绪低落或易激惹，以及自杀倾向。

双向情感障碍症状：注意涣散、冲动、夸人观念、思维奔逸、活动增多、睡眠减少、健谈多语。

思维障碍

妄想、幻想、言语混乱、行为混乱，或思维被夺。

焦虑障碍

惊恐发作，伴或不伴广场恐惧、社交恐惧、影响患者正常生活的强迫观念与强迫行为。

创伤后应激症状：闪回、噩梦、躲避与创伤有关的刺激、情感麻木、过度警觉、易激惹。

饮食障碍

贪食症：快速大量进食，继而因担心发胖而立即呕吐（自行引吐或导泻）。

物质滥用障碍

对酒精或毒品无法控制的渴求或过度消耗。

表13.1 药物治疗可以改善的靶症状

例13.1
治疗师对进行心理治疗的患者未进行细致的精神药物评估

伊莱恩：医生，尽管我很乐意与你交谈，可我不得不承认，治疗对我没什么帮助。我坚持每周来治疗一次，至今已好几个月了。可最近三个星期，我开始感觉情况越来越糟，根本没有好转。现在我每晚只能睡几个小时，工作时筋疲力尽。我一整天几乎都没法工作。

治疗师：那你一定很难受了。你的胃口还好吗？

伊莱恩：不好。我一点儿都不觉得饿。

治疗师：我想，我们应讨论是否用药来缓解症状。听起来，在过去的几个月内你的症状又加重了，现在有点儿像抑郁症。我给你开点帕罗西汀，每天一片，服用一个月左右将会有所好转。现在，让我们一起想想，是否有什么原因导致症状加重。

伊莱恩：嗯，一般情况下，我总是感到很孤独。等等，我可不想吃药。

治疗师：可以，你不必急于吃药。我们可以等等，在进一步弄清有关孤独的问题后，看情况是否有所好转。可以多谈谈你的感受吗？

例13.1中，为了与伊莱恩详谈其孤独感，我草草结束了精神药物评估。此处，对精神病症状的检查不够全面，而且漏评了自杀危险性。我也未向伊莱恩详细介绍帕罗西汀的风险、特定疗效及副作用。如果说这种草率近乎医疗事故，那也绝非危言耸听。

例13.2展示了另一种较全面的访谈法，它同时兼顾了药物与心理治疗。

例13.2
如何与患者讨论药物治疗

如例13.1所示，伊莱恩开始诉说。

伊莱恩：医生……我一整天几乎都没法工作。

治疗师：听起来，你的情况更加严重了。你什么时候注意到这种变化的？

伊莱恩：嗯，几个星期前就好像浑身不对劲了。我根本睡不着。以前，我从来没有感觉这么糟糕。

治疗师：显然，对于这些问题，我们必须特别注意。你认为是什么原因呢?

伊莱恩：不知道，我也觉得很奇怪。我经常感到心烦意乱，我甚至搞不懂这是为什么。

治疗师：我能想象，这确实很令人心烦。我们先一起来弄清这个问题。你的情绪如此低落，很有可能患了抑郁症。为了更好地了解你目前的症状，我可以问你几个问题吗？

伊莱恩：可以。

治疗师：你提到睡眠有问题。平时你睡几个小时？

伊莱恩：哦，我也没注意，可总是睡眠不足。平均2到3个小时吧。

治疗师：只睡那么一会儿，很难维持基本的社会功能。你曾因此旷工吗？

伊莱恩：上周三我就待在家里没上班。因为我实在起不了床。不过，我很少那样。通常，我都准时上班。

治疗师：你有没有过这样的情况，睡得不多，可精力异常充沛，工作效率也很高？（简短地排查躁狂史，以免遗漏。）

伊莱恩：没有，从来没有。如果睡不好，我总是不舒服。这也是我这些天筋疲力尽的原因。

治疗师：近几个星期，你的胃口还好吗？

伊莱恩：我还真没注意过，不过经你一提，我最近还真不觉得饿。什么都不想吃。

治疗师：你的体重有没有减轻？

伊莱恩：我不能肯定。不过感觉衣服比以前宽松了些。你不问，我还真没注意。

治疗师：尽管那么难受，你也能专心工作？

伊莱恩：当然不能（口气有点儿恼火）！吃得那么少，睡得又那么少，根本不可能好好工作。我不知道我的学生们是否注意到我有什么异样，不过我确信他们很快就会察觉。过去，到下班时我也常常是精神抖擞，可现在，还没到午饭时间我就累得不行了。我再也受不了了！我不明白到底是怎么回事。

治疗师：你的症状属于典型的抑郁症的症状。正如你所体验到的，抑郁症非常棘手，因为它的症状表现为心灰意冷。当人处于这样一种状况时，有时还会萌生自杀的念头。你有过吗？

伊莱恩：是的，有时我会这样想。不过我从未真的实施过。无论如何，目前还没有。

治疗师：你怎么想的？

伊莱恩：在情绪低落时，我会想象撞车或跳楼之类。不过，总是一闪而过。我认为我永远也不会真的自杀，至少至今也没有。我仍满心希望有一天我会好起来。

治疗师：我想，还是有许多能帮助你好转的办法。不过，首先让我们多谈谈你的安全问题。任何时候如果你想伤害自己，可以立即给我打电话吗？如果没法立即与我联系，你可以自己去最近的急救室求助吗？

伊莱恩：我想可以。

治疗师：你发誓？

伊莱恩：我发誓，发誓。我不想死。我也不希望像现在这样。你有什么办法帮我吗？

治疗师：有。给你开点药。抑郁症被认为可能是中枢神经系统的递质失衡，通常药物可使之在2到4周内恢复至正常水平，从而缓解许多不适症状。

伊莱恩：两周，太漫长了。

治疗师：确实漫长，尤其因为你已经痛苦了好几个星期了。有些症状，如睡眠障碍，也许会得到改善。

伊莱恩：可我听说，有些抗抑郁药就像摇头丸一样，会改变人格，而有些又让人极度忧伤，导致自杀。我可不想服这种影响思维的药。

治疗师：你还担心什么？

伊莱恩：啊，真是这样？我可不想成为像阿Q一样傻乐的人。明明是难过的事却满脸喜悦。但我更不想死。可我又真不愿意靠服药来维持对生活的兴趣。

治疗师：很高兴你提出这些问题。人们普遍担心抗抑郁药会改变人格，或者把人变成阿Q。事实并非如此。药物可以帮助减轻我们谈到的那些症状：睡眠障碍、饮食障碍、注意力不集中及焦虑不安。通过心理治疗，情绪低落会有所好转，也会打消偶尔的自杀念头；药物可避免你的情绪大起大落。

伊莱恩：可是，我很久以前就听说这些药物反而使得有人自杀了，那是怎么回事？

治疗师：当首批新型抗抑郁药投放市场时，人们总是会担忧可能伴有自杀率升高。不过，迄今为止，这种说法并未得到证实。事实上，有关该课题的大量研究已经证实，这些新型抗抑郁药并不伴有自杀率升高。相反，抗抑郁药可降低自杀的风险。

伊莱恩：我的情绪太低落了。我想，就"死马当活马医"吧。你真的认为这是一个好主意？

治疗师：我确实这样认为。药物可以安全有效地改善你目前的症状。不过，在确定使用何种药物之前，我必须了解一下你的用药史。

伊莱恩：好的。不过我还是有点儿紧张。

治疗师：为什么？

伊莱恩：我担心这会不会损害我的大脑。我是不是太脆弱了，承受不住生活压力？

治疗师：我认为，你最好把抑郁症看成和其他疾病一样，有时也需要用药物来改善症状。如果你患糖尿病、高血压或哮喘，你也许不会认为这就表明你脆弱了。你所患的抑郁症也是一种疾病。这完全不同于因事情不顺而心情不好。其实，在某种意义上，你已经明白了这一点，因为你已经感到目前的状况与你以往的情绪体验完全不同。

伊莱恩：可是，服用一种改变大脑思维的药物，我还是觉得怪怪的。

治疗师：研究表明，当一个人情绪抑郁时，脑部的化学成分会发生异常变化，即失衡。药物实际上是使之恢复正常，从而使大脑功能恢复到正常水平。

伊莱恩：很可能我的个性比较脆弱。否则，我就能自行好转。

治疗师：是疾病本身使人感到脆弱。而疾病并不是性格的反映。

伊莱恩：可近来我确实感到好像都不认识自己了。

治疗师：显然，这些症状已经令你痛苦不堪了。

（伊莱恩眼泪汪汪地直点头。）

治疗师：嗯，我认为，我们应该继续坦诚地讨论这个问题，然后共同去解决它。

伊莱恩：好的。

例13.2所示访谈权衡了药物治疗与心理治疗的利弊。在建议伊莱恩尝试药物治疗之前，我通过结构式访谈澄清了伊莱恩的疾病诊断，并评估其安全性。此时，似乎偏离了治疗性访谈的典型特点——开放、自由，谈话变得更有目的性与教育性。因为，用药之前必须充分讨论伊莱恩对精神药物的顾虑。

伊莱恩列举了许多对其日常功能造成损害的植物神经症状（如失眠、精力不足、注意力不集中、食欲减退、愉悦感减少，并伴抑郁、无望感与自杀意念），由此可见，她患有抑郁症。我再次确认其无躁狂史。（双相情感障碍患者服用抗抑郁药可能会诱发躁狂。）此时，抗抑郁药应该能大大缓解其症状。

有人也许会争辩："伊莱恩的治疗之所以尚无起色，也许是火候未到。如果你再给她一点儿时间讨论其面临的问题，也许不用药物也会好转的。"的确，只要心理治疗持之以恒，伊莱恩的症状肯定也会好转。可我们认为，在其生活功能下降，并具有很高的自杀风险时，必须采用更积极的治疗方法。此时，药物治疗实属临床必需。

开药之前，我会向伊莱恩告知药物的利弊，也会向她复述常见的副作用，并告诉她一旦访谈期间出现副作用应采取什么措施。

注意：此例使用的药物是帕罗西汀，并不代表它是临床唯一用药。帕罗西汀是一种选择性5—羟色胺再吸收抑制剂（SSRIS），此类药物尚有同样有效、安全的产品，如：西肽普兰、氟西汀、舍曲林，等等。

用药对治疗关系的影响

尽管药物治疗并不会阻碍心理治疗进程，但随着药物的介入，心理治疗确实会发生微妙的变化。如果兼顾心理与药物治疗，就必须在心理治疗的开放式讨论与药物治疗的结构化评估之间找到一个平衡点。一旦患者开始用药，治疗师就必须定期询问疗效与副作用。有些治疗师会将此列入治疗方案，每月或每次开药时均预留一部分时间向患者询问有关精神药理方面的问题。

随着经验的积累，平衡心理治疗与药物治疗二者的临床作用，于我已是习以为常。然而，经验不足时，我发现将二者有机结合起来还真非易事。一旦使用药物治疗，我很可能会将以后出现的症状归于剂量不当或副作用。例13.3展示了治疗师开药后，很容易戴上精神药理学的"紧箍咒"。

例13.3
患者开始服药后,治疗师有点儿过于偏重生物取向了

伊莱恩服用帕罗西汀治疗抑郁症约一个月后。

伊莱恩:自从服用帕罗西汀后,我感觉好多了——不过,到昨天为止,又不行了。

治疗师(关切的表情):怎么啦?

伊莱恩:嗯,两天前我还在想,最近几个星期我感觉好多了。可是昨天,我的情绪又不好了。我担心,也许药物已不起作用了。

治疗师:听起来有点儿麻烦。究竟怎么啦?

伊莱恩:昨晚我翻来覆去睡不着,折腾了几个小时。我想,昨晚可能只睡了3个小时。

治疗师:食欲怎么样?

伊莱恩:嗯,本来好点了,可昨晚我又感到一点儿胃口也没有,连晚饭都没吃。

治疗师:我再问几个问题。我们也许必须增加药量。

伊莱恩:哦,我也这么想。

值得注意的是,直到访谈前夜,伊莱恩都还好好的。通常,抗抑郁药不会一夜之间就失效。此例中,我未曾细问伊莱恩的情绪变化,就迫不及待地转向讨论其目前的植物神经症状,这是一种失职。也许昨天发生了什么令人心烦的事情,所以才导致伊莱恩的情绪障碍复发。

刚开始用药的患者普遍会将新出现的情感不适归为"抑郁",而忽视相关的心理社会问题,这种情况并不鲜见。而例13.3中治疗师之所为,又恰恰迎合

了患者的这种想法。当然，对于医患双方而言，调控药物的剂量远比细致、共情的探讨简单得多，可后者恰是心理治疗之必需。

例13.4展示了如何从生物与心理联合的视角来解释伊莱恩的问题。

例13.4
治疗师联合运用生物与心理视角

伊莱恩服用帕罗西汀治疗抑郁症约一个月后。

伊莱恩：嗯，有段时间我感觉好多了，可是现在又不好了。药物已经不起作用了。

治疗师：当问题重新表现时，总是让人沮丧。究竟怎么了？

伊莱恩：嗯，昨天，开始一切还好好的，可是，突然我就想大哭一场。

治疗师：呃，什么事让你那么难过？

伊莱恩：不知道——真的不知道。我一定是需要加大药量了。

治疗师：我想，我们确实应该评估一下帕罗西汀的疗效。不过，我们先要了解一下你从什么时候开始心情不好。

伊莱恩：我想，直到午饭时我还好好的。午饭后，我就提不起一点儿劲了，于是早早下班回家睡觉。我感到筋疲力尽。可是昨晚尽管我累得不得了，可就是睡不着。医生（声音里透着一丝恐慌），我可不能再回到前段日子那样。你不能增加药量吗？

治疗师：可以考虑。不过，首先，你可以告诉我昨天午饭时发生什么事了？有什么令人心烦的事吗？

伊莱恩：嗯，和阿格尼丝的谈话着实令我心烦。我不知道以前我是否和你讲过阿格尼丝。在取得教学资格前，她在我班上担任辅导老师。她是个很棒的同事。

她从其他老师那儿听到一些传闻。昨天她告诉了我。今年，我们学校来了一位新校长，表面上一直很友善，但谁知道她葫芦里卖的什么药。

据阿格尼丝说，校长想重组整个英语教学部。她认为学生必须了解所有的经典课文，并想在修订的课程里强调这一点。我不喜欢这个想法，因为我最喜欢教的课是现代美国文学。

接着，阿格尼丝告诉我，艾琳校长也许还想停开我的原创写作课。这门课我教了5年多了。孩子们喜欢上，我也喜欢教。我不明白她为什么这样做，对我而言，那是个很大的损失。这只是个传闻，如果据此就跑去质问艾琳，那会很尴尬的。

治疗师：听到这个消息你有何感受？

伊莱恩：我感觉很糟糕。迄今为止，我一直觉得在学校很自由，很受支持。如果传闻是真的，那我对学校的看法就会发生彻底改变。

写作课是我首创的，很受学生们欢迎。上这门课是我一天最快乐的时光。我与学生们关系很好。如果不允许我上这门课，那教学就没有一点儿成就感了。如果阿格尼丝所言是真的，那可真是令人沮丧的消息。

（治疗师点头，鼓励地看着伊莱恩。）

伊莱恩：对我而言，今年的这个时候尤其可恶。

治疗师：为什么？

伊莱恩：嗯，今天是11月2日，再过几个星期就是感恩节了，然后圣诞节也快到了。

治疗师：想到圣诞节，你是一种什么心情？

伊莱恩：对我而言，圣诞节从来就不是快乐时光。

治疗师：去年圣诞节你是怎么过的？

伊莱恩：去年，我开车去了华盛顿，和我父亲待了一段时间。过得不是很好。自从两年前我母亲去世后，他就一直很消沉。我去看他的时候，他喝得烂醉。哦，我现在不想细说，那简直是个灾难。

治疗师：灾难？

伊莱恩：一点儿不假。可一个人时就更糟。

治疗师：目前，你很有可能失去一门喜欢教的课程。这个意想不到的消息可能又加重了你的痛苦。

伊莱恩：是的。你能理解我现在为什么情绪低落了。

治疗师：是的。我希望能多谈谈这两个话题。不过，我开始理解，昨天对你而言为什么那么艰难。就在你开始感到有点儿好转时，却面临两件令人烦心的事。

伊莱恩：不过，也许只是药物的问题。

治疗师：嗯，让我们来评估一下帕罗西汀本已改善了哪些症状。昨天以前，你的睡眠和食欲怎样？

伊莱恩：很好，都有改善。不过，就在24小时之前，情况又恶化了。

治疗师：服用帕罗西汀几周后，你的精力和注意力都有所好转吗？

伊莱恩：在昨天之前，都有好转。

治疗师：在服药之前，你有时会想到死或者自伤，但从未真正实施过。现在呢？

伊莱恩：到昨天为止，几乎没有再出现这种想法。可现在，我又想跳楼了。当然，仍只是想想而已，我从未真正采取行动。

尽管这种念头只是一闪而过，可还是让我很痛苦，我已经两个多星期没这么想过了。

治疗师：在昨天之前，你已经感觉好多了，可现在又不行了，你认为会是什么原因呢？

伊莱恩：我不知道。也许是药物不起作用了。当然，就像你提到的，我也知道午饭时的谈话令我心烦。

治疗师：我想，昨天你确实遇到了烦心事。英语教学部可能会改组的消息令你很烦恼。假期即将来临，对你也于事无补。我想，也许这两件事令你暂时有些难受。

总之，我认为，药物已经开始缓解抑郁的植物神经症状。不过，药物并不能阻止对烦心事的不良感受。

伊莱恩：你认为药物其实已经起作用了，而昨天我之所以那么难受，只是因为我思虑过重？

治疗师：当然有可能。听起来，昨天好像是个令你非常心烦的日子。令人不快的消息导致你的症状有点儿加重。我认为，这并不表明你必须加大药量。我们需要多谈谈你的工作压力与假期问题，然后看看怎么处理。

伊莱恩：你不能给我开点药，让我好受些？

治疗师：这个愿望可以理解。但帕罗西汀并不能防止你对教学或假日问题感到心烦。这两个问题让你产生了强烈的情绪反应，那是可以理解的。

将来也许需要增加药量，但我认为，现在我们必须把讨论的重点放在使你感到很痛苦的处境上。

伊莱恩（抽了抽鼻子）：是的，也许多谈谈这个问题会有所帮助。我通常不去想我的感受，因为谈论这种事很不舒服。

治疗师：因此，你不仅感觉难受，而且一直是一个人承受。

伊莱恩：是的。

对于刚开始用药的患者，像伊莱恩那样惶惑，是很普遍的现象。如果植物神经症状久未改善，的确需要增加药量。然而，生活应激引起症状加重往往是暂时的。对于这种偶尔出现的情感危机，应采用心理治疗。

如果在接下来的数天或数周内，伊莱恩的睡眠、食欲或自杀意念持续恶化，就需要重新考虑是否应加大药量。

药物治疗与心理治疗分而施之

在许多情况下，由不同治疗师对患者进行心理治疗与药物治疗也许是临床必须并对患者有益的。这种情况最常见于非医学背景的治疗师。当他的患者必须用药时，最好由其他精神科医生提供药物治疗。

药物问题有时会对心理治疗起阻碍作用。如果患者过分关注药物问题，而忽视情绪应激源的影响，就更宜由不同的治疗师分而施之。此外，对于情绪反复无常的患者，像边缘性人格障碍或双相情感障碍，药物治疗尤其错综复杂，并需要经常调整。在这种情况下，心理治疗师过分关注药物问题会分散对心理治疗的注意力。此时，分别施治就能保证心理治疗与药物治疗两方面都有充裕的时间。

拒不接受药物治疗的患者

有时，尽管患者尚未服用精神病药物，可药物问题却仍反复出现于心理治疗之中，而且对心理治疗产生重要影响。譬如，我有一位患者，药物明明可以缓解其症状，但她却一再拒绝。此类患者常常以为，一旦服药，就表明其人格有缺陷；或者以为，药物具有化学毒性，会带来许多难以忍受的副作用。一旦患者持上述观点，药物治疗将注定无果而终。

如果治疗师希望患者下决心服药，那么，医患双方都有可能产生强烈的挫败感。我发现，如果将患者拒绝用药视为另一个心理动力学问题，需要医患双方经常反复讨论，那将最具治疗性。如此一来，患者不会感觉服药是勉为其难。而且，随着时间的推移（尽管会长达数月或数年），在仅凭心理治疗不能改善患者症状的情况下，她常常会重新考虑是否选择药物治疗。

例13.5展示当伊莱恩患严重抑郁症却断然拒绝药物治疗时，我如何就此问题与之展开讨论。

例13.5
尽管药物治疗明明对患者有益，而她仍断然拒绝，治疗师就此与之讨论

伊莱恩：医生，尽管我们一直坚持每周访谈两次，可6个月过去了，我的情况一直未见好转。我真受不了了。现在该怎么办呢？

治疗师：我想，是时候再次与你讨论应用抗抑郁药治疗了。它能改善你的症状。你所描述的症状与抑郁症完全一致。那些症状令人极度痛苦——对此，你深有体会。服用抗抑郁药后，约2到4周就能使各种症状有所好转，如睡眠差、没胃口、没兴趣等，甚至无望感与自杀意念都会减少。

伊莱恩：哦，可你知道，我对药物治疗一点儿也不感兴趣。我亲眼目睹一个朋友服用精神药物后疯了。我可不想接受这样的药物治疗。

治疗师：你朋友怎么了？

伊莱恩：嗯，我有个朋友最近被诊断为躁郁症。但他们以前不知道，一直当做抑郁症治疗。服药一周后，她就无法入睡了。又过了几天，她开始出现幻听。最后，不得不住院。我可不愿像她那样。

治疗师：你当然不愿像她那样。给躁郁症患者服用抗抑郁药，确实有可能会出现这种可怕的反应。不过，目前尚无任何迹象表明你也患有这种病。对绝大多数人来说，抗抑郁药是无害而有益的。

伊莱恩：我不管。反正我不愿吃任何改变思维的药物。

治疗师：当然，你有选择的权利。可我仍希望，以后可以继续讨论这个问题。

伊莱恩：那是你的事。我是不会改变主意的。

（治疗师点头，静待伊莱恩接下去的联想。）

伊莱恩：我只是讨厌每晚都感到孤立无援。

治疗师：我能理解。你那么脆弱，又没人能帮你，所以更加痛苦。平时，你晚上都怎么过呢？

伊莱恩：嗯……

一个月后

伊莱恩：医生，我仍感觉每天都无法工作。

治疗师：让我们评估一下你最近的症状。睡眠和饮食怎么样？精力呢？

伊莱恩：胃口好了点。但晚上还是睡不着。这几个月，我都是筋疲力尽的。

治疗师：无望感和自杀意念呢？多了？少了？还是原地踏步？

伊莱恩：嗯，自杀意念少了。不过，仍然感到很无望。

治疗师：那你一定很难受。请原谅我的固执，可我还是认为抗抑郁药对你有帮助。可你甚至连谈都不愿谈。可以再谈谈这个问题吗？

伊莱恩：不！我绝不接受药物治疗。

治疗师：可是长此以往，仅睡眠减少这一项就足以摧垮你。至少用点安眠药吧，这样也可帮你打发漫漫长夜，你愿意考虑吗？

伊莱恩：以后我会考虑的。但现在，我对任何药物都不感兴趣。

治疗师：对此，你态度很坚决。

伊莱恩：不错。

治疗师：可以具体说说你为什么不肯接受药物治疗吗？

伊莱恩：如果我好了，我希望那是我自己努力的结果，而不是因为我吃了药。

治疗师：吃药让你感觉，即使好了，也不表明你真的好了，是这样吗？

伊莱恩：我想是的。我就是这样想的。

治疗师：这似乎有点儿矛盾。你希望症状改善，却又拒绝我提供的帮助。这样就会使你感到隔离、孤独，并持续抑郁。也许我们可以共同探讨一下，为什么某些帮助可以接受，某些却不能。

例13.5中，我展示了对拒不接受药物治疗的患者有帮助的某些访谈策略。首先，我设法保持一种开放、包容的心态，努力了解伊莱恩的观点，并不强求她立即接受药物治疗。因为，治疗本身应该是对患者的巨大支持。进一步解决患者的无意识冲突，有时亦能减轻植物神经症状。

下一次，若伊莱恩再次抱怨其痛苦症状，我会再次提出药物问题。每当继续这个话题时，我都会对伊莱恩的问题获得进一步了解。如此反复地评估药物问题，澄清其忧虑，长此以往，也许能帮伊莱恩重新审视自己的态度。此例同时还阐明了，如何通过患者对药物的阻抗来揭示一个意味深长的心理动力学冲突：一方面拒绝帮助；一方面孤立无援。

尽管抗精神病药物可迅速缓解患者的症状，但如果患者一味拒绝，那么，药物的临床效能就大打折扣了。作为心理治疗师，无论是否兼有处方权，均须谨记：我们的职责就是帮助患者理解其处境，并为之提供一个康复、成长的环境。至于患者是否利用这个机会，则完全取决于他自己。我们的任务是：在患者允许的范围内，理解他，帮助他。

关键词：

西肽普兰、诊断、幻想、氟西汀、神经化学、神经精神病学、神经递质、植物神经症状、帕罗西汀、处方权、精神药理学、心理治疗、抗精神病药物、阻抗、风险、选择性5—羟色胺再吸收抑制剂（SSRIS）、舍曲林、治疗联盟

第四部分
治疗困境

第14章
僵局的处理

僵局是指心理治疗进程停滞不前的现象。此时，治疗师必须仔细聆听、耐心询问以及充分共情才能理解僵局的动力学原因，然后，通过澄清和解释来化解僵局。

当我开始接受心理治疗培训时，治疗的进程常常令人喜忧参半。当陷入从未遇到过的治疗困境时，我常常焦躁地想尽快摆脱窘境。我会不厌其烦地给予指导，要求患者"你应该""你可以"。譬如，对于萨莉，我可能建议：就职业问题应该直接向母亲提出抗议；她应该找一个朋友来取代格温的位置；她应该参与编辑校刊；等等。

尽管出于好意，但是我的指导无疑会妨碍治疗进程。事实上，很少有患者会遵从我的建议。（如果劝告就能奏效，那他们就大可不必寻求心理治疗了。）而这样做的后果，就是治疗联盟有可能因为我的急于求成而遭到破坏。我开始认真审视自己的举动，试着去理解什么情况下我更容易犯这样的错误。

在督导的帮助下，我逐渐意识到，一旦感觉治疗停滞不前时，我就变得絮叨，开始说教。当听到患者反复纠缠于痛苦之中而缺乏情感反应或理解力不能逐渐增强时，我的焦躁感就油然而生。作为初学者，我尚不明白大多数的治疗过程其实都会经历停滞不前的僵局，而是将这一僵局归咎于自身的经验不足。

因此，我会急于想通过给出建议来迅速扭转局面。

渐渐地，我学会了应对僵局的多种方法。本章，我们将以萨莉为例，通过示范来详细阐释应对僵局的几种方法。

首先，让我们回顾一下迄今为止萨莉的治疗进程。萨莉因与男友查利关系破裂而求助。然而，如前面几章所示，随着治疗的展开，萨莉的问题变得越来越错综复杂。

在评估其家族史时，萨莉叙述了与母亲、弟弟汤姆之间不顺畅的关系。汤姆身患慢性疾病已有数年，萨莉也透露（例10.1）汤姆的身体状况几乎占据了母亲的全部注意力。

大学期间，一旦萨莉从失恋的重创中恢复，治疗重点就应放在她对格温的专横态度所持的矛盾心理上。值得关注的是，在与格温的交往中，萨莉单方面付出了许多时间和精力。同时，萨莉学习母亲为她选择的经济学专业，可她并不喜欢。

在治疗中，萨莉反复谈论上述问题。格温经常对她吹毛求疵，而萨莉常对遭到拒绝耿耿于怀。当汤姆生病时，母亲对萨莉的需求置若罔闻。尽管萨莉并不喜欢经济学专业，但她却愿意享受妈妈关注自己专业前景时的那份感觉。

治疗新手常常如例14.1那样应对僵局，但这极有可能妨碍治疗进展，而且还可能破坏治疗联盟。

例14.1
治疗师用一种无效的方法应对僵局

萨莉诉说着对经济学专业学习的厌恶以及她和格温之间持续不断的关系冲突。

第四部分　治疗困境

萨莉：医生，我感觉今天没什么新的内容要谈。我讨厌经济学，真的非常非常讨厌，而且我认为继续学下去可能会越来越糟。唉，真痛苦，又快开学了。老天保佑我吧（语气不无嘲讽）！

治疗师：你到底讨厌经济学什么呢？（我一开始就确定谈话方向，而不是在访谈开始10到15分钟内让她畅所欲言。）

萨莉：我就是讨厌它。我知道，如果我认真学的话，我一定可以学得很好。可我就是不感兴趣。

治疗师：（我感到有些气恼，因为最近几个月萨莉一直为学业问题心烦意乱，却从未做出任何改变和努力。）那你可以重新选择专业，这样对你也许更好。（我提出建议以期促进心理上的改变。）

萨莉：根本不存在什么重新选择，我必须学经济学，这是无法改变的。

治疗师：我觉得你可以列出你喜欢和不喜欢经济学的原因，然后我们再一起讨论，你觉得怎样？（我布置了一个认知作业。）

萨莉：好的，我想应该没问题。

治疗师：那么，你对什么课程感兴趣呢？（我不知道这是否能帮助萨莉解决数周来一直悬而未决的问题，所以我试着改变谈话方向，导入一个新的话题。）

萨莉：我喜欢新闻课程。我还喜欢写写文章。

治疗师：或许你可以参与编辑校刊的工作。（我没有对其情感改变予以积极关注，而只是提出一些"应该""必须"之类的行为建议。这表明我对如何帮助萨莉变得越来越没有信心。）

萨莉：我不在意什么校刊之类的事，选这门课纯粹只是玩玩而已。当记者的收入也不高，我今后也未必想当记者。我倒想和你谈谈和格温之间最近发生的一些事。

下一次访谈

治疗师：你列出了学习经济学的优点和缺点吗？

萨莉：哦，没有。我全忘了。妈妈对我最近的学习非常关心，所以，这一周我花了许多时间和她谈论学业问题。她很支持我，比格温好多了。

治疗师：（我尽量少去关注萨莉的痛苦，以免使自己受挫。）你和格温的关系时不时就会出点麻烦，但看起来你似乎处理得还不错。

萨莉：嗯，那只是表面现象。事实上，我感觉自己一团糟。我知道自己应该寻找新的朋友，我也尝试着少与格温交往，尽管做起来并不那么容易。而且，只要她一对我好，我就愿意和她在一起。

我一直搞不明白，有时她对我确实很好，并且说我是她最好的朋友，但有时她又乱发脾气，我甚至不知道她下一秒钟会做什么。

治疗师：和一个让你感觉很不愉快的朋友交往，一定很有压力。你为什么不找一些对你比较好的朋友呢？（我不再忽视萨莉的痛苦，而是试图通过行为建议来帮助她。）

萨莉：你怎么能这么说？尽管这段友情起伏不定，可我仍认为格温是我最好的朋友。除了你，她就是我唯一的朋友了。而你还是我花钱请来的。

治疗师：你已经为这段友情努力挣扎了一段时间。你认为你和格温的关系会有所改善吗？

萨莉（泪水盈眶）：我不知道，我只是害怕去做任何决定。

治疗师：我理解你的害怕。可是，如果你不做任何改变，你可能会一直痛苦下去。究竟是什么让你坚决维持这段友情呢？

萨莉：我只知道，对我来说，她很特殊。

治疗师：还有别的原因吗？努力想想看。（我急于要求萨莉对情绪问题做出理性认识，可结果并未使萨莉对其行为有更深的理解。）

萨莉：我不想再说这些事情了，可以说点别的吗？

治疗师：如果我们闭口不谈这些问题，情况可以好转吗？（我迎头面质其阻抗。）

萨莉：算了吧！我知道这说不清，尽管我们之间的友谊很复杂，可格温对我来说还是很特殊，希望你能理解。也许治疗对我来说没什么用。

治疗师：我非常理解你目前的处境，尽管格温对你那么无情，可是出于某些原因，你还是离不开她。她就像你的母亲，对你具有很强的控制力。（我的心理学假设是：格温之所以不可取代是因为她在萨莉的生活中替代了某一重要人物——可能是她的母亲，也许这就是萨莉坚持与一个不断伤害她的人交朋友的原因。）

萨莉（眼泪夺眶而出）：我不知道你指的是什么，但是，格温一点儿都不像我妈妈，她是我最好的朋友，尽管她最近对我不太好，我也不会因此就轻易割舍这段维系多年的友情。

此后萨莉就中断了治疗，既未打电话，也未提前通知。

例14.1中，我的焦虑和无助感激发了无效的指导行为。事实上，我越是敦促萨莉做出改变，萨莉就越是防御。

治疗伊始，我过早地引导了治疗方向，而不是鼓励萨莉自由联想。其次，我还试图通过建议萨莉调整目前的处境来激发改变（譬如，"那你可以重新选择专业。"），并想通过布置认知作业来改变其思维（列出经济学专业的优缺点）。尽管认知治疗能有效地帮助身陷痛苦的患者缓解情绪、重建认知，然而，对于像萨莉这样需要更多情感支持的患者，认知治疗并非最理想的治疗策略。

接下来，我完全主导了谈话内容，而不再以萨莉为中心（"你对什么课程感兴趣呢？"），并且低估了她对与格温之间关系的担忧（"你和格温的关系时不时就会出点麻烦，但看起来你似乎处理得还不错。"）。最后，由于挫败感剧增，我无暇表达共情，反而非常无情地揭示萨莉的阻抗行为（"她就像你的母亲，对你具有很强的控制力。"）。

这种内心挫败感的表现是反移情表达的典型例证，其中包括补偿性认同（complementary identification）：萨莉的行为激发了我内心飞扬跋扈的情绪，这种情绪反应与格温和萨莉母亲的一贯态度如出一辙（欲了解更多反移情方面的知识，请参阅第16章）。

同大多数患者的反应一样，萨莉对格温的看法不仅没有变得更灵活，反而越来越僵化。对萨莉而言，这更符合她的情感需要。如果审视与格温的关系让她非常痛苦，那么，任何缺乏共情的强制性对峙只会增强其阻抗。逃避治疗恰恰表明萨莉具有强烈的阻抗。

如果我能帮助萨莉发现阻碍其内心改变的原因，而不是直接给出建议，也许治疗会更有成效。随着萨莉的自我意识不断增强，她也许会发现，突破自己目前的选择局限其实并非难事。

例14.2展示了一种更为有效的应对僵局的方法。

例14.2
治疗师用一种有效的方法应对僵局

萨莉：医生，我感觉今天没什么新的内容要谈。我讨厌经济学。老天保佑！

（治疗师点点头。在治疗早期，治疗师尽量不加干涉，以更好地了解萨莉问题的来龙去脉。)

萨莉：我想，我不该抱怨功课，而应更感兴趣。我听说经济学专业的毕业生就业前景不错。所以，一旦开始厌恶这个专业，我就赶紧提醒自己这一点。

（治疗师再次点头，有意保持安静，以使萨莉畅所欲言，仅通过肢体语言和频频的目光接触等非言语行为来表达关注和鼓励。）

萨莉（继续自由联想）：有时，我也不知道当我毕业时商界会是什么情形，可是，我想应该会不错吧。

治疗师：你想象那时会是什么情形呢？

萨莉：我也不知道，也许会感到有点儿无聊吧，不过，我相信自己会渐渐喜欢上它的。

治疗师：（我试着寻找更多具体的情绪。为什么萨莉会选择一个根本不喜欢的专业呢？我想知道是否存在她自己都没有意识到的心理压力在妨碍她改变专业。）可以具体谈谈，你想象毕业以后会是什么情形吗？

萨莉：我想应该很不错。它本来就应该不错嘛。

治疗师：它应该？什么意思？（我将萨莉这句不合逻辑、显然隐含许多情绪的话又重复了一遍。）

萨莉：毕业后，我必须积累一些工作经验，然后读MBA。基本上就是这么决定的。

治疗师：已经决定了？

萨莉：是的。嗯，医生，我觉得谈论这个话题令我感觉不太舒服。

治疗师：你似乎并不愿意继续这一话题？

萨莉：是的，我感觉没多大意思。为什么要谈论一些已成定局的事情呢？

治疗师：可以告诉我，为什么你会说已成定局呢？（我又一次尝试帮助萨莉更加深入地探讨其决定。）

萨莉：好吧！我告诉你，我母亲非常重视我的职业选择。她希望我绝不要和她犯同样的错误。

治疗师：什么错误？

萨莉：我不知道。她总是说，希望有一天能拥有自己的事业。然后又说，多么希望拥有一份可以自由支配时间的工作，这样就能照顾孩子了。我想，她指的是照顾汤姆的病。（避开我的视线。）

上大学时，我妈妈是个优等生，可她刚20出头就结婚生子了。我们出生之后，她就放弃了工作。事实上，几年前她才开始兼职房地产代理。小时候，记得妈妈整天在家。我非常怀念和她在一起的日子，可我常想，妈妈自己有许多梦想没有实现。

也许她因自己从未有机会发展理想的事业而若有所失，虽然她从没提起过，可从她的谈论中却不难推断。有时我想，如果一切可以重来，她是否会做出另一种选择。

治疗师：如果一切可以重来，你认为她会做出什么选择呢？

萨莉：我想，她年轻时一定很努力。我不知道她会怎么处理工作和孩子的关系，可我认为她一定能成为出色的公司经理。我甚至认为她有能力自己开公司。她是一个非常精明、能干的女人。

也许这就是她不断鼓励我的原因。她认为我该选择一个有助于使自己经济独立的职业。经济学似乎是达到这一目标的最佳途径，所以我们共同做出了这样的选择。

治疗师：你和你母亲是如何达成共识的？（我紧随这一新话题，希望更深入地理解她们母女的关系。同时，我默默比较，萨莉对男友查利的顺从依赖与其对母亲的言听计从是何等相似。）

萨莉：哦，在上大学前，妈妈就开始和我谈论应该如何规划职业前景。她

第四部分　治疗困境

并不要求我很富有，但希望我经济宽裕，并能成为一个领导人物。我妈说这是找工作的两个关键点。

有多少母亲会花这么多时间与子女讨论这些琐事呢？我感觉自己很幸运。

她认为经济学、法学和医学是三个最佳专业。法学和医学都不适合我：我对法律从不感兴趣；上高中生物课时我就害怕解剖标本，因此也不可能去学医。剩下的，就只有经济学了。就这样，我们最后决定，我应该学习经济学专业。

所以，我实在不应该厌恶功课，也不应该在这里抱怨。

治疗师：为什么不应该呢？

萨莉：因为这是已经决定的事，当然不该竭力对抗。

治疗师：了解你的感受，是治疗的一部分。可有时，想法和感受会相互冲突。如果让你选择经济学以外的专业，将来从事经济学以外的职业，你会是什么感觉？（策略性的问题：询问萨莉的感受，而不是建议其做出改变。）

萨莉：我不知道，我真的不知道。

（治疗师点头以示理解。）

萨莉：我真的不知道，只要一想到要改变既定计划，我就感到无所适从。

治疗师：无所适从？

萨莉：嗯，就是感觉不对劲，我真的不想讨论这个话题。

治疗师：给我的感觉好像是，如果你一想到改变就感到无所适从，那么，就意味着改变是绝对不能接受的。可是，想法毕竟不是行动。如果你对专业选择有不同看法，你母亲知道后会怎么样？

萨莉：我想她一定会气疯的。她反复对我说，上大学是一种荣幸而非权利，而且我也很感激父母的支持。我根本不想在没有任何发展潜力的专业上浪费时间。

治疗师：哪些专业是没有发展潜力的？

萨莉：我不清楚，我想新闻学可能是一个。如果知道自己在这方面真的有前途，我也许会主修新闻学。但我真的不想谈论这个话题。

治疗师：谈论这个话题时，你有何感受？

萨莉：我感觉紧张，很不安。

治疗师：你身体的哪个部位产生了这种紧张感？（我帮萨莉通过描述躯体化情感来扩展情绪体验。）

萨莉：我想是胃。

治疗师：你的胃有什么感觉呢？

萨莉：我觉得想吐。

治疗师：显然，这是个敏感话题。有时，我们可以运用想象来帮助自己更好地理解问题。谈论这些时，你的脑海里浮现出了什么？

萨莉：我感觉自己像只鼹鼠，想打个地洞钻进去。

治疗师：这个想象很有趣。可以详细谈谈这只鼹鼠吗？

萨莉：我也说不好。我只是觉得很困惑，似乎藏在洞里会感觉好点。

治疗师：洞里就你一个人吗？

萨莉：哦，是的，当然只有我一人。洞里没有任何多余的空间。

治疗师：一个人在洞里，感觉怎么样？

萨莉：很不错。不用担心其他鼹鼠，感觉安全多了（说到这儿，萨莉情不自禁地咧嘴一笑）。

治疗师（回报以微笑）：嗯，有其他鼹鼠在的话，你担心什么呢？

萨莉：我也不清楚。可我喜欢拥有自己的空间，这样，我不用担心别人会伤害我，感觉很安全。我不用和别人挤在一起，也不用担心其他鼹鼠会侵占我的地盘，这是我的地盘。

第四部分　治疗困境

治疗师：分享是很危险的事情，因为也许有人不止与你分享，而且还想控制你，是这样吗？

萨莉：是的。经你这么一说，我感觉自己确实有这样的想法与担忧。

治疗师：这样的想象很有用，你不觉得这很符合你的情况吗？

萨莉：有点儿吧……

（治疗师扬了扬眉毛，暗示她"请继续"。）

萨莉：嗯，仔细想想，我经常有这种感觉。

治疗师：可以说得具体些吗？

萨莉：可以。首先，在学校我对格温有这种感觉。听起来也许有点儿荒诞，当格温对我指手画脚时，她就控制了我，因为我担心她会带走我其他的朋友，你觉得可笑吗？

治疗师：听起来很可怕，而不是可笑。你在其他方面还有类似的感觉吗？

萨莉：有时，在回家的路上我也有这种感觉。大概跟我弟弟有关。

（治疗师点点头。）

萨莉：请你不要误会。汤姆是一个很出色的人。没病时，他浑身上下都洋溢着青春活力。他英俊聪明，讨人喜欢，而我什么都不如他。只要他在，房间里的人都会被他吸引，可我不行。他生病时，人们就会更加关注他，并且他也需要特别的关注。

我知道，我很幸运，我拥有健康。我并不嫉妒那种关注。

可是，我居然喜欢找一个安全而不需要与别人分享的藏身之地。（笑。）

治疗师：钻入洞中，保护自己的领地，让你感觉很安全。

萨莉：是的。有时候，甚至对谈论汤姆的病需要占用我的心理治疗时间，我都感到耿耿于怀。这是不是很恐怖？我只想独自拥有你，我只想谈论我自己，而不是汤姆。

不管怎么样，汤姆健康的时候，在许多方面都比我优秀。我擅长运动，可他这方面更棒；我的数学马马虎虎，可那却是他的强项。

治疗师：谈论他，使你感觉在和他分享我的关心？

萨莉：说实话，确实有点儿这个意思。

治疗师：好，现在我们来看看，今天你所讲述的事情彼此之间有什么联系。也许我们可以把这些内容串联起来。刚开始，你谈到你母亲和她对专业选择的担忧。接下来，是关于鼹鼠钻洞的想象，然后是汤姆，你不想与他分享任何人和任何事。你认为它们之间有什么联系吗？（我自己心里已有答案，可是，如果萨莉自己能把它们串联起来，治疗将更为有效。）

萨莉：嗯，也许有一点儿吧！汤姆不费吹灰之力就可以引起妈妈的关注。即使不生病，他也是大伙的宠儿。这是很自然的事，他和妈妈之间似乎有一种特殊的纽带。我并不嫉妒，嗯，也许有一点点吧。

可是，他一生病，所有的平衡都被打破了。他更需要妈妈，而妈妈也是有求必应。我本不该嫉妒，因为他正遭受痛苦，我很愿意妈妈那么关心他。

不过，我有一点儿比汤姆强。我是家里唯一的女儿，妈妈非常乐于指导我。她对我的学习极其关注，这是汤姆不具备的唯一领域，我希望你能明白为什么我不愿意改变专业。这是我和妈妈维系亲密关系的关键。

治疗师：这也合情合理，我能理解你想维系与母亲之间关系的愿望。

萨莉：是的。可是，我始终不喜欢经济学。

治疗师：这才是真正的难题，专业选择始终困扰着你，可你不知道困扰的由来，而且只要一谈论这个话题，你就感觉浑身不舒服。（我用言语表达了萨莉的两难处境，但只字不提任何希望她改变的建议。）

萨莉：的确是这样。那我该怎么办呢？

治疗师：我想我们应该进一步理解造成困境的原因。

第四部分　治疗困境

　　萨莉：也许是的。可是现在，我想换个话题。我想谈谈关于格温的事情。
　　治疗师：好吧！关于专业和职业选择，我们可以以后再谈。[我一边跟随萨莉的话题，一边提醒萨莉注意这一未完成的事件（unfinished business）。]

　　例14.2展示了一些走出治疗僵局的有效方法。所有这些方法都尝试从不同的视角去理解同一事件，以促使患者对先前的问题产生全新的认识。

　　治疗刚开始，我保持相对沉默，避免过早介入，造成萨莉说话不多。这种方法对那些需要10到15分钟"热身"后才能切入正题的患者特别有效。尽管我话语不多，可仍不时传递着对患者的尊重与友善。我的慎言有利于患者联想时涌现新的内容，同时，我通过非言语行为表达对患者的关切。

　　如果萨莉对此感觉不舒服，我可能会问她对沉默有什么感受（"我们就这样坐着不说话，我想知道沉默对你意味着什么？"）。了解萨莉对我这种不太积极的方式有何感受，有助于获得更多新的信息。

　　随着谈话继续，我详细询问了萨莉对学习的看法，而不是想当然地以为萨莉在老调重弹。萨莉的回答使问题逐渐水落石出：她之所以选择经济学专业，是想通过专业选择博得母亲的关注与认可。因此，当她决定转换专业时，她的内心一定充满了冲突与担忧。

　　如例14.1所示，此时，直接对质只会激起萨莉更强烈的阻抗。事实上，如果我坚持要求萨莉重新选择职业发展方向，我就会像萨莉的母亲一样，根据自己的喜好来指点她的人生。

　　相反，我尊重并理解萨莉的难处。我让她设想，如果没有这些内心冲突，她会做何感想。我并没有要求她转换专业，只是谨慎地鼓励她想象转换专业会带来哪些感受。

　　然后，我们通过两种方式交替谈论了萨莉的担忧。首先，我让她注意自己的躯体感觉；接着，应用了鼹鼠的想象。萨莉提到，一旦觉得她的地盘被分享，就会感觉不安全。之后，她还能将此与其母亲和弟弟联系起来。

此处，萨莉能够细述自己的想象。当然，有时患者的叙述尽管不是很清晰，可也仍然非常有意义。譬如，当患者的想象比较隐晦时（"我看到了灰色的烟雾。"），我会通过提问来帮她展开想象（"这使你想起什么特别的东西吗？"或者"雾里藏着什么？"）。通过启发，患者常常会产生相关的联想。对于一个听觉敏锐的患者，我会问："这使你想起哪种音乐或者声音？"对于一个行为取向的患者，我会问："当你在说这些时，你是否有什么冲动？想做些什么？"很多情感无法用言语表达，常常有赖于通过想象和比喻来捕捉它的气息。

当我问萨莉，有关鼹鼠的想象与她和母亲及弟弟之间的关系有何联系时，她重温了自己的矛盾情绪：为了和妈妈保持亲近，她不能自主选择职业。我表示理解她的想法（"这也合情合理，我能理解你想维系与母亲之间关系的愿望。"），而且也认可这个问题的复杂性（"选择专业始终困扰着你，可你不知道困扰的由来，而且只要一谈论这个话题，你就感觉浑身不舒服。"）。

此后，萨莉又把话题转回到格温身上，这是当患者面对强烈情绪体验时常常出现的反应。尽管我意识到今后继续讨论其母亲和弟弟的话题将十分有用，而在此刻，则顺着患者的话题继续访谈。

解释与澄清

除了认真仔细的倾听、温和开放式的提问，以及非言语的鼓励外，治疗师尚需利用解释与澄清这两项技术，以使治疗更上一层楼。所谓解释（interpretation），即将患者的既往经历与目前问题联系起来，譬如："老板

第四部分 治疗困境

那种自我中心的做事风格之所以令你无法忍受，是因为他让你想起了你的父亲。"而澄清（clarification），则是一种释义性干预技术，它不一定需要与个人的既往经历或成长历程相联系。（例14.2中，我问患者"分享是很危险的事情，因为也许有人不止与你分享，而且还想控制你，是这样吗？"，这里用的就是澄清技术。）当讨论非常敏感的话题时，也许会遭到患者的阻抗，即患者为避免情感痛苦而采取心理防御。此时，采用解释与澄清这两项干预技术，则有助于患者思考、感受、谈论这些话题。

参加精神科培训前，我在内科实习了一年，内科的诊断总是清晰而客观，治疗计划也规则而系统。因此，刚开始接受精神科培训时，我猜想，解释和澄清不过是一种谈话方法，借此剖析并迅速缓解患者的情感痛苦，只要能设法"诠释"患者的内在动机，那么，就可取得持久的疗效。我确信，存在一种可使人痊愈的解释，而且这个解释对每位患者均适用。我只是不知道这个解释究竟为何物，何处可找到。

开始做治疗师的几年，我多次努力想使上述幻想成为现实。患者不多，可我却花费了不少时间，提供各种现象的所谓"真谛"，希望找到治疗的捷径。但这一切毫无用处。即使患者彬彬有礼地答谢我为"解决"其问题而做的努力，可是，他们的状况似乎从未因我的心理启示而有所好转。

听完我的"启发性"解释，有位患者便销声匿迹了。此时，我开始反省：在我急于解释其痛苦时，也许她感到我并不真正理解她，而且有种内心被揭露的感觉。最终，我意识到，心理康复不能简单地理解为几招高明的解释。

寻找一种治愈性的解释，这种想法当然无可厚非。然而，心理治疗是一个没有捷径可走的漫长过程。事实上，治疗师若能理清扑朔迷离的现象，并且避免忽视患者独特的情感体验，才能为患者提供最恰当的服务。在这一点上，一个急于获取简单解释的治疗师是无法望其项背的。

以下示例将展示过度解释或过度澄清如何使治疗进退维谷，而适时谨慎地利用解释和澄清又如何使治疗循序渐进。

"澄清"的使用：正与误

例14.3向我们展示，当听完患者对梦的讲述后，好心的初学者如何错误地使用澄清技术。

例14.3
不成熟、不准确的澄清

萨莉：医生，昨晚我做了一个非常离奇的梦。你愿意听吗？今天一早醒来，我仍感到心有余悸。

治疗师：请讲，我想听听。（一听到梦，我就感到兴奋而紧张，但也感到些许压力，以为自己有责任在本次访谈中理解和解释梦的潜在意义。）

萨莉：嗯，那我就讲了。我记得自己正在一条又深又黑的河里游泳，天气温暖、宜人，我感觉自己就像一条鱼。不过，有趣的是，我其实并不太会游泳。我觉得，我好像不是用手，而是用鳍在游，那鳍在黑暗中闪闪发光。一切显得那么宁静而平和，河水缓缓流淌，我顺流而下。突然，我看见一个洞穴，我漂了进去，洞内漆黑一片，可我却能清晰地看到洞穴另一头有一块可以让我平躺的大礁石。在那一瞬间，我感到疲惫不堪，无力再游下去。于是，我便躺在礁石上睡觉。一觉醒来，想着梦中的情景，我竟感到莫名的不安。

治疗师：（我想到一种澄清的说法，不由兴奋起来。我打断她的话，并为自己想到一种漂亮的解释而得意。）你有点儿想逃离那条河，你一个人继续游

第四部分　治疗困境

下去，似乎不安全。

萨莉：啊？

治疗师；梦中的那个洞穴，它就像一个避风港，使你不必再独自顺流前行。正如你现在，独立求学，独立成长，这令你感到恐慌。有时，你也想找一个岩洞，可以安全地藏在里面。

萨莉：哦，这就是梦的含义？

治疗师：这只是我个人的理解。（我有点儿沾沾自喜。）

萨莉：挺有趣的。嗯，我真正想告诉你的是昨天在学校里发生的事情。格温又一次故伎重演。

（治疗师点点头，但是没有留意萨莉仓促转移话题这个细节。）

萨莉：你知道的，我认为格温恨我。（开始哭泣，这是我俩都始料未及的。）

治疗师：出了什么事？

萨莉：我也不知道。（泣不成声。）这个星期她根本不接我的电话。我也不知道自己做错了什么。但肯定是我做错了什么，不然不会这样。我感到很内疚。

治疗师：（我有一种急于消除萨莉痛苦并分析其行为的冲动。）你很容易感到内疚。当你不再一味地依赖格温时，她就冷落你，然后你就为此而内疚。内疚比愤怒更容易为你所接受。

萨莉：哦，我并不生格温的气，她是我最亲密的朋友。（沉默了一会儿。）我不喜欢背后说她的坏话。下周，我还有一个重要的经济学测验。考试内容多得离谱。我都不知道怎么复习。

治疗师：你怎么突然转移话题呢？我的话让你不高兴了？

萨莉：我不知道。我只是讨厌一直谈论这件事情。我和格温之间的状况确

心理治疗师的问答艺术

实很困难。

例14.3中，在萨莉对梦境只简短描述一遍后，我就试图做出解释。作为一个治疗新手，在我的想象中，此时萨莉该说："哦，原来是这么回事！我终于明白了，我之所以极力避免自己做决定是因为我与父母之间复杂的动力学。过去我从没这样想过，现在我明白了。太感谢你了！我想，我的人生将从此不同。"这种想象真是天真！事实上，对于治疗师的过度热心，患者也许只会勉强附和。例14.3所示萨莉的反应才更贴近现实。

当萨莉转移话题去讨论其和格温的关系问题时，我又重蹈覆辙，再一次对萨莉的行为予以澄清（"内疚比愤怒更容易为你所接受。"）。连续两个不成熟的澄清，其实更多地反映了我自己而非患者的内心感受。此时，它恰恰暴露了我自己内心的焦虑不安、缺乏自信以及因治疗进展缓慢而产生的沮丧。

当我试图解决萨莉的问题时，尽管出于好意，反倒使萨莉哭了。在她看来，我的话也许更像一种情感攻击。然而，当我直接问她对谈话有何感受时，她又讳言我的话令她多不舒服。她将所有的情感痛苦都归咎于与格温的关系。

其实，真正的治疗过程都是朴实无华的。如今，如果我感到自己很快就理解了某事，我也会怀疑自己也许并未彻底理解它，因为大多数重要问题都是由多种因素决定的。当患者首次报告梦或困境时，我会尽量少说多问。而且，我会尽力启发患者对其中的重要内容进一步自由联想。诸如："让我们一起分析一下。关于黑洞，可以说得详细点吗？和我谈起它的时候，你有何感受？"这类简单的询问对我很有帮助，有助于患者发现从未察觉到的细节。

听完患者的梦后，我也许会对梦的含义做出自己的假设。然而，验证假设是否正确，则只能通过与患者更细致、更深入的讨论。事实上，我已发现，要想在一次访谈中完全理解患者的梦或内心冲突的含义，几乎是不可能的。

例14.4展示治疗师如何并不急于澄清梦的含义,而是以梦为肥,使讨论逐渐丰实。

例14.4
利用梦来澄清治疗的目标

萨莉:医生,昨晚我做了一个非常离奇的梦。你愿意听吗?

治疗师:当然愿意。(耐心等待)

  萨莉讲了一个和例14.3一样的梦。

治疗师:这是个有趣的梦,谢谢你告诉我。让我们再慢慢回顾一遍。你能再说说梦的开头吗?

萨莉:好的。首先,我只记得在一条缓缓流淌的河里游泳。尽管是独自一人,可我并不觉得孤独。而且,我不仅不害怕,反而觉得很刺激。这是最不可思议的地方,因为我说过,我并不太会游泳。

治疗师:在梦中,你还有别的什么感觉吗?

萨莉:嗯,开始,我只觉得自由自在,无拘无束。在爬上礁石之前,我觉得自己可以永远这样在河里漂游。某些不好的东西似乎正慢慢远去。

治疗师:不好的东西?

萨莉:似乎觉得自己根本没什么不好。也许是我自己不满意的那部分,我也不清楚。

(治疗师点点头。)

萨莉:现在,当面对现实的我时,我却感到焦躁不安。在梦里,我轻松自如,感觉良好,但现在,在说这句话的时候,我脑子里却听到一个令人恼火的声音,在对我横加指责。

治疗师：你脑子里的那个声音在说什么？

萨莉：你知道，听上去有点儿像格温。我也不清楚。她总是有办法让我觉得做这样的梦很愚蠢，这是她的专长。

治疗师：你脑子里有一个对你横加指责的声音，听上去有点儿像格温……

萨莉：是的，梦里倒没有，至少游泳时没有，这才让我觉得很舒服。

治疗师：我能理解，当你不再指责自己时，确实很舒服。你认为那是一条什么河？

萨莉：你的意思是？

治疗师：嗯，它让你想起哪条特定的河或哪个特定的地方吗？

萨莉：嗯，我不知道梦里的那条河是否就是我实际见过的一条河。不过，那种自由自在的感觉，我有点儿熟悉。过去，当夏天我们全家去国家公园游玩时，我常常也有这种感觉。我想，我还没有跟你说过这件事。过去，我们几乎每年去一个地方。而我总是期待旅行的到来。

当驱车进入公园大门时，妈妈总是取下手表，这已经成了一个仪式。那几周，她比任何时候都放松。即使汤姆身体不太好，可到了夏天，我们照去不误，只是时间会缩短一点儿。

小时候，我特别喜欢这样的假期。我们全家相处融洽，感觉非常轻松自在，所有烦恼烟消云散，那种快乐真是难以言表。

现在，每年圣诞节我都会给国家公园捐款。我感到与它们有着千丝万缕的联系。

治疗师：听上去，那些公园对你而言真是人间天堂。

萨莉：是的，的确是这样。但不可理喻的是，我的梦却主要是游泳。我非常讨厌游泳，我喜欢爬山，尤其是全家人一起爬山，但最近我却一直抽不出时间。事实上，学校有一个登山俱乐部，不过我没有参加。

第四部分　治疗困境

治疗师：可以告诉我，是什么阻止你参加吗？

萨莉：我也不知道。

治疗师：（我心里还一直惦记着那个梦，记得例14.2中，萨莉的"鼹鼠"想象里也有一个洞穴。我继续保持沉默，想看看萨莉是否会主动提出。当她不主动提时，我决定问一个问题。）洞穴，可以告诉我，在洞穴里你有什么感觉吗？

萨莉：在洞穴里，我感到从前的自我又漂回来了。做前半部分梦时，我没有一丝恐惧，但后半部分，一片漆黑，我开始害怕起来。我这么说，自己都感到有点儿蠢，但事实上我经常怕黑——我的意思是，当我醒着的时候。

治疗师：可以再和我谈谈这种对黑暗的恐惧吗？什么时候会有这种感觉？

萨莉：主要是独自在家时。不过，我注意到，当我心情不好时，如与格温吵架后，这种恐惧就更加厉害。

治疗师：这些观察很有用，它有助于我们更好地理解这种恐惧感。当感到恐惧时，你会有什么不同的举动？

萨莉：我会很紧张，然后会检查一下有没有锁门。有时，如果什么原因使我躁动不安，我就开灯睡觉。反正，就是浑身都不舒服。

治疗师：在梦的最后部分，你的感觉完全不同。

萨莉：是的。有那么一会儿，尽管我并不擅长游泳，可是能做自己想做的事情，我仍感觉非常好。

（治疗师共情地点点头。）

萨莉：这和现实生活完全两样。

治疗师：这个梦透着你的一些希望，希望醒着时不要太恐惧或太自责。

萨莉：是的。你认为，我有可能消除恐惧感吗？

治疗师：我想，我们正在共同努力达到这个目标，讨论梦也是这个目的。

慢慢地，我们对梦及其所示的恐惧和自由会有更多的理解。而随着理解的深入，也许你将感到越来越像梦中那样自由自在、无拘无束。

当萨莉第二次慢慢叙述梦境时，我特别关注她在每个场景的情绪体验。例14.4所示的探究技术并不局限于对梦的讨论，对于讨论患者遭遇的任何困境，它均具有积极的推动作用。

如果时间宽裕，我不仅会与萨莉讨论梦，还会询问做梦之前所发生的事情，看看是否有助于我们更好地理解梦的含义。白天的经历出现在梦中，这一现象被称为"日间残留"（day residue）。此时，治疗师可以询问："梦里有什么特别的部分令你印象深刻吗？梦中的感受似曾相识吗？以前在什么地方也有过类似的感受？"诸如此类的问题能促使讨论向更深层次发展。

梦的讨论一结束，我会特别注意萨莉接下来的联想，而不是如例14.3所示那样冒治疗之大不韪，做一个似是而非的澄清，过早地将所有梦的片段与最近几次访谈的内容相联系。

有时，我会与患者讨论梦的细节，但这样做并非刻意地把梦与现实相连。尽管我常有一种想解释并将松散片段串联起来的冲动，可是，如果草率地对梦境做出解释，简单地了解梦的含义，那么，就会结束梦境在今后治疗中的探究价值。

弗洛伊德有时会花几周的时间与患者分析梦。由于他实施的是精神分析，因此，他有充裕的时间潜心研究，从而理解梦的含义与来龙去脉。现在可没那么奢侈，一周只做一次治疗，时间远远不够。尽管如此，梦的内容以及继之的联想仍具有不可估量的价值，它为深化理解铺平道路。

例14.4中的讨论确实暴露了萨莉的某些思维模式，将来对此模式加以讨论颇有益处。值得注意的是，萨莉常常感到恐惧，并且她自己也意识到这种恐惧感给自己的生活带来了不必要的麻烦。同时，如前所述，萨莉在生活中很少公开表达内心的愤怒，而与格温相处时尤甚。也许，这两种情感表达之间有着某种联系。

也许萨莉的恐惧具有一种无意识目的。心理动力学思维中有一个非常有用的技术，即寻找与患者意识层面的情绪体验截然相反的感受。也许萨莉的广泛性恐惧阻止了其攻击冲动。至于攻击及愤怒冲动为何不为萨莉所接受，尚不得知。然而，一旦认识到这一矛盾冲突，就为将来的领悟播下了种子，只待时机成熟，便可开花结果。

解释

解释与澄清是两个完全不同的概念，前者将患者过去与现在的问题联系在一起，并赋予一定的深义。举例说明：假设我刚接诊一位患者马莎，女性，30岁。她想讨论目前与母亲之间的关系，她的母亲总爱对她吹毛求疵。小时候，她对母亲生硬的态度感到非常恐惧。对母亲的指令，若稍有不从，就会受到大声呵斥或惩罚。久而久之，马莎学会了通过推诿、拖沓来暗暗捍卫自己的独立：典型的被动—攻击行为。无论在家还是在校，周一上午要交的作业，马莎总要拖到周日晚上才做。母亲对她这种拖沓作风大为恼火，可是马莎总能设法准时完成大部分作业，从而不给母亲留下太多话柄。尽管她会好几天一直"忘记"向母亲转告某个重要消息，可最终仍会告诉母亲。这样一来，母亲对她更为恼火，态度也就更加恶劣。到接诊之时，这种恶性循环已持续数年之久。

在目前生活中，甚至在治疗中，马莎会运用类似的推诿、拖沓技巧。她会在最后一刻完成工作，从而激怒同事，也可能反复拖延治疗费用直至最后一周。

在治疗过程中，我会试着帮助马莎将其成人时的举动与其幼时旧的应对模式联系起来。为使解释卓有成效，我们必须讨论这种无效的应对机制是如何演化而来的，而且还需详尽讨论马莎对母亲所怀有的失望与愤怒，并告诉她这种情绪是可以理解的。在全面检视马莎目前的关系问题之前，必须让她感到我能理解她早年行为的动机。久而久之，当我们抱着探究的态度不加评判地讨论其问题时，我们将共同认识到，马莎仍在目前的工作与交往中无意识地沿用旧的应对机制。

例14.5展示了治疗师的解释如何将患者目前问题与早年情感冲突联系起来。

例14.5
治疗师对患者与朋友之间反复发生的问题加以解释

萨莉：哎。医生，尽管格温是我最好的朋友，但有时我也恨她。昨天我们又吵了一架，把我一晚上的心情都给破坏了。

治疗师：和一个重要的朋友没完没了地吵架，确实够烦的。怎么回事？

萨莉：嗯，你知道，我几乎总是让格温决定我们一起该做什么。上次访谈后，我估摸着想改变这种局面，因此，昨晚我叫她和我一起去参加一个校园报告会。有一个高年级学生，在非洲生活了一年后刚回来，她想谈谈她的非洲之行，还会放一些幻灯片。我喜欢旅行和新闻工作——一旦有钱，我会考虑以此为业——所以，我真的想去听听。

开口叫格温陪我一起去，我还真有点儿紧张，不过，我又想，她也许会感兴趣。嗯，不过，她已经计划去参加邻舍举办的晚会，因为有一个她喜欢的男生也会去那里。我问能否听完报告再去参加晚会，她说不行，而且坚决不肯妥协。那大不了就分头各干各的呗。我这么想,也就这么说了。结果,格温勃然大怒。

治疗师:她说什么呢?

萨莉:她说我这个朋友不够意思,一点儿都指望不上,听完报告再去和她会合,就一点儿没意思了。还说,如果我真想证明自己是一个值得信赖的好朋友,我就必须陪着她,帮她会会那个男生,别去听什么报告。否则,她对我的印象就会大打折扣,而我根本不是她真正的朋友。

治疗师:她这样说,你是什么感觉?

萨莉:我觉得很害怕,所以,我没去听报告,而是陪她参加晚会,真是糟透了。奇怪的是,格温一旦如愿以偿,她的态度就立马改变,对我千恩万谢,还说了我一大堆好话。

可这次,这些好话却并没让我感到好受。昨晚我脑子里一直想着我们的争吵,根本就睡不着。

另外,我曾说过,我有时在黑暗中很难放松,你还记得吗?嗯,昨晚我开了一夜的灯,我仍觉得很难过。(眼泪夺眶而出,她伸手取了一张纸巾。)

治疗师:听上去,这是一个非常难过的夜晚。你那么努力地想成为格温的好朋友,可她不给你一点儿选择的余地,真是难办。

萨莉:就是嘛!她总是控制着我。我有自己的想法,想去听报告,那也没什么不对呀,不是吗?

治疗师:当然没什么不对。不过,你这样问我,让我感觉其实你并不确信自己对不对,你不确信表达自己的意愿是不是仍然算是好朋友。

萨莉:是啊。和格温在一起,我确实对自己没把握。为了确信她仍喜欢我,我就不得不对她言听计从。

治疗师:你感到压力很大,因为根本不允许你表达任何与格温不同的意愿。对于你这种处境，你怎么看？

萨莉：你的意思是？

治疗师：嗯，与其他人在一起时，你也有这种压力吗？

萨莉：我不知道，也许有吧。我想，我曾和你谈过我的朋友克劳迪娅和道恩。

他们是我从小一起长大的好朋友。他们从不像格温那样刻薄，不过对我有时也有点儿命令式，可那也是我的错，是我自己不能坚持己见。

治疗师：那么，家里也有人让你有这种感觉吗？

萨莉：一时还想不起什么人。哦，我不知道。

治疗师：嗯，我有一个想法，但不知道对你来说是否合适。你不妨先听听，然后告诉我你的感想。

萨莉：好的。是什么呢？

治疗师：你想想，你对格温、克劳迪娅和道恩的描述是不是有点儿像你对母亲的描述呢？

萨莉：什么意思？

治疗师：嗯，我们讨论过你母亲对你职业选择的影响。一方面，这是你们之间情感联结的纽带；另一方面，你们的讨论却并未给你留有选择的余地。

萨莉：而且，如果妈妈对我发火，我会感到很可怕。

治疗师：可怕？可以说得具体点吗？

萨莉：我只是不想和她发生争执，这不值得。我相信，无论如何，她知道对我来说什么才是最好的，再说，经济学也不赖。

治疗师：这确实是件难办的事情。我能理解为什么你一方面想和妈妈开诚布公地讨论你的想法，另一方面却又不想冒险惹她生气，像格温那样。

萨莉：对。

第四部分　治疗困境

　　治疗师：问题就出在，你感到必须忽视自己的想法与意愿才能维持重要关系。

　　萨莉：我知道。可是，我已经习惯了。当我听妈妈话时，我们就能相处得很好。

　　治疗师：也许这就是你行为形成的原因。小时候最容易克制自己的想法而听从妈妈的建议，可是现在，你已经长大了，你有自己独立的思想，若想压制它而听从别人，那是越来越困难了。

　　例14.5中，我试着做了一个解释。萨莉不是害怕在母亲面前坚持己见吗？我就将之与其目前和格温之间的关系相联系。事实上，萨莉反复结交那种颐指气使的朋友，也许正是出于"强迫性重复"。强迫性重复（repetition compulsion）这个概念由弗洛伊德首创，是指个体试图通过目前的关系来重现早年的冲突。我们可以理解为格温成了一个情感替代性客体，替代萨莉的母亲，而格温本人也感到自己像母亲一样不可替代。这也许就是萨莉维持这段非支持性友谊的原因。

　　在此，我应用了几个治疗技术，以努力使这一解释能为萨莉所接受。解释之前，我对萨莉试图独立于格温的举动予以肯定与支持，借此巩固治疗联盟。然后，在发表个人观点之前，我首先询问萨莉是否发现其与格温的友谊和早年某个重要关系之间有相似之处。听到萨莉的答复后，我巧妙地采用问话旁敲侧击，而并不予以正面解释。（你想想，你对格温、克劳迪娅和道恩的描述是不是有点儿像你对母亲的描述呢？）这样，无论萨莉是否同意我的观点，讨论都将继续下去。而且无论如何，我们对问题的理解都会更加深入。最后，随着谈话进一步深入，对于萨莉行为的演化过程，我温和而共情地表达了自己的见解。

　　例14.5避免了许多易犯的错误。解释既不能令患者感到羞耻，亦不能屈尊俯就。它也并不一定是治疗的真谛。事实上，解释的效力在于它并没有令萨莉大为诧异。它不过对萨莉长久以来叙述的事情进行了重新加工，而为了让萨莉以全新的视角理解自己的问题，稍稍做了一点儿引申。

当萨莉的母亲成为讨论重点时，萨莉也许发现自己在无意识中憎恨母亲，因其以是否给予女儿关注来控制她。也许这种憎恨反过来又转向自己，表现为自责、自贬、缺乏自信，以及不必要的内疚。当她可以在访谈场合表达自己的敌意，而不是将愤怒转向自身时，她就会增加自信。

随着时间的推移，她也许还会有勇气想象自己以成人的身份与母亲讨论经济学以外的专业。她也许开始期望，追求自己的理想也有可能获得母亲的注意与关心。如果萨莉愿意一试，那么，访谈时的内在成像或彩排就能帮她做好与母亲交谈的准备。

当治疗取得进展，萨莉的沟通能力也同时增强时，她与母亲的关系就会有所改善。即使对职业选择仍意见不一，可是，如果能坦诚交流，她们的心就能贴得更近。当自信增加，并意识到漠视自己的感受也并不能保证友谊圆满时，萨莉就能更坦诚地与格温交往。如果格温不能容忍这种关系，那么，萨莉也许会开始寻找新的朋友。

尽管适时解释也许能启发或催生这一美好的治疗前景，然而，其中大部分的治疗进展都有赖于良好的治疗关系。以下两章，我们就阐述如何发展良好的治疗关系。

关键词：

躯体化情感、阻抗、联想、澄清、面质、反移情表达、防御、梦、内在成像、僵局、领悟、解释、被动—攻击、精神分析、心理治疗、强迫性重复

第15章
共情缺失

共情缺失来源于治疗师对患者产生的误解，并因此导致治疗师不能很好地理解患者的问题。如果治疗师本人意识不到这种缺失，那么，治疗就可能无果而终。反之，如果治疗师认识到这一问题并展开讨论，那么，医患双方的关系以及治疗本身都可能出现新的转机。

何谓共情缺失？

初涉治疗行业时，即培训刚结束的第一个月，我就幻想成为一名地地道道的、最富共情的治疗师：一个包治百病的神人。我想象自己今后能独具慧眼，对患者了如指掌，而患者的情绪顽疾均迎刃而解。

随着临床经验日渐丰富，我对共情的理解发生了根本性转变。即使真有这种可能，我也不再一味奢望成为一名十全十美、绝对共情的治疗师。

误解，尽管令人不快，却提供了独辟蹊径的治疗机会。某些患者回避任何亲密关系，只因背负着心理包袱：担心遭人误解或拒绝。此时，如果我努力与患者保持良好关系，同时建设性地向患者示范如何修通人际冲突，那么，患者对治疗师的信任以及对亲密关系的承受能力将最终有所改观。如今，对于共情，我已不再抱完美主义幻想，而是将治疗重点放在医患双方的互动关系上。

"共情失败"（empathic failure）一词的心理学定义是：在医患双方的互动过程中，治疗师对患者产生错误的理解。我个人认为，这一定义并不贴切。因此，我们建议采用"共情缺失"（empathic lapses）一词。共情缺失不仅不是失败，如果处理得当，还可能成为宝贵的学习机会和难得的治疗契机。

一旦发生共情缺失，患者的反应因人而异。也许一笑置之；也许退缩回避，脱离治疗；或者哭泣，表明自己受到伤害。尽管治疗师较容易倾听患者表达对家人朋友的愤怒，可一旦患者对着自己大声咆哮，那情形就迥然不同了。

对共情缺失的反应

当发生共情缺失时，面对愤懑的患者，治疗师若毫无准备，往往就会手足无措。例15.1展示了一个治疗新手如何应对这种尴尬情景。

例15.1
医患之间发生了共情缺失。治疗师对此产生防御反应，将谈话重点转向患者的过去，并急于文过饰非

与萨莉访谈中途

萨莉：医生，我也不知道。有时我感觉自己很独立，可有时我又想蜷缩在保护伞下痛哭一场。

治疗师：因此，有时你感觉自己像个成人，可有时又感觉自己像个小女孩。

萨莉（低头看着地板，双手搓着一张纸巾）：大概是吧。

第四部分　治疗困境

下一次访谈

萨莉：今天，我觉得没什么要说的。

（治疗师点点头，静待萨莉畅所欲言。）

萨莉：我再也不是小女孩了！（愤怒地脱口而出。）

治疗师：啊？（着实吃了一惊。）

萨莉：上次访谈，你说的并不是事实。还记得吗，你说我有时像个小女孩？

我真不明白。这就是你对我的看法？如果真是这样，我甚至觉得没必要继续和你交谈了。

我简直不敢相信，这几个月我一直那么信任你，可你原来根本就不理解我。

治疗师：我说什么啦？

萨莉：上次治疗，我和你说了许多非常隐秘的事情，你当时说我像个小女孩。你都忘了？也好。那就算了吧！

治疗师：不，这很重要，我们需要讨论一下。我当然记得，我并没有说你是小女孩，我只是说有的时候你感觉自己像个小女孩。

萨莉：再听到你说这句话，我感觉更难过了！你瞧，我真没想到你居然对我做出这样的主观臆断。

治疗师：我并没有主观臆断。我也并没有说你是小女孩。我想你一定是记错了。

萨莉：嗯……如果你非要这样说的话……（目光突然从治疗师身上移开，低头望着地板。）

治疗师：看来这件事确实让你很难过。

萨莉：嗯，是的。通常你都能理解我说的话。现在，我甚至都不知道该对你说什么了。我感觉受到了沉重的打击。

治疗师：是不是我让你想起了你妈妈？你曾说过，当妈妈不理解你时，你就非常伤心。

萨莉：啊？（开始哭泣。）我不想谈我妈妈，我甚至都不愿意想那些事。

治疗师：可以告诉我，你为什么哭呢？

萨莉：因为你根本就不理解我。

治疗师：是不是我让你想起了你妈妈？

萨莉：不，不是的。你一点儿都不像我妈妈。请你别再说了。

治疗师：（我有点儿不知所措，但是我估计澄清萨莉的情绪并不会伤害她，因此，我决定改变策略。）我能理解，你本来信任我的，突然感觉受到沉重打击，那是多么痛苦。

萨莉：我只是不明白，如果你不想打击我，你为何那样说？

治疗师：我绝对没有任何打击你的意思。让我想想，我究竟想对你说什么？

我想，我的意思是，有时你性格中的一部分让人感觉像个小女孩，而另一部分则表现出成人的独立性。我感到很抱歉。

萨莉：哦，我可不喜欢这种咬文嚼字的解释。似乎是在贬低我。

治疗师：我一点儿都没有贬低你的意思。但我可以理解，如果这些话让你产生这样的想法，你该多么伤心。

萨莉（看上去很不安）：是的，没错。我们还是谈点别的吧。

例15.1展示了，面对一个因共情缺失而突然对治疗师愤恨不已的患者，治疗新手往往会运用一些并无任何治疗意义的应对方法。我极力为自己辩解

("我当然记得,我并没有说你是小女孩,我只是说有的时候你感觉自己像个小女孩。")。这句话使萨莉更加生气,随即想退出该话题。

面对萨莉的愤怒,我出现防御反应,即:试图将话题转向萨莉的家庭,以回避直接讨论我的过失("是不是我让你想起了你妈妈?")。我直觉地认为这是萨莉应对羞愧的本能反应。然而,萨莉却很有可能将这种具有动力学意义的旁敲侧击视为对其的恶意攻击,而她的这种想法显然于治疗不利。

在例15.1的最后,我开始对萨莉产生更多的怜悯。我试图中止这种不顾萨莉感受的辩解,并承认自己可能在不知不觉中伤害了萨莉。接着,我又急于做些弥补,以缓解诊室内的紧张氛围。尽管这一做法收效甚微,也算是亡羊补牢吧。

为表明对萨莉当前处境的理解,每句话我总是以"我能理解……"开始。而事实上,我的措辞并不能解决问题,即:我一开始就没有设身处地地理解萨莉的感受,以至于我们的关系再次陷入僵局。那些抚慰之类的话仅似隔靴搔痒,因为那并不表示治疗师真正理解和接纳萨莉的愤怒及其表达愤怒的需求。

此外,我频频的道歉也显得牵强而空洞。我急于重新赢得萨莉的好感,而这种急切情绪抑制了萨莉的充分宣泄,给人的印象反倒是我不想承受萨莉的愤怒情绪。

向患者道歉固然重要,可最为关键的是要理清误解的来龙去脉。例15.2展示了富有经验的治疗师如何处理共情缺失。

例15.2
富有经验的治疗师与患者详细讨论最近一次的共情缺失

萨莉:有时我感觉自己很独立,而有时我又只想蜷缩在保护伞下痛哭一场。

治疗师：因此，有时你感觉自己像个成人，而有时又感觉自己像个小女孩。

萨莉（低头看着地板，双手搓着一张纸巾）：大概是吧。

治疗师：那你此时此刻是什么感觉？（温和的眼神。）

萨莉：没什么，我正在想今晚要做什么。

下一次访谈

萨莉：今天，我觉得没什么要说的。

（治疗师点点头，静待萨莉畅所欲言。）

萨莉：我再也不是小女孩了！（愤怒地脱口而出。）

治疗师：啊？（疑惑而关注的眼神。）

萨莉：上次访谈，你说的并不是事实。还记得吗，你说我有时像个小女孩？

我真不明白。这就是你对我的看法？如果真是这样，我甚至觉得没必要继续和你交谈了。

我简直不敢相信，这几个月我一直那么信任你，可你原来根本就不理解我。

治疗师：被人误解确实使人很难过。可你为什么会有这种感觉呢？还记得上次谈话我们都说了什么吗？

萨莉：嗯。那时，我刚开始感到和你谈话非常舒服。我的意思是，在这件事之前，我认为我可以对你无话不谈。可是，突然就像晴天霹雳！

治疗师：晴天霹雳？

萨莉：是的，晴天霹雳。你竟然把我当小女孩！我来这儿治疗是希望我能像成人一样处理问题。有时，我也许需要一些帮助，但我绝不是小孩。

治疗师：我同意，需要外界的帮助并不意味着你是小孩。你记得我们还说了什么？

萨莉：嗯，整个星期我都在思考是否应该终止治疗。我一直以为你是站在我一边的，现在却突然发现你那么主观臆断。

治疗师：我说你像个小女孩，这使你觉得我主观臆断？

萨莉：是的，的确是这样。在生活中我一直努力表现得像成人一样老练。可你居然说我是小女孩，这说明你根本就不理解我。

治疗师：首先，我很高兴你能这样直言不讳地告诉我你的感受。我说你感觉自己像小女孩，可能真的曲解了你的意思。尽管我并不是故意的，可确实伤害了你。事实上，我那样说就等于忽视了你为解决问题而付出的努力。

我想重申的是，我根本没有把你当小孩。我看到了你在追求成长道路上所遇到的艰辛，可我恰恰没有在你努力的时候支持你。

萨莉：的确是这样，你的话确实很让我伤心。

治疗师：上周访谈时你曾提到你想蜷缩在保护伞下痛哭一场。我想，当时如果我让你详细谈谈感受就好了。也许我们可以另外找个时间好好谈谈。

非常感谢你能告诉我你的感受。我希望自己不再犯类似的错误，如果再犯，希望你一定马上提醒我。

例15.2描述了治疗师与患者回顾共情缺失的过程。当萨莉开始表达对治疗师的愤怒时，治疗师没有急于澄清她的感觉，也没有迅即转移话题，而是要求她详细回忆具体过程："还记得上次谈话我们都说了什么吗？"

在了解上次误解的具体细节后，我并未急于表达自己的观点，而是将重点放在萨莉的情绪上，目的就是了解那句话为什么令她如此痛苦。

此外，在整个过程中，我始终保持平静，而并不轻易做出评价。"吃一堑，长一智"，只有了解共情缺失的实情后，才能提供真正的共情。

源于治疗师反移情的共情缺失

有时，共情缺失源于反移情——治疗师对患者的内心反应。有时，反移情会降低治疗师的治疗敏锐性。当治疗师一方面要分析自己的内心体验，另一方面又要应对患者的需求时，容易产生共情缺失。

例15.3和15.4展示了反移情所致的共情缺失现象。当萨莉开始结交格温之外的新朋友时，我惊讶地发现自己并未如想象中那样喜悦。也许经过这么长时间与萨莉的合作共处，我已经不知不觉将萨莉占为己有，而不情愿和他人一起分享我的地盘。

有时，患者会谈论自己生活中的良师益友，反复说某人如何诲人不倦，如何出类拔萃或富有创意等，此时，我内心会产生一种强烈的嫉妒感。尽管患者的话恰恰表明其情感成长，却仍常常令我若有所失。

展示这些案例的目的在于提醒您不要忽视这些感受。尽管这些感受有时显得无足轻重，可只有对之清晰识别并适当处理，治疗进程才能畅通无阻。

例15.3中，我并未意识到自己的嫉妒心理，在不知不觉中任由该心理支配，不断对萨莉的新朋友挑三拣四。

例15.3

治疗师的反移情导致共情缺失，而治疗师未能立即将自身与患者的问题区分开来

第四部分　治疗困境

萨莉：我开心极了。我参加了当地报社赞助的一次校园论坛，在那儿我遇到了许多不错的女孩儿。她们住在校内的女生联谊会里，还邀请我去吃饭呢。在那儿，我度过了一个美好的夜晚。

其中，有个名叫埃姆的女孩给我留下了深刻的印象。她对我很友善，并且她对新闻学也比较感兴趣，而且她已经开始学做一些新闻工作。她为校刊撰写文章。如果我鼓起勇气，我也可以慢慢在这方面有所发展。

她看上去很大方。我到学校搬东西时，她主动把车借给我。哇！有她这样的朋友真是太棒了。之后的一个星期，我都很愉快，我就需要像她那样的朋友。她太神奇了！

治疗师：那么，她内心是不是也和你想的一样呢？（我对萨莉公布的消息有点儿恼火，可我并未意识到自己的嫉妒心理。我只是随便提了个问题。当时，如果我能理清自己的思绪，我想我绝不可能问这样的问题，而会更好地呵护萨莉的情感成长。）

萨莉：你是什么意思？埃姆与格温可不一样。我不明白，我以为你一直都鼓励我交新朋友呢。

治疗师：在并不十分了解埃姆的情况下，你似乎很容易将她理想化。（我仍未意识到这些言语背后的反移情。）

萨莉：医生，你这样说话就有点儿莫名其妙了。你是不是对女生联谊会有什么偏见呀？

治疗师：你觉得我有偏见吗？

萨莉：是的。我也不知道……对于这个消息，我是很激动的。我以为你也像我一样激动呢。难道你认为大学生联谊会有什么不好吗？

治疗师：嗯，让我们一起来看看。如果我确实认为你结交新朋友有问题，那会怎么样？如果我认为没问题，那又会怎么样？

萨莉：我不知道……我真的不知道……我都让你弄糊涂了。

我本来以为你会为我感到高兴的。也许你说得有道理。尽管上个星期我每晚都和埃姆通电话，但事实上我还不很了解她。

治疗师：对你来说，听取我的意见也许不太容易。

萨莉：不知道。本来我对此感觉很好的。不过，现在听了你的一番话后，我的心都凉透了。（揉了揉眼睛。）

通常，只要我高兴，你也会高兴的。我想，你以前从来没有对我这样苛刻。难道真是我做错了什么？

治疗师：没有啊，你交了一位新朋友，应该是件好事呀。

萨莉准确地识别了我的反移情，并且直率地表达了自己的想法。在治疗早期，患者很少这样开诚布公地表达他们的想法。我们在此模拟萨莉的这种态度，只是为了说明这一治疗情形。

遗憾的是，当萨莉具备这种识别能力时，我却有点儿招架不住这样的挑战。我潜意识里担忧萨莉的新朋友可能会取代我，而正是这种担忧激起了我的反移情，使我对萨莉的感受视而不见，甚至对她的新朋友挑三拣四。如果我能意识到自己对萨莉的真实感受，并且在督导的帮助下好好处理自己的反移情，那么，治疗效果也许将完全不同。因此，治疗师自身亦需接受心理治疗，而这也是理解自身反移情的有效途径。

例15.4展示了治疗师如何在保护患者的同时处理反移情。

例15.4

治疗师意识到自己的反移情导致了共情缺失，并且愿意为自己的行为负责

第四部分　治疗困境

萨莉：我开心极了……（见例15.3所示）……有她这样的朋友真是太棒了。之后的一个星期，我都很愉快，我就需要像她那样的朋友。她太神奇了！

治疗师：那么，她内心是不是也和你想的一样呢？（我对萨莉公布的消息有些恼火，很快意识到自己对萨莉交了新朋友感到有点儿嫉妒。）

萨莉：你是什么意思？埃姆与格温可不一样。我不明白，我以为你一直鼓励我交新朋友呢。

治疗师：让我想想。对于我刚才所说的话，你有什么想法呢？（意识到自己刚才的话更多是出于自己的内心反应，而非针对萨莉的言谈。在访谈结束整理记录时，我默默地反思了自己此时的反移情。）

萨莉：嗯，我很高兴能认识这群新朋友，而埃姆看上去尤为友善。与埃姆交往让我充满自信，和格温完全不同。

我们不是一直都在讨论我怎么才能交上更好的朋友吗？我不明白你为什么会说风凉话。

治疗师（倾听萨莉的想法，并接受其愤怒）：我确实措辞不当。我同意你的观点，我们一直致力于帮助你寻找更好的朋友。而我刚才的话却对你没有一点儿帮助。

萨莉：是的，没有一点儿帮助。

（治疗师静候萨莉表达其沮丧。）

萨莉：我还是不太明白。含沙射影不像是你的讲话风格。难道我做错了什么？你是不是对我很生气？

治疗师：我没有生气，而你更没有做错任何事情。我想，我刚才的那番评论没有任何根据。我忽略了你的良好判断力。听上去，你确实遇到了一些值得深交的好人。

萨莉：也就是说，我可以和你谈论我的新朋友，是吗？

治疗师：完全可以。我很乐意听你谈埃姆或其他朋友。

我能理解，我说错了话，影响了你对我的信任。尽管如此，我还是希望，如果我再说错话，你一定要及时给我指出来。

萨莉：只是，今天我不想再谈论此事了。

治疗师：对于我说错了话而你不得不提醒我，你做何感想？

萨莉：嗨，都过去了。

治疗师：我伤了你的心吗？

萨莉：没有。我只是觉得有点儿出乎意料——仅此而已。我并没想到你会说出那样的话。

治疗师：我想，这会不会影响你对我的信任呢？（敏感而坦然。）

萨莉：我不知道。也许有一点儿。因为这几个星期以来我们一直都在谈论我需要更多支持性的朋友，而你却说出那样的话，这让我有点儿意外。我本来以为你会为我感到高兴的。

我不知道。和你说这些，我觉得心里怪怪的。

治疗师：你觉得哪儿怪怪的？

萨莉：我并不想让你难过，可我真的不喜欢你所说的话。

治疗师：很高兴你让我知道你的不满，事实上，我很喜欢你的这种坦诚。我想，如果我们能开诚布公地讨论，那么，对我们双方来说都将获益匪浅。

萨莉：我不知道。我脑子一片空白。很抱歉，医生，我不想再说错什么，也不希望你再说错什么。

治疗师：你并没有说错什么，是我说错了。我的话伤害了你。我们一直都在讨论结交新朋友对你来说多么重要。可我却并没意识到你能结识埃姆是一件多么令人激动的事情。我误解了你，但我希望我们能好好解决这个问题。在生活中，重要的是学会当无意中伤害某人时应如何去面对和解决。

第四部分　治疗困境

萨莉：听起来蛮有道理的……

治疗师：可以告诉我，你有什么想法呢？

萨莉：哦，我在想，发生争执后，要修复关系可不那么容易。这仅仅是我个人的体会。

治疗师：你的体会是什么？

萨莉：比如，我和妈妈发生争执后……

（治疗师点头以示鼓励。）

萨莉：每次和妈妈发生争执后，有时甚至只是无关紧要的口角，我们之间都会出现一道深深的隔阂。

治疗师：可以举个例子吗？

萨莉：嗯。几个星期前，我想和妈妈谈谈我新交的朋友，可她却说她很忙。我很生气地挂断了电话。我知道我的反应有点儿过分，可我当时确实很难过。

此后，妈妈并没给我回电话。而我也不想再给她打电话了，毕竟是她先惹我的。

治疗师：你对妈妈是否关注你的需要极为敏感？

萨莉：是的，没错。为弟弟做事，妈妈可谓任劳任怨；可是对我，就这么一个小小要求，她却借口太忙而拒绝。我们发生冲突后，可能好几周都不跟对方说话。你明白我的意思吗？冲突只能破坏关系，绝不会促进关系的发展。

治疗师：嗯，我想，如果冲突不解决，关系确实很难发展。如果你愿意，我们也许可以讨论一下你和妈妈之间的冲突，以及你们关系的发展。

萨莉：我不知道。怎么能确保我不会因此再受到伤害呢？

治疗师：不能确保。不过，以我的经验，如果误解得以解决，彼此反而会增加信任。

萨莉：是吗？与别人交往时，我从来没有过这种体验。

治疗师：可我见过，我希望我们也能有这样的结果。

萨莉：那我们现在该做什么？

治疗师：嗯，你现在有什么感受？

萨莉：有点儿手足无措。我只希望访谈尽快结束。

治疗师：刚开始面对重大误解时，确实令人感到手足无措。可以具体谈谈你的这种感受吗？

萨莉：嗨，这是怎么啦？我真的不想再谈我妈妈以及我和她那些无聊的争执了。我想谈谈关于我答应帮埃姆为校刊写文章的事情，不过，也许你不感兴趣。

治疗师：事实上，我非常感兴趣。

萨莉：是吗？这都是些鸡毛蒜皮的事，不值一提的。真的可以谈吗？

治疗师：当然可以。我想倾听任何你想说的事情，不管是痛苦还是喜悦。我在本次治疗一开始的反应可能给你留下这样的印象，好像我对你的成绩——即找到埃姆这样的好朋友并不感兴趣。对此，我很抱歉。

萨莉：那就好（兴奋）。嗯，和埃姆一起完成这篇文章后，我想尝试自己写点东西。（急切地谈论其进一步的写作计划。）

（治疗师微笑着点点头。）

例15.4中，访谈进行时，我能及时识别自己妨碍治疗的反移情。访谈结束后，我又能努力理解自己的具体反应。同时，我还能在访谈时即修复这种共情缺失。当然，这种模拟的访谈场景未免显得过于理想，事实上，现实的治疗进展不可能如此一帆风顺。

例15.5展示了发生共情缺失一周后，治疗师如何进行修复，并有效地应对萨莉的刨根究底。

例15.5

自上次访谈出现对患者的共情缺失（如例15.3所示）后，治疗师及时修通了自己的反移情，并在接下来的访谈中与患者讨论彼此间的互动

如例15.3所示访谈后一周

访谈开始后一刻钟内，萨莉一直在谈论自己的课程，似乎尽量避免谈及新朋友。

治疗师：尽管我很乐意了解你的新课程，可是我想先确定一下，我们可否再继续讨论上周关于新朋友的话题？

萨莉：哦，可以是可以，但我有许多其他的事情要说。再则，我觉得上周的讨论令人很不舒服。算了吧。

治疗师：实际上，我们很有必要讨论上周的话题。我能体会到上周你是多么难过。之后我也反省过，我意识到我当时可能不得要领。

萨莉：啊？什么意思？

治疗师：我想，你之所以觉得上周的讨论令人很不舒服，是因为我的反应令人十分不解。如果你愿意，我想再和你谈谈此事。

萨莉：哦，有必要吗？

治疗师：对于重新讨论这一话题，你有何感受？

萨莉：我不知道。我只是觉得上周你似乎并不支持我交新朋友，这一点很奇怪。我想，帮我找到新朋友本来是我们的共同目标。可在我终于有点儿进展的时候，你却怀疑我的选择。

治疗师：你主动去接触新的人群，可我却指责你结交新朋友的勇气和进

步。看来真是我错了。

萨莉：你能这么说，对我很有意义。

治疗师：什么意义？

萨莉：哦，你使我上周的心情一直都很糟糕。我本来都不想继续治疗了。我认为你不理解我，而且我还担心你会看不起我。你一点儿都不了解我的心思。真的，我几乎都想取消今天的访谈，不想再来了。

治疗师：今天，你是鼓足勇气才来诊室的。上次访谈时，我让你大失所望。可想而知，这次前来治疗对你来说是多么不易。

我很高兴你做到了。只有你继续治疗，我们才有机会一起解决这个问题。

萨莉：通常，你都会鼓励我谈论那些对我来说重要的事情，但是，上个星期你却一反常态。现在我都不知道该怎么办了。

治疗师：你说的没错。我的本意应该是和你谈论任何你认为重要的事情，但是上个星期我却没那么做。当你第一次提到埃姆时，我的反应显得有些让人摸不着头脑。

萨莉：是的，你反而使我感到越来越糟。以前从没发生过这样的事情。难道是我做错了什么？为什么你会那样做呢？

治疗师（仅仅开诚布公并不能满足萨莉的需要）：你根本没有做错什么。是我的话缺乏根据，反而弄巧成拙了。这也是今天我想重新讨论该话题的原因。

萨莉：哦，很少听你说这样的话。也许我可以从中了解事情发生的缘由。

治疗师：你从中了解到什么？

萨莉：我不知道，我感到有点儿担心。

治疗师：担心什么呢？

萨莉：嗯，担心是不是我让你不高兴了？你还好吧？

治疗师：上周我看上去不高兴了吗？

萨莉：我不知道，可能有一点儿。

治疗师：上周，也许我看上去确实有点儿不高兴，因为我的话对你没有帮助。不过，我之所以会说那些话，是因为我的注意力不够集中。（与患者讨论我的具体反应并不具有治疗意义。那更多的是我自己的问题，而非萨莉的。）

现在，我希望你能直接跟我谈谈你的感受。你说得很对，上周，我没有很好地帮助你。

萨莉：嗯，希望我指出你的错误不会妨碍我俩的关系。

治疗师：你是不是觉得这场误解使我们的关系变得更为脆弱了？

萨莉：是的，有点儿。

治疗师：我想，我们慢慢会理解这个问题的，不过，我觉得，我们的关系在经历风雨后其实变得更为坚固了。如果今后我再对你产生误解，请你一定要像这次一样及时告诉我。

萨莉：没问题（脸上露出愉快的笑容）。我想，你能重提上周的冲突需要多大的勇气啊！我很高兴我们能这样开诚布公地讨论。

治疗师：你也很勇敢哦。

萨莉：哦，我吗？也许你说的没错。

许多人因在生活中缺乏重要人物的共情而前来求治。心理治疗的作用之一就是让患者体验到安全感、被肯定和被理解。对误解进行修通而非否认或回避，往往能促进这些积极情感体验的产生。如果萨莉能与我一起解决上周的误解，那么在今后的现实生活中，当与重要他人发生冲突时，她开诚布公的沟通能力就会大大提高。

揭开潜在的共情缺失

例15.5展示了一个化解矛盾激化的治疗情景。由于萨莉并未否认我对她的伤害，因此，在某种程度上处理这一应激情景比较容易。萨莉并未羞羞答答或躲躲闪闪，而是直截了当地告诉我哪些话伤害了她，以及为什么。然而，在现实的治疗情境中，许多患者并不会这样直言不讳。

有时，我常常担心自己在访谈中是否因共情缺失或忽视某些细节而说了一些伤害患者的话。从事精神科治疗的早期，每次治疗结束后我都要回顾自己的言谈举止，唯恐给患者带来无法弥合的心理创伤。即使患者在访谈时并无明显的异常反应，我仍感忐忑不安，直到我向督导"招供"我最近的"错误"为止。访谈结束后检查记录时，我总感觉自己那些真诚坦然的话可能过于偏激。而那些当时以为深刻的提问，事后再看却感觉有些多余或牵强。尤其当督导指出我的某些不恰当言语时，对于自己给患者造成的伤害，我更加忧心忡忡。

幸运的是，当我向督导诉说自己的担忧时，督导常常给予我充分的肯定。他们也提示我：首先，就算治疗师的表现真的不尽如人意，可患者也许并未察觉，那么，这种表现也就意义不大了（这与例15.3完全不同，萨莉察觉到我的误解，并马上表示不满）。其次，如果患者并未因我的评论而驻足不前，那么，就大可不必在接下来的访谈中拼命检点自己的不是。心理治疗不是猜谜语，因此，我不可能知道患者如何诠释我上周所说的话。有时，尽管我事后对自己说过的话追悔莫及，可能患者压根就不记得了。

如果我确实担忧，那我也许会在自然停顿时询问患者对上周访谈有什么具体感受。如果他不回答，那我就顺其自然。根据我的经验，那些令我事后追悔莫及的话语，很少会被患者视为共情缺失。

另一个策略是在下次访谈时仔细倾听，捕捉萨莉的言语中是否影射上次访谈存在共情缺失。如果萨莉对此直言相告，那么，我就可以借鉴上述案例中所示方法自如地处理。

假定我对萨莉结交新朋友心存顾虑，而萨莉对此却怒而不言。在向督导回顾访谈过程时，我开始怀疑我的话是否已经伤害了萨莉。例15.6展示了，如果萨莉在接下来的访谈中委婉地提到先前的共情缺失，治疗师应该如何处理。

例15.6
患者婉言提到上次访谈中治疗师的共情缺失，于是，治疗师帮助患者开诚布公地谈论这一治疗失误

萨莉：这个星期我过得糟透了。

治疗师：哦（关注的表情），怎么回事？

萨莉：我也不知道，我只是觉得这个星期特别孤单。我没有和我的新朋友交往。也许我有点儿回避他们了。

治疗师：你是怎么回避他们的？

萨莉：我有意不去那些我认为可能遇到他们的地方。我只是觉得筋疲力尽，也许是患上了所谓的大学生心理倦怠（burnout）。

治疗师：你认为，是什么原因让你如此倦怠？

萨莉：不太清楚。我只是觉得这个星期疲惫不堪。

治疗师：是不是上次访谈有什么事情使你这个星期感觉特别累？

萨莉：没有呀……我也不清楚。

（治疗师露出平静、鼓励的眼神。）

萨莉：哦，我确实对你说的一句话感到费解。

治疗师：可以告诉我是哪一句话吗？

萨莉：嗯，我记得，我告诉你我遇到了一个非常友善的女孩埃姆。我真的为拥有这样的新朋友而高兴。

（治疗师点点头。）

萨莉：可你的回答却出人意料。

治疗师：我都说什么了？

萨莉：嗯，你说"人不可貌相"之类，具体怎么说的，我也记不清楚了。

治疗师：你特意记住了我这句话？

萨莉：是的，你的意思好像是说埃姆也许只是表面上不错。当时，我感觉你并不希望我和她交朋友。

治疗师：现在回想起来，我觉得自己的话确实有些不妥。它对你有什么影响？

萨莉：哦，我尊重你的观点。也许你是对的，埃姆确实没有那么十全十美。但是，我真的非常高兴能够认识她。

治疗师：一方面，我很感激你尊重我的观点；另一方面，我想我可能误导了你。如果你确实很高兴认识埃姆，那么，这意味着埃姆确实是一个值得你深入交往的朋友。

萨莉：你真的这么想？

治疗师：是的。我很抱歉我没在第一时间传递这一信息。

萨莉：我也是。不过，你这么说，对我非常有意义。

访谈一开始，萨莉就旁敲侧击地表达了对治疗师的失望。我的开放态度表明我承认这样一个事实：也许是上周的访谈导致她情绪低落。随后，萨莉才开始慢慢表达自己的不满。

如果萨莉并未将当前的沮丧情绪归咎于上周的访谈，那么，治疗师该怎么办呢？至于我，也许会重复这样的问题："我想知道，是不是因为治疗中发生了什么，使你本周烦躁不安？"如果萨莉仍然没有反应，那我就不再追问。对某一问题穷追不舍并不符合治疗的基本原则。首先，我不能确定萨莉的沮丧是不是与治疗中的人际互动有关。因为尽管治疗是患者生活的重要组成部分，可它毕竟只是繁忙一周中的一个小时。我无须过分强调治疗的重要性。其次，萨莉也许尚未做好直接讨论这一问题的心理准备。若果真如此，那么，我只须表示我很乐意讨论我们之间的互动就足够了。我可以期望她以后也许会更坦诚地表达自己的情感。而此时，我们可以将重点放在萨莉愿意讨论的问题上。

共情缺失是对治疗师的一个巨大挑战，对于治疗新手尤甚。正如我们所言：若治疗师能真诚地反省整个过程，设身处地地理解患者的处境，并敢于承担责任，那么，最终就能促进患者的治疗性体验。此外，治疗的目的并不在于将自己装扮成一个完美无缺、体贴入微的治疗师。最好的治疗师应有能力帮助患者修通误解，以此促进患者的心理成长。

通过从失误中吸取教训，治疗师自身也日臻成熟。面对患者的不满时，治疗师应学会如何保持冷静，而不是采取攻击或防御的态度。此外，尚需认识到：共情缺失并不意味着治疗已经到了黔驴技穷的地步。当然，不能充分共情也常常反映治疗师内心某些方面需要不断地完善。

通过自我反省以及同事、督导的指导与帮助，我们能以勤补拙，不断发掘自己的潜能。随着经验的积累和对自身局限性的认识，我们的治疗技术必将日臻完善。

关键词：

反移情、共情失败、共情、僵局、误解、心理治疗、治疗联盟、信任

第16章
移情与反移情

我们人类能够从人际交往中获取经验。我们常常以既往与重要人物的交往为模板，鉴此与新个体发生联系，这种现象称为移情。在不断扩展的人际交往过程中，能否调整对他人的期望值，与新个体建立关系，是衡量个体情绪是否健康的重要指标之一。

如果医患双方能够坦然面对移情，并妥善处理，常常促进治疗；反之，如果意识不到移情，常常阻碍治疗。

治疗师亦会将自己在以往经历中形成的期望转移到患者身上，对患者产生情绪反应，我们称之为反移情。直面、反省这类情感，可以为治疗过程扫清障碍。在许多情况下，诸如此类的内省能使治疗过程柳暗花明。

移情是一种社交记忆。儿童期与重要人物（通常是父母）的交往体验，决定我们成人后如何与人交往。我们总是有意无意地将以往形成的人际期望带入新的人际关系中。移情的影响通常不易察觉，但意义深远。譬如，来自一个和睦家庭的患者，往往会期待权威人士具有乐于助人、与人为善的品质。而成长于遭漠视、受虐待家庭的儿童，则常担心在外亦受人歧视。

倘若患者对治疗师所知甚少，往往更容易发生患者对治疗师的移情。通过共情，治疗师可以运用移情来帮助患者更好地了解自己。

第四部分　治疗困境

治疗师亦会对患者产生反移情。反移情可能来势迅猛，治疗新手也许因为密切关注患者而忽略反移情的存在。若能及时、准确地识别此类反应，将对治疗进展具有巨大的推动作用；反之，若对此置若罔闻，则将使治疗举步维艰。

初次访谈中的移情

患者对治疗师的移情可始于双方的初次会面，并将随着治疗进展而加重。譬如，初次见面时，即使跟治疗师短暂地接触一下，患者也会对对方的某个特征（如性别、年龄或肤色）产生强烈的情绪反应——赞许或抵触。这种习惯性的看法多半建立在以往的经历上，很可能就是移情反应。当患者的反应是赞许（譬如：患者希望自己的女治疗师年轻貌美，而治疗师恰恰符合她的期望。此时，患者就会联想到自己亲爱的姐姐）时，这常常不会引人注目。可是，当患者对治疗师的第一印象非常糟糕时，尽早识别和讨论这类问题将对治疗大有裨益。

例16.1展示了患者在初次访谈时就流露出抵触的移情反应，此时，治疗师是如何与患者建立治疗联盟的。

例16.1
治疗师如何处理初次访谈就流露出抵触情绪的患者

初次访谈

治疗师：你好，我是班德医生。

萨莉：天哪，你这么年轻啊！

治疗师：有什么问题吗？

萨莉：我本想找个年纪大点儿的治疗师，可你看上去还不到25岁。恕我冒昧，我只是想找一个更有经验的医生。

治疗师：更有经验？

萨莉：是的。在电话里，我觉得你的年龄应该挺大的。我就是想找一个生活阅历比我更丰富的治疗师。你也明白，就是看上去很睿智的那种。我希望，我这么说没有冒犯你。

治疗师：没关系。当你想找一名年长的治疗师而偏偏遇到我时，你肯定挺失望的，这一点我能理解。（尽管我很想对萨莉说，我的实际年龄还要稍大些，可最终我还是忍住没说。）

萨莉：是的。那么，我能不能转诊呢？

治疗师：可以。如果我知道你有什么具体需求，以及你今天来这里的原因，也许我可以帮你找一个更适合你的治疗师。

不如我们就这些问题讨论一下，你觉得怎么样？这样一来，我也能掌握更多的信息，以便为你找个让你感觉更舒服的医生。

萨莉：好吧。但我事先声明，我在这儿只做一两次访谈，接下来一定要帮我转诊！

治疗师：好的，这一点我能理解。找一个能让自己感觉舒服的治疗师确实非常重要，因为，只有这样，他（她）才能真正对你有所帮助。

例16.1中，我并未因萨莉的话而感到不快。她对年长医生的偏好肯定是在遇到我之前就有了，也可能和她以前与年轻或年长医生的交往经历有关。应允安排年长医生，表达了治疗师的共情，亦是一种治疗策略。这种应允首先满足了萨莉希望求助于年长医生的愿望，同时保留了我们继续合作的机会。尽管患者最初抵触的移情反应看起来相当棘手，然而，一旦患者得到肯定、尊重和理解，这种抵触就会逐渐消融。如果将来有可能开展治疗，那么，随着治疗联盟的日益巩固，先前的转诊要求就会逐渐烟消云散。

治疗过程中的移情

一般而言，随着治疗的进展，当患者期望治疗师像其生活中某位重要人物时，移情现象就发生了。如果医患双方能够坦率、慎重地讨论这类现象，将会使治疗受益。有时，治疗师亦可以利用对患者的情感反应——反移情来使讨论更加深入。

这种医患双方的互动需要治疗师具有一定的治疗艺术。治疗新手常常会遇到例16.2所示的治疗困境。

例16.2
治疗师觉察到患者的攻击性移情反应，同时自己产生了对治疗不利的反移情

萨莉：我一直在考虑转换专业，但就像我之前说过的，我担心这样会让我妈妈失望。我真不知道该怎么办。

治疗师：可以具体谈谈你怕什么吗？

萨莉：嗯，我想让妈妈以我为荣，这没什么不好，对吧？我是她的掌上明珠，我应该一毕业就会挣大钱，她指望我今后出人头地呢。你真应该看看，她在说这些时是怎样得眉飞色舞。

所以，我不想让她的幻想破灭，她对此的关心，对我很有意义。

（治疗师点点头。）

萨莉：我并不想跟她说，我更想当一名新闻记者。

治疗师：唔——（点头表示理解。）

萨莉：医生，不管你怎么说，可是一想到要和她谈这件事，我就浑身不自在。

治疗师：（我并未要求萨莉直面她的母亲，对于她认定我会这样指导她，我感到有些生气。）你应该做你愿意做的事情，这是你自己的生活。我并不想对你指手画脚。

萨莉：嗯，我知道。我还以为，你会让我跟妈妈直言我的感受呢。

治疗师：不会，这一点你尽可放心。我所感兴趣的是帮你找到最恰当的解决途径。

下一次访谈

萨莉：这个星期真是糟透了。昨天晚上，我根本就睡不着，灯一夜没关。我想，我告诉过你，当觉得压力很大时，我就会这样。

不要问我为什么会这样。我也不知道。可我知道，你马上就会这样问我的。

治疗师：这事儿让你伤透了脑筋，对吧？

萨莉：对，我也不明白。别对我发火，那会更糟。

治疗师：你觉得我会对你发火吗？

萨莉：你现在看上去还好，可我觉得上次你大概是被我激怒了。

治疗师：被激怒？我为什么会被激怒？（上周我的确有点儿恼火，但我不知道该怎么对萨莉解释。）

萨莉：虽然你说并不在意我是否会跟妈妈谈换专业的事儿，可我真的不相信你的话。我自己也知道,最好是跟妈妈谈谈这件事。我觉得自己有点儿傻兮兮的,只是一个劲儿地向你抱怨,却不敢直接跟她说。

治疗师:还有呢?

萨莉:我担心会让你失望,因为我根本就不敢跟妈妈说。还有,你一定早就厌烦了我反复唠叨不喜欢自己的专业。

治疗师:(现在,我终于记起,上周萨莉讲这一话题的时候,我的确有点儿不太高兴。可我还是感到很疑惑。我已经努力帮助她自己做决定了,她怎么仍然希望我会像她妈妈一样去指导她。我开始有点儿怀疑自己的治疗能力。)我现在知道你的想法了,可我还是不太明白你为什么会这样想。因为我更愿意帮你自己拿主意,而不是替你做决定。(沮丧的口吻。)

萨莉:对不起。我知道,上个星期你也是这么说的,可我还是有点儿担心。

治疗师:(我突然理解萨莉的反应是移情。为了缓解内心逐渐增强的对自己能力的不自信,接下来我用很权威的语气发表了我的意见。)你当然担心自作主张啦,因为你觉得我会像你妈妈那样为你安排妥当!

萨莉:什么意思?

治疗师:你觉得,除非按照你妈妈的旨意行事,否则她就不会那么关心你了!

此时此刻,你也是这样想我的。所以你才会这样对待我。(做出此番解释后,我觉得不那么无助了。此时,我尚未发觉自己的反移情,亦未注意到这种反移情开始让我对萨莉的情绪变化麻木不仁。)

萨莉:嗯,也许有点儿吧。

治疗师:我想,我们已经弄清楚整件事了。那么,请你告诉我,如果和你妈妈谈转换专业的事,那会怎么样?

萨莉:我还不想那么做。请你别失望。(似乎有些胆怯。)我还不能完全理解你所说的话，但我也知道你不是我妈妈。

治疗师：可你把我看成是你妈妈，因为你太习惯于妈妈对你的不断要求，所以现在觉得我也会如法炮制。（我正为自己的解释沾沾自喜，根本未注意萨莉已经开始感到尴尬。）

萨莉：没有，不是这样的。（眼神躲躲闪闪。）

治疗师：喔，难道不是这样吗？对于你来说，要在强势的妈妈面前坚持自己的立场，的确很不容易。我们就谈这个问题吧。

萨莉：唔，你总是对的（似乎有点儿尴尬）。你是医生。我想，你最清楚该做什么。

治疗师：这话听起来有点儿耳熟。对于权威女性，你总是觉得她们知道该做什么。你只能扮演从属的角色。你觉得只有这样才能与她们维持亲密关系。（我仍未注意萨莉在极力退缩。）

（萨莉泪水盈眶，沉默不语。）

萨莉觉得我会像她母亲那样指导她行事，这就是移情。例16.2中，开始我并未觉察移情，所以我不太理解萨莉的不安全感。（"我并未要求萨莉直面她的母亲，对于她认定我会这样指导她，我感到有点儿生气。"）

随后，我辨别出萨莉的期望（或移情），她需要服从于权威女性，觉得只有这样才能维系情感纽带。我所表现的对质姿态，只是想缓解因自身经验不足所产生的焦虑。即使我的解释完全正确，可是，不合时宜的澄清更像是一种情感攻击。结果，在我一连串的提问之下，她落荒而去。

例16.2的注解中，提到两个重要的心理学现象：反移情表达和补偿性认同。当我试图缓解自己愈益强烈的不安全感时，萨莉就成了我反移情表达的对象。而我在不经意间充当了类似她母亲的权威女性角色，这就是补偿性认同。

例16.3展示了一种对萨莉问题更恰当、更合理的治疗性干预。

例16.3
以患者的移情反应为契机,推动治疗进展

萨莉:我早就想转换专业了,可我担心这样会让我妈妈伤心。真是进退两难啊。

治疗师:可以具体谈谈你担心什么吗?

萨莉:我想让妈妈以我为荣,这没什么不好,对吧?我不想让她的幻想破灭,她的关心对我来说太重要了。

(治疗师点点头。)

萨莉:我更想做一名新闻记者,可对妈妈难以启齿。

治疗师:还有呢?

萨莉:我觉得,你肯定不会明白,跟她辩论是一件多么危险的事。

治疗师:你觉得我会让你跟她谈这件事,是吗?

萨莉:可能吧。你说过,我根本没有跟她提过我的想法。我想,你肯定觉得我应该这么做。我知道,你想让我自己寻找合适的方法,但我实在想不出来。

治疗师:(一开始我确实有点儿生气,因为萨莉误解了我。可很快我就明白,这是一种反移情。有趣的是,萨莉觉得我会和她妈妈一样,指导她如何行事。可她确实想错了,我并不觉得她该直面她的母亲。萨莉会不会也这样误解她的母亲?这一点还有待商榷。)你觉得我会让你和你妈妈谈谈。你从什么时候开始有这种想法的?

萨莉:我也不清楚。也许是最近几个星期吧,就在我告诉你很多我妈的事情

之后。看着我光抱怨而不行动，你肯定会生气的。我确实有点儿担心你会生气。

治疗师：（通过自我审视，我感到自己更愿意探索萨莉的情绪，而非促使她行动。萨莉猜测我会生气，那是错误的。我强忍住纠正她的念头，不去干扰她的思绪。只有尽可能多地了解萨莉的看法，才能获取更多有利于治疗的信息。）可以说得具体些吗？

萨莉：假如我不听从你的安排，而这种安排对我来说又是最好的，我担心你将怎么看我。我非常敬重你，所以不想让你失望。

上个星期，你让我做自己喜欢做的事，这让我觉得心里怪怪的。我不是想怪你，你也是为我好。可你这么一说，我就觉得你好象逼我去做。这都是我的错，我是个胆小鬼。

治疗师：你这是替我解围吧。你觉得，与其指责我的建议毫无用处，还不如简单地把错误归咎到自己身上，因为后者更容易做到。（我试图肯定她的感觉，同时不表露我对她的期盼。）

萨莉：是的。我担心，如果不听你的话，你会对我不满。

治疗师：如果我们对一件事情持有不同的看法，你会不满吗？

萨莉：会的。如果我喜欢你，我就希望你也喜欢我。

治疗师：如果我们的意见有分歧，你是不是觉得我会因此不喜欢你？

萨莉：嗯，可能吧。如果我不听从你的建议，你就会对我发火。

治疗师：对你发火？

萨莉：也许吧，我也不知道。就像我以前说的，我担心自己不能如你所愿，会让你不满。

治疗师：你担心，如果你坚持己见，我就会对你不满？

萨莉：是啊，这也不是我第一次有这样的感觉了。以前跟格温在一起时就这样，她想让我做什么，我就必须做什么，不然她根本对我不屑一顾。

第四部分　治疗困境

治疗师：其他人也这样吗？

萨莉：不是，并不是所有人都这样的。

治疗师：那么，跟家人在一起时呢？

萨莉：嗯，可能和妈妈在一起也会这样。

治疗师：怎样？

萨莉：你知道的，我担心在专业选择上和妈妈不一致，我不想让她失望。

治疗师：为了亲情，你打算放弃追求？

萨莉：是的，只能这样。不过，我也想学会怎么解决这个矛盾。

治疗师：这真是让人进退两难。你看，我这么理解对不对？要是对了，请你告诉我。你不想跟妈妈谈论你的想法，因为你觉得如果意见不合的话，你们的关系就会出问题。是这样吗？

萨莉：是的，但还远远不止这么简单。

治疗师：具体说，我哪句话说对了？

萨莉：我确实担心因为与妈妈意见不合而使她生气。但这只是事情的一方面。每当我们对重要事情的意见一致时，她就会特别关注我，我真的很喜欢这种感觉。所以说，我确实想回避那些让我感觉不好的事情，但我也不想因此错过那些让我感觉良好的东西。

治疗师：你说的这些都很有意义。谢谢你向我澄清了一些事情。我能理解，对你来说，妈妈的关注肯定对你非常重要。

（萨莉点点头。）

治疗师：也许我的也是这样。

萨莉：你是说，你的关注对我也很重要？

（治疗师点点头。）

萨莉：嗯，好像是的。不然，我也不会这么担心我们意见不合了。

治疗师：你应该知道，我根本没有生你的气。这次，你选择不和你妈妈谈你的想法，我觉得你做得很对。我们的目的就是让你学会选择做对自己有利的事情。

萨莉：今天这些话对我挺有启发的。

治疗师：听你这么说，我很高兴。不过，就算对你有所启发，可你的那些担心，诸如担心我们意见不合之类的，也不可能马上消失。我希望，今后我们能继续讨论你的担心。你一定也已经发现，这种坦诚的讨论会使我们双方都获益匪浅。

例16.3展示了通过探讨患者所关心的问题，治疗双方自然而然地明白了移情的来源。首先，我和萨莉宽泛地谈了谈关于她担心我对她感到失望的话题。渐渐地，我们明白了，她之所以这么担心我的反应，与其先前和她妈妈的经历有关。

最终，通过解决我们之间的冲突，使治疗取得显著的效果。通过展示共情和坦率交流，我让萨莉亲身体验了如何通过良好的人际关系解决难题。

仅仅一次谈话并不能让萨莉从此高枕无忧。要解决这个问题，我们得试着从不同的情感视角，反复讨论类似的内容。"功夫不负有心人"，只要持之以恒，最终必然会发生实质性变化。

当移情讨论令患者情绪失控时

一般而言，医患双方若能共同关注患者的移情反应，治疗就会有所进展。然而，当患者的现实检验（reality testing）能力受损时，与之公开讨论移情往往并不能增强其洞察力，反而会使症状雪上加霜。从例16.4与康迪斯·琼斯的

第四部分　治疗困境

访谈中可以看出，当与患者讨论移情时，一旦发现患者的现实检验能力有缺陷，治疗师就立即改变了治疗策略。

例16.4
当患者出现妄想时，治疗师随即将谈话重点从移情转开

在前几次访谈中，康迪斯·琼斯谈到其父喜欢控制别人，喜欢贬低别人。办公室墙上的画框坏了，我将它取下来，至今尚未挂上其他艺术作品。

康迪斯：哦，你终于决定把门边上的那幅睡莲图拿走了……

治疗师：是的。

康迪斯：墙壁现在变得空空荡荡了。我知道你的用意，我明白。

治疗师：什么意思？

康迪斯：我知道，我们之间是不平等的。你是拥有权力的那一方，而我到这来则是寻求你的帮助。医生，现在没了那幅画，这里就更像病房了，而我就更像患者了。你可能想努力表现得更加专业。可我认为你还不如装饰一下你的办公室，这样才能让我舒服些。

治疗师：（康迪斯开始胡乱猜疑，说话条理也越来越紊乱，可我觉得此时证实她的体验应该不会有什么坏处。）没了那幅画，你就觉得不舒服、不平等了？

康迪斯：这也没什么。我知道，这是你治疗的一部分，是为了让我更好地关注自己，发现自己的缺点。对我来说没什么，但你得考虑一下其他患者的感受。他们可并不一定会这么坦白地说出自己的感受。不过，我也知道，这些都是你的治疗计划。

治疗师：我的治疗计划？

康迪斯：是啊，空白墙壁有助于患者回顾过去，这种环境改变能让你获得新的素材。

治疗师：（康迪斯显然已经无法自制，她将先前对某种关系的臆想转移到我办公室装饰的改变上。鉴于她的联想明显缺乏事实根据，以及对每个提问都产生怪异的联想，我决定采取更注重现实的思维方式。）实际上，我并不是故意的。画框摔坏了，我要么得再找幅画，要么干脆就不挂什么。

康迪斯：你真的没有其他目的？

治疗师：没有，真的没有其他目的。不过，你的意见也挺有参考价值的，缺了油画的装饰，整个办公室看起来是有点儿单调。（我对康迪斯观点中较现实的部分予以肯定。）

康迪斯：是的，我真的很喜欢那幅画。（妄想性联想中止。）

探索移情没有什么固有的规律，因此，可能会唤起患者各种各样的情绪反应。对于现实理解能力差的患者来说，这种探索也许会增强思维混乱或情绪失控。对于康迪斯而言，采用认知取向的治疗方法，更能有效地维系治疗关系，使患者的情绪保持稳定。

反移情与自我认知

和移情反应一样，反移情反应的范围也很广泛，而且有些反应对治疗的影响颇大。治疗师也许会对患者感到愤怒、悲哀或无助，这些情绪也许难以忍受，亦很难处理。治疗新手往往很容易用压抑来处理这类情绪。虽然此类情绪反应通常事出有因，但是，如果不加以分析，治疗师也许就会在不知不觉中歪曲对患者问题的看法，从而影响治疗进程。反之，及时察觉反移情的意义，将会大大推动治疗进展。"自我认知"即指这类自我觉察。

治疗师对患者的正性移情同样会影响治疗。例如，特别期待与某位患者合作，也许是因为她让我想起了小学最好的朋友。而这种反应也许会导致我低估患者的脆弱性和治疗的困难性。

反移情反应往往十分潜隐，治疗时难以察觉。有时，在访谈时，我会强烈体验到某种让人始料不及的感觉。患者也许有意无意地诱使我分享她的情绪体验，此称一致性认同（concurrent identification）。若能及时觉察这些信息，我就能利用这些信息改变干预措施。

例16.5
访谈时，治疗师意识到自身不断增强的无助感，于是利用这种体验制订下一步干预措施

萨莉：医生，我觉得治疗对我没什么帮助。我清楚自己目前的困境。就像你说的，我想坚持自己的意见，可又担心妈妈反对，真是左右为难。可是，明白这些又有什么用？当然，我不是专家，可我真的看不到治疗有什么出路。

治疗师（突然感到有些失落）：嗯。你从什么时候开始有这种感觉？

萨莉：其实，我时不时就会这样想。一会儿觉得治疗好，一会儿又觉得没什么用。瞧现在，我坐在这儿没完没了地谈我的问题，可是，有什么用呢？

治疗师：（听着萨莉说出自己的感受，我感到有点儿无助。我想，萨莉是不是也有这种无助感？于是，我向她提出以下问题。）你一直努力地配合治疗，可是进展却如此缓慢，你因此感到相当无助，是这样吗？

萨莉：是的，我想是这样的。

治疗师：你知道为什么现在你感到特别无助吗？

萨莉：嗯，这个学年就要结束了，下一年我就到毕业班了。我想，选择专业已经迫在眉睫。毕业后，我计划进商学院。想到这一切，我就左右为难。

治疗师：在妈妈和自己的需求之间难以取舍，可真难呀。

萨莉：就是这样。我不知该怎么办。我知道，如果要使自己好受点，我就得做点什么，可我却不确定那样做会有什么后果。

治疗师：对你来说，这种冲突已经有很长时间了，所以，我们需要多一些时间才能找到解决的办法。我想，这一点儿也不奇怪。（提出合理的希望。）

例16.5中，我的无助感映射出萨莉的情绪状态，此即一致性认同。于是，我根据自身的体验来理解萨莉。证实其确实产生无助感后，访谈得以更加深入。最终，萨莉的注意力又回到目前其与母亲的关系问题上，而不再追究治疗的效率。

对于治疗师而言，并非每次均能像例16.5中那样干净、利落地容忍自己内心的情感反应。譬如，有时，尽管治疗师清楚自己对患者产生了愤怒，可也未必能使之转化为分析医患互动的能量。

在这种情况下，我会努力在内心表达自己的情绪而避免伤害患者。在与患者出现互动困难之时或之后，引导性幻想（directed fantasy）是治疗师用以驱散烦恼情绪的适宜方法之一。譬如，对于喜欢贬低别人、狂妄自大的患者，如果我很生气，那么，我也许会想象向他发火，以此发泄我的怒气。通过想象表达自己的情绪，也许能使我在现实治疗中表现得更专业、更恰如其分。

处理自身情绪的同时尚能关注患者，这需要治疗师掌握一定的知识和技巧。譬如，我会将引导性幻想推迟到治疗之后，以确保不将自己情绪中的无关内容带入治疗过程。运用想象是一种治疗策略，可以降低将愤怒付诸行动的可能性。

治疗师对患者的反应有时会过于强烈，以至于仅用引导性幻想根本无法妥善处理。此时，反移情将影响而非促进治疗，而治疗师则应及时寻求督导的帮助。在培训过程中，每名治疗师均配有督导。即使培训结束，治疗师也可与督导继续保持联系。如果结束培训后治疗师迁至其他城市，那么，专业机构或当地培训机构也会另外向之推荐合适的督导。上述机构同时亦向治疗师推荐可为之做个人体验的治疗师。

为了处理治疗过程中常常产生的复杂情绪反应，治疗师必须首先照顾好自己。能为自己提供情感支持，才能增强关注他人情感的能力。如果肯花工夫独自（或通过督导）试着从不同的角度思考、修通治疗困境，治疗师就能提高处理自己情绪的弹性。与家人朋友共度美好时光，积极参加愉悦身心的活动，这一切对于维持治疗师自身的心理健康是十分必要的。只有保持自己的身心健康，并善于自省，治疗师才能保持敏锐、共情、有效倾听他人心声的能力。

关键词：

自省、补偿性认同、一致性认同、反移情、反移情表达、引导性幻想、共情、表达、期望、幻想、解释、现实检验、移情

第17章
治疗终止

治疗终止是治疗的尾声。治疗终止可分为适时终止与提前终止。所谓适时终止，是指预定目标完成后，治疗自然结束。若因其他原因结束治疗，则为提前终止。像其他分别一样，治疗结束亦会给医患双方带来强烈的情感体验。若能妥善处理这一阶段的情绪反应，则可促进医患双方的情感成长。

精神科实习即将结束，与患者告别时，我总感到依依不舍。尽管治疗关系只是单纯的职业关系，可是，分离总是让人思绪纷繁。

医患双方的离情别绪应同时处理。与患者详细讨论治疗结束的情感体验的同时，治疗师也需向督导汇报自己的反应。此时，治疗师同时面对患者与自己的双重情感压力，所以，必须获得特别的情感支持。治疗师只有理清了自己的思绪，才能全神贯注于解决患者的问题。因此，本章在讨论治疗终止过程时，我们对医患双方的需求给予相同程度的关注。

何时治疗终止？

从严格意义上来说，患者突然脱落，只能称之为停止治疗，而非治疗终止。（关于如何处理突然脱落的患者，请参阅第10章。）如果治疗已取得进展，那么，治疗结束，亦即治疗终止，则具有全新的意义。最理想的情形莫过于，当医患双方均认为患者求治的主要问题已经解决时，即着手准备终止治疗（即适时终止）。此时，分离显然不是迫不得已，因为患者已胸有成竹，准备独自应用新获得的知识与技能，迎接新的生活。尽管每个患者的治疗进度不尽相同，然而，往往需要数年的时间才能最后达到适时终止。

心理治疗师的培训课程往往只持续2到3年，因此，许多人在实习期间都不能完成长期的动力学治疗。因实习生毕业或患者迁移而导致治疗提前终止，实际上已经成为治疗师早期职业生涯的惯例。关于这一点，应尽早让患者知晓。我们建议，实习生在治疗一开始就告诉患者自己离开诊所的时间，如例3.5所示。

下面，我们将先举例说明，由于治疗师方面的原因而提前终止治疗时，如何与患者就此展开讨论。继之举例说明，如果因患者迁移而必须提早结束治疗，那又该如何处理。其中蕴含的许多技巧，同样适用于适时的治疗终止。

因治疗师离去而提前终止治疗

当我有意无意地总是"忘记"告诉患者自己将在几个月后结束实习而离开诊所时，这种拖延就是一种治疗失误。许多患者都希望有充裕的时间来准备道别。面对不期而至的分离，由于没有任何思想准备，常常会使患者的痛苦雪上加霜。

如果因为我必须离开患者而不得不提前结束治疗，那么，我会提前6个月左右告诉患者。明确治疗结束日期，既可使患者总结并巩固治疗成果，又可使医患双方在分离临近时有充裕的时间来讨论离别带来的情感。

"撒下"患者也容易使治疗师产生负疚感。例17.1展示了，当分离迫近时，心事重重的治疗师可能会在剩余时间内有意无意地过度补偿。

例17.1
在宣布自己即将离开本市的消息后，治疗师无法专注于患者的问题，从而偏离了职业角色

访谈开始后15分钟

治疗师：今天，我有个消息必须告诉你。

萨莉：哦，什么？

治疗师：嗯，我将于7月份离开波士顿。

萨莉：哦，好的（一副若无其事的样子）。那么，准确地说，你在这儿的最后一周是什么时间呢？

治疗师：我将在6月份的最后一周走。

萨莉：去哪儿？

治疗师：佛罗里达。我知道，这消息有点儿突然。我希望，在以后的治疗时间里，你能畅所欲言地告诉我你的想法。

萨莉：哦，不需要用几个月时间告诉你我的感受。我一点儿也不介意。人总是要走的，我能理解。我可以换个医生，对吧？

治疗师：对，我会将你转介给别人继续治疗。那我们呢？

萨莉：你的意思是？

治疗师：嗯，我们的治疗持续了近3年。对于结束治疗，你有什么想法？

萨莉：我已经告诉过你啦。希望你没什么事。至于我嘛，离开你，我也不

会垮掉的。

今天，学校里出了一件有趣的事……（声音越来越轻。）

治疗师：你想转移话题，而不想谈我们即将结束治疗这个问题，是吗？

萨莉：啊？

治疗师：我在想，是不是谈论学校的事情对你来说容易些，而谈论我们将要结束的关系可能有点儿困难。

萨莉：不是这么回事。7月份，离现在还有6个月的时间。到那时，我可能已经做好思想准备了。

治疗师：难道对你来说，结束治疗关系真的无所谓吗？

萨莉：不管怎么说吧……

治疗师：（"撇下"萨莉使我心存内疚，而对于萨莉的漠不关心，我又感到很不舒服。我决定将自己对治疗终止的内心感受告诉萨莉，这样，或许可以帮助她敞开心扉。）对于离开这儿，我确实感觉不好受，因为我们不能继续治疗了。我知道，在你逐渐摆脱困境之时离开你，确实有点儿不合适。我一定会怀念这段治疗时光的。

萨莉：哦，你没必要这么说。你治疗，我付钱，仅此而已。我知道，你迟早都会走的。访谈一开始你就告诉过我，你只是在这儿实习。

例17.1中，对于出乎意料的、即将来临的治疗终止，萨莉假装若无其事、漠不关心。她的反应一方面出于自我保护，一方面也带有报复的意味。

萨莉的反应也许是一种防御，防御无法忍受的被遗弃感和丧失感，而我对此竟毫无察觉。相反，我却一再将话题拽回"我的即将离去"。我甚至试图诱导萨莉说出与我一致的内心情感。这样反而更加巩固了萨莉防御的决心，摆出一副"我不在乎"的姿态。

然后，由于萨莉表现出出人意料的漠然，加之我对提前结束治疗所怀有的负疚感，使我将自己的感受投射到患者身上。我的那番话可能会使萨莉更难揣摸自己复杂的情感。她的回答亦愈加偏离真实的体验，顾左右而言他。

对于患者而言，能够立即处理自己对治疗终止的感受，实属罕见。这也正是我们建议将治疗终止的时间提前告诉患者的一个原因。再过一段时间，萨莉也许就能向治疗师表露自己对分离在即所怀有的恐惧、愤怒或悲伤。此时，治疗师的职责就是容忍，容忍患者的所有情绪反应；同时，还要帮她理解自己的感受及防御。

例17.2A（表现漠然的患者）
在宣布自己即将离开本市的消息后，治疗师认真地倾听患者的反应

访谈开始后15分钟

治疗师：今天，我有个消息必须告诉你。

萨莉：哦，什么事？

治疗师：嗯，我将于7月份离开波士顿。

萨莉：那么，我以后就不能找你治疗了？

治疗师：是这样。我们必须终止治疗。

萨莉：哦，好的（一副若无其事的样子）。那么，准确地说，你在这儿的最后一周是什么时间呢？

治疗师：我将在6月份的最后一周走。

萨莉：去哪里？

治疗师：佛罗里达。我知道，这消息有点儿突然，而且可能会影响后面的

治疗。对此，你有什么想法？

萨莉：哦，我一点儿也不介意。人总是要走的，我能理解。我可以换个医生，对吧？

治疗师：是的。如果你愿意，我会将你转介给别人继续治疗。（点头表示鼓励。）

萨莉：好啊，这样很好。我想，治疗师都是不错的吧。

（我没有点头对萨莉的最后一句话表示赞同，只是静候她往下说。我记起督导的预言，有些患者会对我的宣告无动于衷，而我应尽量不受萨莉反应的影响。萨莉是我很乐意治疗的患者，对于我的即将离去竟然是这样一种反应，这让我心头隐隐作痛。尽管如此，我仍尽力仔细倾听她后面的联想。）

萨莉：我对治疗结束不是很在意，所以也无所谓。

治疗师：如何无所谓？（这问话很有引导性。）

萨莉：我根本不去想它。不然，心里多堵得慌啊。不去想就好多了。

治疗师：心里堵得慌，确实难受哦。

萨莉：那当然啦，多难受啊。我连想都不愿想。我宁愿和你说点别的事情。

治疗师：行。那我们现在就撇开不谈吧。也许我们可以另外找个时间再聊。

例17.2B（心烦意乱的患者）
访谈开始后15分钟

治疗师：今天，我有个消息必须告诉你。

萨莉：哦，什么事？

治疗师：嗯，我将于7月份离开波士顿。

萨莉：你将——什么？！

治疗师：我在这儿只工作到6月30号（认真的神态）。

萨莉：真是个坏消息！我简直不敢相信——我刚开始适应你的治疗。你去哪里？

治疗师：佛罗里达。

萨莉：哦，我想，对你来说是好事吧。尽管我还得继续留在"气候温和"的波士顿忍受痛苦，不过，很高兴，我俩当中，至少有一个是开心的。

治疗师：（我注意到她对我冷嘲热讽，但我并不公然回击。）对你来说，这是个不能接受的消息。

萨莉：糟透了。你知道，我刚开始觉得你关心我的治疗。看来，是我想错了。

治疗师：在这个重要时刻离开你，让你觉得我根本就不关心你。

萨莉：对。（开始哭泣。）我现在不知该怎么办了。

（治疗师静静地坐着，让萨莉哭了一会儿。）

萨莉：那么，现在该做什么？

治疗师：可以告诉我，你为什么哭吗？

萨莉：我也说不清楚。好像有千言万语，又好像没什么可说的。

治疗师：我将离开的消息引起你无尽的思绪，这很有意义。我真的想听听。

萨莉：不管怎么说，我只是一下子被震惊了。

治疗师：你说"震惊"，是什么意思？

萨莉：我不愿再想了。我想去趟健身房，运动一下，出身汗。

治疗师：分离，尤其是突如其来的分离，会使人感到震惊。

例17.2A和17.2B展示了患者面对出人意料的治疗终止时，通常会产生的两种反应：情感退缩或强烈的情绪反应。在情感退缩一例中（17.2A），我经受了因萨莉的冷漠表现而感到的痛苦。随后我发现，这其实是萨莉面对悲伤离别时的惯常态度。在例17.2B中，我则不是对萨莉的强烈反应置若罔闻，而是确认这种强烈情绪。因为，面对治疗师的即将离去，某些患者会自暴自弃，所以，我温和地询问萨莉，她说"震惊"是什么意思。当证实其反应是健康而适应性的，我就打消了顾虑。

在上述两个案例中，当宣布即将离去的消息后，我并没有迫不及待地催促萨莉剖析自己的内心感受。在将来的访谈中，我们有充裕的时间去讨论这个问题。

患者因治疗终止而情绪失控

一旦确定最后一次访谈的日期，患者在准备告别的日子里会产生形形色色的反应，这都在我的意料之中。

鉴于时限临近，有些患者会在余下的每一次访谈中滔滔不绝地向治疗师提供大量新的信息，大谈特谈那些之前一直极力回避的问题。

面对离别临近，有些患者的表现则更加棘手。譬如，准时赴约者，现在却出现迟到或爽约。随着最后一次访谈日期的日渐逼近，对某些患者而言，与其费力掩饰离别的忧伤，不如怒气冲冲地离开，以此公然向治疗师表达敌意。

至于适应能力较差，且支持资源有限的患者，当离别临近时，会出现退行性行为，甚至情绪失控。本来情绪稳定的患者，可能开始擅自停药，又回到最初的状态，变得郁郁寡欢，甚至意图自杀。若提前数月宣告治疗终止的时间，那么，在访谈结束前就有充裕的时间来化解患者的心理危机。

无论是何种情况，保障患者的安全始终是任何治疗阶段必须优先考虑的问题。随着治疗终止日期的临近，对于需要更多情感支持的患者，可以另外采取一些特殊的治疗，如：参加自助性或治疗性团体、安排精神科会诊、调整药物、接触合适的宗教或社会组织。若患者的安全受到威胁，那么，就有必要在治疗终止期采取日间看护或急诊入院等治疗措施。（关于如何帮助自杀患者的详细介绍，请参阅第9章。）

对于在我离开后仍需继续治疗的患者，我会为其精心挑选合适的治疗师。对于那些依靠治疗来维持日常功能的患者，如果在最后几次访谈中交叉安排新治疗师的咨询性访谈，那将具有巨大的安抚作用。

例17.3中，面对访谈即将终止，康迪斯·琼斯不知如何应对。

例17.3
治疗师告知末次治疗的日期后，患者出现情绪失控

康迪斯：医生，自从你告诉我即将离开后，我的情绪一直很不好。最近两周，我根本睡不好。（开始哭泣。）有时，我的情绪竟与刚开始治疗时一样糟！

治疗师：听上去，你确实很难受。

康迪斯：有时，我甚至怀疑自己是否还有必要这么撑下去。我知道，如果访谈结束，我会感到茫然无措。我不知道会发生什么。（抓了一大把纸巾。）

治疗师：你想过死吗？

康迪斯：偶尔。好吧，老实说，想过。我感到未来很渺茫。我不信还会有

第四部分 治疗困境

什么转机。

如第9章所示,我细致地评估了患者的自杀风险。康迪斯自杀的可能性微乎其微。

治疗师:在情绪好转之后又恢复原状,那是非常痛苦的。让我们一起想想,怎样才能帮你安全地度过这个难关。(因为康迪斯已经情绪失控,所以,我采取了一种融支持、问题解决与认知为一体的访谈基调。)

康迪斯:医生,我需要你,当然,并不是要你像保姆那样照顾我。治疗让我可以撑下去。

治疗师:失去治疗师,不是一件容易接受的事。我知道,伤害已不可避免,可我想让你明白的是:我非常信任鲍威尔医生。我相信,她一定能帮你渡过难关。(鲍威尔医生是我为康迪斯找的新治疗师。)

康迪斯:那会有点儿帮助,但你知道,和另一个治疗师重新开始,那多难啊。(吸了吸鼻子。)

治疗师:是很难。

康迪斯:是啊,我仍然感到受不了。

治疗师:这的确是个令人烦恼的消息:我即将离开,而你不得不重新开始。

现在,要认清自治疗以来你所取得的进步,也许很难。在接下来的几个月内,我们要为你安排特别的支持。

例17.3中,面对分离,康迪斯的心情非常矛盾,沮丧、渴望与愤怒等复杂的情感交织在一起,令其一时难以招架。她出现了退行、难以平静,又倒回以往那种错误的应对机制。为了支持康迪斯采用更成熟的应对方式,我运用了认知疗法。此外,在这段充满压力的日子里,我还应为她提供额外的治疗性支持，以削弱其退行，并强化适应性心理功能。这样，亦可使康迪斯的状态有所改善。

患者确定终止日期

患者会以各种各样的形式来结束治疗。有一大群患者从未真正终止治疗，因为他们会视自身需要而选择（调整）不定期的访谈。当这类患者开始好转时，他们常常会自行减少访谈频率（譬如，从每周一次减为每月一次）。

有时，患者会较长时间地停止治疗，而并不预约下次访谈。此时，尽管我会告诉患者随时欢迎回来，可是，如果她想恢复原来每周一次的访谈频率，我并不能保证满足要求。对于不定期而必要的访谈，我往往会尽量挤出时间。尽管暂停数月并不算真正的治疗终止，我也会鼓励患者在离别之前反省和评价一下治疗过程。

提前终止（常常因为迁移）或适时终止的概念则更为明确。有趣的是，无论终止是缘于治疗师还是患者，由此产生的心理动力学问题都大同小异。

萨莉·甘恩的治疗终止

在讨论萨莉·甘恩的治疗终止问题之前，我们有必要快速回顾一下第16章讨论的移情问题。为了解决职业与家庭方面的情感冲突，访谈有必要继续下去，并且应侧重于萨莉与女性同伴和母亲的关系方面。在此过程中，我会不断利用从萨莉的移情中所发掘的信息来促进我们对这些问题的理解。

整个过程可能相当缓慢。如果将心理动力学治疗比作一种厨具，那它绝不像微波炉，而更像瓦罐，需要文火慢炖。为了使萨莉的情感变化具有持久效

果，就必须从各个不同角度反复检视其核心情感问题。［心理动力学的术语是修通（working through）。］

对于萨莉而言，无论是由治疗师证实其情感体验，还是由本人逐渐理解其冲突与动机，均有治疗作用。她将领悟到，自己对待查利的控制行为缘于对母亲的认同。伴随这种认知，将来她也许会选择改变这一行为。慢慢地，她也许会与埃姆这样欣赏并支持自己的人发展友谊，而对格温这样的人敬而远之。

最终，萨莉也许会鼓足勇气制订自己的职业规划，并与母亲讨论。我们将看到，她决定选择新闻学作为自己的专业。大学毕业且治疗结束后，她决定去纽约读研究生。我们再一次提醒您：在这段话中，每一个过程尽管看似简单，其实都折射出治疗师所耗费的时间与心血，而且运用了前述章节所介绍的众多技术。

例17.4中，萨莉宣称她将去纽约考研究生，修读自己选择的专业。这一宣言也向我们展示了另一种典型的治疗终止模式——患者以置之不理来应对即将来临的治疗终止。尽管迎合她的想法也许更省力，可治疗师有责任不时将治疗的重点拉回，讨论我们即将的分离。

例17.4
患者宣称自己即将迁移，然后试图对即将到来的分离置之不理

萨莉：医生，有个消息肯定会令你大吃一惊！

治疗师：哦，说说看！

萨莉：嗯，我们曾经不止一次地谈过，我对新闻学更感兴趣，而不是经济学，对吧？而且，我们还想过，我妈知道我的想法后会多么吃惊，但不会像我想象得那么难过，对吧？

治疗师：对。（点头以示鼓励。）

萨莉：嗯，我之所以没有早告诉你，是因为这件事太吓人了。有一次访谈结束后，我向纽约的一所大学递交了入学申请，那所大学有著名的新闻学院。整件事情，只有帮我写推荐信的老师知道。感觉有点儿像赌博。我不想让人知道这事，因为我觉得希望不大。

呵，你猜怎么着？我被录取了！我简直不敢相信。他们录取我了！我今天早上才收到录取通知书。今年春天一毕业，我就必须立即前往纽约，先安顿下来。问题是，我是否有足够的勇气去完成这一切。我简直不敢相信。

治疗师（支持性口吻，并满脸微笑）：为什么不敢相信？这是个非常令人振奋的消息。你想过要做什么吗？

萨莉：我想，我会做的。只是听起来太令人吃惊了。不过，我会继续鞭策自己。我不敢相信这事会发生在我身上。

接下来的几周，萨莉讲述着她搬往纽约的计划，却绝口不提即将临近的治疗终止。她的表现让人感觉好像我也将一同前往。

萨莉：这样，我7月15号就会离开波士顿，然后9月1号就会在新学校上课了。我还有好多事要做呢。我得找房子。还得找个合租人。（眼睛瞪得大大的。）我仍感到这不像真的。

治疗师：那，我们就要说"再见"了。

萨莉：嗯，也许我可以待到8月底，这样，我们就不必中断几个月了。

治疗师：你对结束访谈有什么想法？

萨莉：哦，我只是尽量不去想它。

治疗师：有什么办法可以让你去注意这件事？

萨莉：你的意思是？

第四部分　治疗困境

治疗师：嗯，我觉得，我们必须讨论一下治疗即将结束这件事。

萨莉：为什么？

治疗师：我认为，治疗终止是治疗的一个重要组成部分。首先，它可以巩固治疗成果。其次，学会以一种有意义的方式与人道别，这本身就是一种交往技能。

萨莉：嗯，只要我不说"再见"，就不会感到一切都结束了，或者说就不会感到伤感了。这更有点儿像"一会儿见"。

治疗师：说"一会儿见"比说"再见"更容易些，是吗？

萨莉：是的。我一定会想念你的，我只是不想去细想这个问题。

治疗师：可以告诉我，细想这个问题有什么困难吗？

萨莉：不久我就可以做我想做的事了，我感到非常兴奋。这也是我们几个月来一直谈论的话题。你知道，我就要去追随自己的梦想，而不是我妈妈的。但是，结束治疗，同样也很吓人。你已经成为我生活中非常重要的一个人。我不愿意去想就要离开你了，那令我很紧张。

治疗师：紧张的部分会抵消兴奋的部分，是吗？如果我们一起谈谈，也许你就不会那么紧张了。

萨莉：我可不这么想。我更愿意现在不去理它。对你说"再见"让我感到毛骨悚然。如果去纽约后我又发作了，那怎么办？一想到这儿，我就害怕。

治疗师：也许我们应该想想，离别后，我怎么才能最大限度地支持你。如果有必要，我们可以保持电话联系，或者等你在纽约安顿下来后安排一次电话访谈。如果你想在纽约继续心理治疗，我也可以尽力帮你找一位新的治疗师。

萨莉：这确实让我感觉好多了。不过，一想到再也不能和你交谈了，我还是很害怕。

治疗师：当然，我们毕竟有过密切的合作，一旦要结束了，确实会有点儿恐慌。我希望，我们能就此多聊聊。不过，就像我前面说的，我仍很关心你的健康，很乐意与你保持电话联系。

倘若萨莉试图对我们的分离置之不理，我就有责任经常温和地提醒她：目前还剩几次访谈。如果以坦诚、直接而真诚的态度来处理治疗的结束，萨莉也许还能从中学习并加强应对人生别离的能力。病态的悲伤也许部分缘于既往未解决的分离困境，因此，一旦增强了处理离别问题的能力，甚至还可能防止将来的离别之痛。

在过渡期内，简短的电话交谈或几次定期的电话访谈，也许会给萨莉带来巨大的支持。接下来，我会一方面承诺将来可以保持电话联系，一方面继续关注患者对治疗结束的反应。

终止临近而爽约的患者

即将丧失治疗关系这一事实，偶尔会使患者感到恐慌不已，致使在终止日期前数周即不再参加访谈。面对患者的爽约，治疗师极易出现不理智的反应，或置若罔闻，或穷追不舍。因此，若医患双方早有协议，一旦此类情况发生，就比较容易处理。（详见第10章。）

倘若萨莉在临近治疗终止时突然爽约，我会在合适的时间给她打电话。若碰巧她不在家，我会措辞谨慎地给她留言："萨莉·甘恩，你好！我是苏珊·班德。今天，你没有按期赴约，我很担心。请与我联系，以确定下周我们是否在预定时间见面。"

这一留言鼓励萨莉与我联系，至于她是否打算恢复访谈，则另当别论。有时，爽约一次后，患者会欣然恢复定期访谈。这样，我们就有充裕的时间来讨论即将临近的治疗终止。然而，有时，第一次爽约就已经预示：接下来，患者将找各种借口反复爽约，目的其实就是为即将的分离做准备。

假设萨莉爽约了，我会根据付费协议处理爽约的访谈费（详见第8章和第10章）。我也会考虑给她写封信，邀请她恢复治疗（见表17.1）。

若萨莉见信后恢复治疗，我会在访谈时对其反复爽约予以关注。而当萨莉的爽约显然对周全的终止过程构成威胁时，则应立即引起治疗师的注意。

萨莉很可能会矢口否认其反复爽约的情感意义。若果真如此，我也无须强求。和其他治疗阶段一样，治疗终止也应视患者的节奏而行。治疗师可以抛出一个话题，至于是否就此讨论，则视患者的意愿而定，强行规定讨论话题很难产生积极结果。

[印有诊所名称的信笺]

日期
萨莉·甘恩的地址
亲爱的萨莉·甘恩女士：
自4月8日最后一次电话联系后，我再未收到你的任何回复，对此，我深感遗憾。尽管没有你的消息，不知你近况如何，可我仍衷心希望你一切安好。
在你离开前，我仍可安排一次访谈，以对治疗做一个总结。我希望，我们能利用这个机会。倘若就此不再晤面，我也希望你一切顺利。将来无论何时，只要你想与我见面，可随时给我打电话。
祝一切顺利！
苏珊·班德医生
诊室电话

表17.1 邀请患者返回治疗的信件

患者在治疗终止期表达感激之情

治疗即将结束时，患者可能会向治疗师表达感激之情。有趣的是，当患者礼貌地致谢时，有时，治疗师却未必能得体地接受。初次面对患者真诚的致谢时，我竟有点儿手足无措。因此，我不得不学习如何接受患者的赞赏，如同学习如何倾听患者的主诉一样。

以我自己对治疗终止的感受来主导访谈并无益处。但当患者向我表达感激之情时，我倒有机会表达一下自己的感受。

例17.5
患者向治疗师表达感激之情，治疗师如何回应她的感激

萨莉：今天是最后一次访谈了。

治疗师：是的。

萨莉：我一定会想你的。

治疗师：我也会想你。

萨莉（微笑）：很高兴你这样说。我知道，治疗结束后，你就不会再像以前一样与我来往了。我想，这是行规吧。

治疗师：你是不是觉得，我因行规所限而不能与你取得联系？

萨莉：有点儿这个意思吧。你的患者那么多。我不能指望我能例外。

治疗师：为什么不？

萨莉：我也不清楚。我不想让自己失望。不管怎么说，我在这儿学到了很多。这是一段美好的经历。

治疗师：我也学到很多。看到你能解决与你母亲之间的许多问题，而且还找到一群更加支持你的新朋友，我感到非常钦佩。

萨莉：真的吗？

治疗师：真的。

第四部分　治疗困境

萨莉：那太好了。治疗确实对我很有帮助。我曾经不止一次地相信自己的生活永远无法改观了，但事实上，现在确实改观了。

治疗师：那是因为你非常努力。我很高兴能参与其中，感受你的进步。

萨莉：哇！听你这么说，我真是太开心了，对我而言，那的确意义非凡。

治疗师：你感到吃惊？

萨莉：我只是从未想到我也会影响你。

治疗师：为什么不？

萨莉：我从未感到自己那么重要。

治疗师：现在听到自己那么重要，你有何感觉？

萨莉：恐慌，但也确实很开心。

治疗师：恐慌？

萨莉：我不希望自己做错什么而令你失望。可我并不完美，这你知道。

治疗师：你认为，如果你不完美，我就会失望，是吗？

萨莉：有点儿吧。我不希望把事情搞砸。我也不知为什么。和朋友在一起时，我有时也会这样想。你也知道，老毛病了。

治疗师：你已经逐渐认识并理解这个问题了，但做起来还是很难。

萨莉：是的，我想是这样。

（治疗师点点头。）

萨莉：很抱歉，我没能为这最后一次访谈添点儿喜庆，反而不得不谈这种令人不快的事情。

治疗师：你好像一直觉得令人不快的事情还没谈够，不是吗？（共情的表情。）

萨莉（微笑）：也许吧。

治疗师：当你尚有问题想要解决时，肯定很难和我说"再见"。（前几次

343

访谈时，我已说过，如果萨莉觉得有必要，她可以在纽约继续治疗。在这最后一次访谈时，我一直将重点放在萨莉与我之间尚存在的问题上，而不是将此"皮球"踢给新的治疗师。）

萨莉：确实如此！我一定会非常怀念你使我从痛苦中解脱出来所做的点点滴滴。

治疗师：我们曾经合作得很融洽，现在就要结束了，确实很难割舍。

萨莉：如果我再回到波士顿的话，可以给你打电话吗？或者预约一次特别的访谈？

治疗师：当然可以。我将很乐意了解你的近况。

萨莉：那就好。这让我感觉好多了。我想，结束的时间到了。

治疗师：是的。

萨莉（站起来）：谢谢你为我所做的一切。

治疗师：你太客气了。祝你一切顺利！

例17.5中，我和萨莉互诉感激之情。分离总是如此，甜蜜中夹着酸楚。萨莉尽管认识到自己在治疗中成长颇多，然而，她也清楚尚有问题需要进一步关注。她之所以在最后一次访谈时提出这些问题，也许是想离开后再与我联系。因此，我并未急于向萨莉推荐纽约的治疗师来解决遗留问题，而是继续关注我们的离别之情。

治疗终止意味着永远结束吗？按以往的观点，确实如此。譬如，一旦患者完成了精神分析治疗，某些治疗师就会认为，即使她今后再次陷入情感问题，也并不适合重返同一治疗师的治疗。如今，治疗师的观点变得更加灵活。尽管我们应将治疗终止视为完成一项工作，但并不意味着将来不能继续访谈。治疗师因实习结束、搬迁或培训结束而永远离开患者，那是情势所迫。除此之外，

第四部分　治疗困境

许多治疗师都会明确告诉患者，欢迎他们今后保持电话联系。无论是病情复发而再次碰面，或者通报近况或进展，对患者都是大有裨益的。

去纽约上新闻学院后，暑期，萨莉也许会回波士顿，并要求再参加几次访谈。仅仅因为其早在一年前已终止治疗而拒绝她的要求，那实在不合情理。短暂的会面，即使只是省视一下其一学年来的经历，也许就能令萨莉获益匪浅。由于对萨莉非常了解，所以，只要她向我报告近期事件的细节，治疗就可相当顺利地进行。当然，也有可能萨莉要等学业全部完成后才回波士顿。届时，也许她希望我能为其下一阶段的成长提供一些帮助。敞开大门欢迎其继续参加访谈的姿态，仍能使其获益良多。

如果萨莉在纽约开始了新的治疗，而暑假回波士顿后又要求与我继续几次访谈，那该怎么办？如果她在纽约已经接受正式的治疗，我应该见她吗？这种两难问题必须慎重处理，一切均以萨莉的利益为重。她最好能与现在纽约的治疗师安排电话访谈。倘若不可能做到（如治疗师在休假），我才可以临时为她治疗。对萨莉的要求不予理睬，那是不合情理的，尤其当她的问题迫在眉睫时。

同时拥有两名治疗师，也许会令萨莉感到困惑。因此，我对萨莉的治疗应仅限于解决当务之急，同时，应支持她于暑假结束后继续接受纽约的治疗。治疗方案中应包含纽约的治疗师，这样有助于萨莉回纽约后继续与当地治疗师联系。

无论如何，心理治疗总是一段特殊的经历。医患双方应密切配合，治疗的最终目标是由患者完成这一过程，并结束这一关系。治疗师必须做好相应的配合：治疗期间，陪伴患者左右；治疗结束，精心准备并支持患者离去。

自身修为、沉着冷静、知情善用将有助于治疗师与患者一起经受离别的挑战。反躬自省、与亲人及朋友之间的联系，则有助于减少治疗师对患者的情感依恋。

　　同时，每一次治疗结束，我都可以从中认识新的自我。人的一生，不可避免要经历生离死别，而且世事难料。无论是普通人，还是治疗师，不断经历离情别绪，就会日臻成熟。

关键词：
情绪失控、适时终止、退行、分离、治疗终止、修通

跋

　　人类不断推进心理卫生领域的知识向纵深发展。伴随精神药理学、神经科学、神经影像学等领域的最新进展，我们进一步认识了人类生理与心理之间的相互关系。而这些认识所带来的崭新的治疗方法，更为倍受煎熬的广大患者带来了福音。然而，无论我们对大脑功能的认识多么深入，都无法穷尽对人类心灵奥秘的探究，因此，心理治疗是不可替代的，而且，在可预见的将来，必将发挥更大的作用。

　　治疗师的成长历程复杂而艰辛，但也催人奋进。尽管初出茅庐时举步维艰，可只要持之以恒，就终能拨云见日，感悟治疗的真谛。有朝一日，您将独挡一面实施治疗，此时，即可纵览治疗全过程，认真审视自己的"言"与"意"，并能适时寻求督导。

　　我们竭诚为初学者剖析治疗师言谈举止中所蕴含的意义，并努力提供有效开展心理治疗所必须的基本技能。当然，所有这一切都必须基于治疗师的善解人意——对自己，也对患者。

专业词汇表

ADD, Attention-deficit disorder，注意缺陷障碍：ADHD的前称，现已废弃不用。

ADHD, Attention-deficit/hyperactivity disorder，注意缺陷/多动障碍：7岁前开始发病，而后持续存在，表现为注意力不集中或多动或冲动，从而损害孩子在家庭、学校或工作中的功能。

Adjustment disorder，适应障碍：遭遇明显社会心理应激源后3个月内所发生的一种社交、职业或学业功能损害状态。

Affect，情绪情感的外部表现，包括声音、面部表情或其他非言语行为。

Affective equivalent，躯体化情感：情绪表达的替代性症状，如颈部（或其他部位）疼痛。

Agoraphobia，广场恐怖症：对旷野广场或公共场所的非理性恐惧。

Alliance, therapeutic，治疗联盟：为完成治疗目标而形成的患者与治疗师的协作。

Anorexia nervosa，神经性厌食：一种饮食障碍，表现为有意节食以保持低体重（标准体重的85%或更少）。

Association，联想：对内外刺激自然产生的心理体验，包括词语、意念、形象、情感等。

Association，free，自由联想：在没有内外刺激的情况下所产生的联想。

Autognosis，自我认知：对自我的理解和认识。

Automatic thoughts，自动性思维：无意识或无法控制而自然产生的想法。

Autonomy，自主性：独立，摆脱外界控制。

Axes I-V，轴I-V：由临床医生所使用的五类诊断信息，便于针对每位患者制定恰当的治疗方案。这是DSM-Ⅳ所倡导的一种诊断方法。

轴Ⅰ：精神障碍或问题。

轴Ⅱ：人格障碍或精神发育迟滞。

轴Ⅲ：医学状况或问题。

轴Ⅳ：心理社会问题或生活环境状况。

轴Ⅴ：功能评估。

Blank slate，白板：经常用于比喻那些极少暴露个人信息以促使患者自由联想和移情的治疗师。

Boundary，界限：医患之间个人交往或社交接触上的限制

Bulimia nervosa，神经性贪食症：一种饮食障碍，表现为快速、大量进食，而后又自行引吐、导泻，以防体重增长。

Cardiac dysrhythmia，心律失常：指心跳不规律。

Chief complaint，主诉：患者向医生报告的主要症状或问题。

Clarification，澄清：指治疗师为了增进患者对当前问题的理解而做的一种注解。

Cognitive-behavioral therapy，认知—行为治疗：一种社会心理治疗模式，其基本原则就是信念、概念、态度或行动的重新学习。

Cognitive restructuring，认知重建：指改变个体对自身经历的信念、态

度、期望或概念的过程。

Comorbid，共病：一个人同时罹患两种或多种疾病。

Confidentiality，保密原则：根据法律与职业伦理规定，心理卫生人员必须对患者所暴露的信息保密。

Conflict，冲突：一种相互对立的状态，通常指意愿、目标或意图相互对立。

Confrontation，面质：治疗师唤起患者注意某些观点或信息的过程。

Conscious memory，有意记忆：见唤起性记忆。

Consent, informed，知情同意：指患者在充分了解治疗措施的利益、风险、成本、周期或其他因素后，自愿同意。

Contract，协议：指治疗师与患者之间就某种特定的治疗相关行为而达成的口头（有时书面）协议。譬如，安全协议，指患者承诺一旦自杀意图增强时就给治疗师打电话或就近求助。

Contraindication，禁忌症：为了避免不必要的危险而禁止采用某种特定治疗或措施的情况。

Counterresistance，反阻抗：指治疗师阻碍治疗进程的行为，往往是无意识的。

Countertransference，反移情：治疗师对患者的主观反应。

Countertransference enactment，反移情表达：治疗师对患者所表现出的情感或态度，往往是部分或完全无意识的。

Crisis, developmental，发展性危机：指人一生中角色重大变动的时期，如青春期、结婚或生育。

Crisis, normative，常规性危机：指人一生中常规发生、导致固有角色转变的情况或事件，诸如爱人死亡、失业、晋升、受伤等等。

Day residue，日间残留：在梦中出现的近期体验。

DSM-Ⅳ，《心理障碍诊断与统计手册第四版》：一种详尽描述心理障碍的分类法，为美国、加拿大等国普遍认可的权威性诊断标准。

Duty to report，报告义务：法律规定，当医生了解到虐待儿童、残疾人或老人等诸如此类的事件时，必须向政府相关部门报告，而无须考虑保密原则。此义务视法律规定而异。

Dysphoria，烦躁不安：一种不愉快的情绪状态。

Eating disorder，饮食障碍：饮食行为非常极端的一种状况，可严重影响个人或职业功能，甚至威胁身体健康。

Ego boundary，自我界限：指使个体可区分内外刺激的心理功能。譬如，区分真实的声音与幻听。

Electroconvulsive Therapy（ECT），电休克疗法：指在患者头部两侧或一侧和头顶施以微弱的电流。此疗法用于诸如重度抑郁或躁狂之类的精神障碍，往往在药物治疗无效后使用。实施该治疗时必须由专业的麻醉师进行全面监护，并用肌肉松弛剂造成短暂的全身麻醉。

Empathic lapse，共情缺失：治疗师对患者产生误解（也见共情）。

Empathy，共情：指从认知和情感上努力识别他人的主观状态。

Enactment，表达：指人与人之间通过言语或动作来表达观点、情感、态度或其他内心体验。

Ethics，道德：对人类行为的好坏、对错、可否接受的评判标准。

Evocative memory，唤起性记忆：指在需要时将事件、形象或经历带入意识的能力。又称为外显记忆或有意记忆。

Explicit memory，外显记忆：见唤起性记忆。

Extraparietal，周围环境：（办公室、门诊部、医院的）墙壁之外。

Fantasy，幻想：想象的事情。

Fantasy, directed，引导性幻想：有意想象的事情，带有一定目的或企图。

Fiduciary，受托人：被认为有能力为他人争取利益的人。

Formulation，系统陈述：对个人生理、心理社会两方面状况的系统评估，常常包括对其生长发育史以及如何改进的假设。

Frame，设置：实施心理治疗时的限制或关系界限。

Generalized anxiety disorder，广泛性焦虑：指6个月或以上、多数时间均感到难以自控的担忧或焦虑，并导致严重不适及社交、职业或其他重要功能损害。

Genogram，家谱：家系树状结构示意图。

Group psychotherapy，团体治疗：治疗师针对一个以上患者的心理社会治疗。

Hatred，仇恨：强烈的敌意。

Here and now，此时此地：医患双方当前的关系。

Hostility，敌意：一种对抗或仇恨的态度。其情感状态比愤怒更持久。

Iatrogenic，医源性：由医生（或其他卫生服务人员或机构）所引起。

Idealization，理想化：一种防御过程，指将某人或某物看得过于完美。

Ideas of reference，牵连观念：相信自己受到特别关注，收到特别信息，或具有特别意义。譬如，一个名叫汤姆的人，可能会认为具有字母"T"的标志代表公交系统，并相信这是只针对他个人的信息。

Identification，认同：指一个人相信或假设自己具有他人的品质或特征。在某种程度上是有意识的。

Identification, complementary，补偿性认同：指治疗师体验到患者内心重要他人所体验的情感或态度。

Identification, concurrent，一致性认同：指治疗师体验到患者的情感或态度。

Imagery，内部成像：指对人、地、境的心理印象。既可为真实的，亦可为想象的。

Imagery, directed，引导性成像：指有意构建的对人、地、境的心理印象。既可为真实的，亦可为想象的。

Impasse，僵局：无计可施或似乎无计可施的一种状态。

Insight，领悟：用情感与智慧理解个人的情感过程与内心体验。

Interpretation，解释：指治疗师为了帮助患者理解自己的内心体验而做的一种注解。解释时不仅涉及患者的情感，而且涉及其认知，并将既往经历与当前问题相联系。

Intersubjectivity，主体间关系：指患者的情感体验与态度对治疗师情感体验与态度的影响；反之亦然。

Latency，潜伏期：5、6岁到青春期开始的这段儿童期。

Learning disability，学习残障：指智力正常或超常儿童在学习上存在特殊困难的状况（见学习障碍）。

Learning disorder，学习障碍：DSM-Ⅳ中表示学习残障所用的术语。

Litigation，诉讼：起诉及其相关程序。

Mania，躁狂症：一种情绪高涨或易激惹的特征性状态，至少持续一周，并至少伴有以下三种症状：睡眠减少、思维奔逸、语意肤浅或语量云集、欣快活动增多、运动性烦躁等等。有时伴精神错乱。并肯定会影响患者的社交或职业功能。

Manipulation，操纵：对某人施加影响的过程，常常是无意识地。

Mentor，导师：可信赖的指导者与教育者。

Mood，内心情感。

Narcissistic injury，自恋性创伤：对一个人自尊的打击。

Neurochemistry，神经化学：是一门研究神经系统重要物质的功能及其相互作用的科学。

Neuropsychiatry，神经精神医学：是一门研究心理与情感障碍及其与神经系统关系的学科，属于医学的分支学科。

Neurotransmitters，神经递质：指在神经细胞间传递信息的化学物质。

Ncurovcgctativc，植物神经功能：指由神经系统所支配的基本生理功能，如饮食、睡眠、精力与运动。

Objectivity，客观性：指不带个人偏见，不受个人情感、态度或目标所影响的一种状态。

Osteoporosis，骨质疏松症：因骨密度下降而致骨质变脆、易于骨折的一种状态。神经性厌食症患者伴闭经时即有罹患骨质疏松症的危险。

Peer supervision，同辈督导：同事之间相互指导与学习。

Personal therapy，个人体验：对受训者或实习生所做的心理治疗，包括精神分析。

Personality disorder，人格障碍：是一种持续存在的病态内心体验和外在行为，可损害社交、职业或学习功能，或可导致强烈的内心痛苦。从成人早期开始出现，且不易改变。

Posttraumatic stress disorder（PTSD），创伤后应激障碍：当患者经历了令其极度恐怖与无助的事件（如死亡威胁、极端损伤、他人死亡或致残）后所出现的一种状态，这种状态至少持续1个月，并伴有以下症状：反复回忆、过度警觉、回避、惊叫、噩梦或情感迟钝等。

Privileged communication，授权交流：根据法律与职业伦理规定，患者向治疗师所提供的信息必须绝对保密，没有患者授权不许擅自公开。

Process notes，整理记录：由治疗师保存的记录，其中既描述了医患之间的互动与非言语交流，也注明了治疗师自己的反应与认识。

Psychoeducation，心理教育：宣教心理、情感或人际交流等方面的状况与障碍。

Psychological review of systems，系统心理评估：治疗师向患者提出一系列问题，以筛查其是否具有主要心理障碍（如焦虑障碍、情感障碍、物质滥用、精神病性障碍等等）方面的症状。

Psychomotor agitation，精神运动性烦躁：指运动过多而毫无目的，动作单调、重复，并伴内心紧张。

Psychomotor retardation，精神运动性迟滞：指运动与言语普遍迟缓，常伴冷漠与不快情堵。

Psychopathology，精神病理学：根据科研成果研究心理障碍，过去常指心理异常。

Psychopharmacology，精神药理学：是研究治疗心理与情感障碍药物的一门学科，属于医学的分支学科。

Psychotherapy，心理治疗：指依靠医患之间的交流而无须使用药物的治疗心理与情感障碍的方法。

Psychotropic，精神药物：影响大脑功能的药物。一般既指合法药品，亦指违禁药品。

Rapport，融洽：双方和谐相处、相互接纳的关系。

Reliability，信度：指测验或测量方法的一致性，即在相似条件下重复测验，可获得非常相似的结果。

Repetition compulsion，强迫性重复：指将既往成长体验再次带入目前人际关系中的一种冲动。

Resistance，阻抗：指患者干扰治疗进程的任何行为。

Reversal of roles，角色颠倒：指接受者不知不觉成为施予者。

Review of systems，系统评估：医生向患者提出一系列问题，以筛查其是否具有各大生理系统（如心血管系统、呼吸系统、胃肠道系统、神经系统等等）方面的症状。

Sadism，施虐狂：从施虐中获得愉悦或享乐。

Subpoena，传票：在开庭前传唤证人、档案或其他证据的文件。

Supportive intervention，支持性干预：是一种心理治疗措施，指治疗师鼓励患者运用适应性应对机制或者向其介绍更有效的应对方式。

Stalking，围捕：悄悄地慢慢靠近某人。指无论对方是否愿意，始终与之接触或交流，从而不受欢迎、并使之感到威胁与恐惧。

Termination，终止：治疗结束阶段。

Thought broadcasting，思维被广播：指相信或主观体验自己的思维被转换成声音，并能为他人听见。

Thought insertion，思维插入：指相信或主观体验他人能将思想强行插入自己脑中。患者感到这些"插入"的思想不是自己的。

Transference，移情：指将既往对一个人的情感、态度、愿望或想法转移到现在的个体身上。患者也许会将对父/母的情感或态度转移到治疗师身上。

Validity，效度：指测验或其他测量方法真正测到所要测查内容的程度。譬如，日文版的智力测验对于只懂英语的人来说具有极低的效度，因为就算答对了也只是碰巧而已（随便猜的）。

Working through，修通：指当人从各个角度反复审视自己的问题后可能会出现顿悟的过程。